顔の美容外科手術

JN196320

編著 **飯田秀夫**
Global Medical Supply 代表

2版

謹 告

本書に記載されている事項に関しては，発行時点における最新の情報に基づき，正確を期するよう，著者・出版社は最善の努力を払っております。しかし，医学・医療は日進月歩であり，記載された内容が正確かつ完全であると保証するものではありません。したがって，実際，診断・治療等を行うにあたっては，読者ご自身で細心の注意を払われるようお願いいたします。

本書に記載されている事項が，その後の医学・医療の進歩により本書発行後に変更された場合，その診断法・治療法・医薬品・検査法・疾患への適応等による不測の事故に対して，著者ならびに出版社は，その責を負いかねますのでご了承下さい。

2版 序文

　本書の初版が出版された4年前はコロナ禍の真っ最中であり，不要不急の活動は制限され多くの分野で経済は大打撃を受けていた。美容医療は不要不急の最たるものであったが，マスク着用やテレワークが一般的となったことで長期のダウンタイムが許容できるようになり，意外にも患者数は増加した。飲食店が撤退した駅近のテナントには美容クリニックが入るようになり開業ラッシュがおきた。また，保険医療制度の将来への不安から美容などの自由診療への流入も相次ぎ，従来では考えられなかった研修医から直接美容医療へ入る"直美（ちょくび）"の著しい増加は社会問題になりつつある。

　このような需要と供給が短期間で増加する状況では，指導医の不足から医療の質が低下し，美容医療への期待や信頼が大きく失われるという事態に陥りかねない。そのような中で発行された本書は実用的な美容外科の入門書として多くの若い医師に支持され，美容医療を支える一助となっていることは編者として大きな喜びである。

　美容医療にはトレンドがある。従来は若年者をより美しく変身させる治療が好まれていたが，この数年で年配者の若返りが脚光を浴びるようになってきた。第2版ではそれに対応すべく，ハムラ法を中心にした下眼瞼の若返りと人中短縮による口元の若返りを新たに加えた。両者はともにダウンタイムが比較的短いうえに若返り効果は大きく満足度が高い治療であり，高齢化社会で生き残る良い治療法だと確信している。

　美容医療がコンプレックスと向きあうことの多い若年層の背中を押すとともに，人生100年時代を生きる中高年層に彩と満たされた時間を与えることを願っている。

2025年1月
Global Medical Supply 代表
飯田秀夫

初版 序文

　医療は元来，生命の維持を目的としてきた。しかし，生活が豊かになり，価値観の多様化・平均寿命の延びやメディアの発達による情報量の増大などにより，容貌を改善させる美容医療が出現した。特にレーザーなどの非侵襲的な治療やボトックス・ヒアルロン酸など，いわゆる「プチ整形」の出現により治療に対するハードルは低くなり，この四半世紀で美容医療を希望する患者は飛躍的に増加した。

　同時に美容医療を専攻したいという医師も増加しているのだが，その治療技術を習得する環境は相変わらず整っていないのが現状である。医学部では様々な分野の講座があり学生に教育を行っているが，「美容医療」を系統立てて教えている大学は非常にめずらしい。形成外科学講座で「美容外科」も同時に標榜している大学もあるが，保険診療を基本としているため主体は形成外科であり，純粋な美容手術の患者は非常に少なく研修の機会に恵まれているとは言えない。美容専門のクリニックで治療技術を習得するのが現実的だが，多くのクリニックは小規模であり，教育に割ける人的資源や予算は決して多くない現状である。

　湘南美容クリニックは2000年に産声を上げ，以降分院を増やし現在では100分院を有する規模に拡大し，在籍医師は300人，年間のべ患者数は240万人を超えるようになった。その過程で大きな問題になったのが，「誰がどのように美容医療技術を教えるか」である。毎年，経験年数，出身科の異なる数十名もの入職者に対し，安全を確保しながら良好な結果を出せるよう基本的な美容医療技術を効率的に教える必要がある。この難題を解決するために，技術教育を主業務とする人材を確保してチームを作り，若手医師の指導や教育システムの構築・改善にあたっている。

　本書は湘南美容クリニックで若手医師の指導にあたっている医師が主体となり，需要の多い「顔」の美容外科手術について執筆した。手術手技はもちろんであるが，正しい手術適応の判断の仕方，初心者が陥りやすいピットフォールなどを含め，実際の診療にすぐ生かせる内容を平易に記述することを心がけた。多数の症例を通した経験に基づく内容が中心になっている。

　美容医療は人を幸せにすることを目的としている。本書を通じて，美容手術を安全に行い，最大の効果をもたらすことで一人でも多くの人を幸せにして頂ければと願っている。

2021年1月
湘南美容クリニック辻堂アカデミア院 院長
湘南美容クリニック 統括技術指導医
飯田秀夫

目次

01	埋没法重瞼術	島田幸一	**2**
02	全切開法重瞼術	村松英俊	**20**
03	眉下リフト	村松英俊	**30**
04	目頭切開，目尻切開，下眼瞼下制術	飯田秀夫	**40**
05	眼瞼下垂	飯田秀夫	**57**
06	経結膜脱脂術，脂肪注入術	本田賢治	**73**
07	ハムラ法，裏ハムラ法	飯田秀夫	**99**
08	隆鼻（鼻すじ）	住田公亮	**117**
09	鼻尖形成術	相澤勝喜	**129**
10	鼻翼形成術	前田　翔 飯田秀夫	**151**
11	人中短縮術	円戸　望 飯田秀夫	**164**
12	ホホ（下頬部）＋アゴ下（顎下部）の脂肪吸引と buccal fat（頬脂肪体）除去術	新明康宏	**177**
13	スレッドリフト	居川和広	**201**
14	フェイスリフト	居川和広	**212**
15	フィラー注入	相澤勝喜	**227**
	索 引		**244**

顔の美容外科手術 2版

各項目内容に対応する動画を日本医事新報社のサーバーに公開しております。
それぞれのタイトルの下にあるQRコードよりアクセスが可能です。

執筆者一覧

編著者

飯田秀夫　Global Medical Supply 代表

執筆者（掲載順）

島田幸一　MAe Clinic

村松英俊　湘南美容クリニック新宿院　主任医長

本田賢治　湘南美容クリニック品川院　院長

住田公亮　ナレサ美容外科京都　院長

相澤勝喜　AiZ CLINIC　院長

前田　翔　MAe Clinic　院長

円戸　望　e-clinic 統括院長

新明康宏　湘南美容クリニック池袋東口院

居川和広　湘南美容グループ代表補佐

01 埋没法重瞼術

島田幸一

1 手術を行うにあたり，注意すべきこと・心構え

埋没法重瞼術は，美容外科診療において最も多く行われる手術である。また，美容外科医として最初に習得する最も基本的な手術でもある。非常に短い時間で大きな変化をもたらすことができるので，患者満足度も非常に高い。最近では埋没法の世間的認知度も高まり，中学・高校生で手術を希望する場合もめずらしくなく，今後もますます需要が高まることが予想される。

上眼瞼の構造

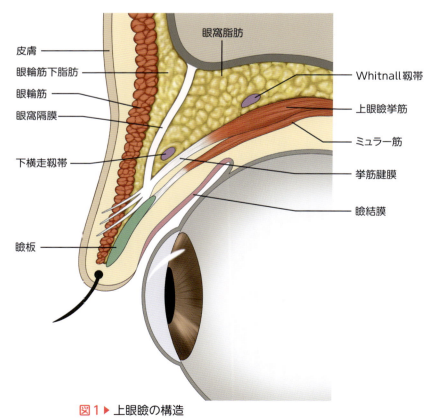

図1 ▶ 上眼瞼の構造
一重瞼の人は皮膚・眼輪筋と挙筋腱膜のつながりがない，もしくは弱いため開瞼時に重瞼が作成されない。

上眼瞼の構造は表面から順に，皮膚，眼輪筋，眼輪筋下脂肪，眼窩隔膜，眼窩脂肪，上眼瞼挙筋（以下，挙筋）および挙筋腱膜，ミュラー筋，瞼結膜となっている。挙筋は尾側で挙筋腱膜となり瞼板に付着するが，その手前で一部が折り返して眼窩隔膜となり，眼窩縁に付着する。挙筋腱膜の表面には下横走靱帯，Whitnall靱帯があり，眼窩隔膜との間に眼窩脂肪を含む（図1）。

開瞼運動は上眼瞼挙筋・ミュラー筋が収縮し，その動きが瞼板に伝わることで行われる。このとき眼窩隔膜上の皮膚・眼輪筋は眼窩脂肪の介在により収縮運動が直接伝わらないのに対し，挙筋腱膜の線維の一部が皮膚に伸びていると瞼板上の皮膚・眼輪筋は瞼板とともに動くようになる。この動きの違いによって生ずる皮膚の折り重なりが重瞼である。

一重瞼は皮膚・眼輪筋と挙筋腱膜のつながりがない，もしくは弱いため開瞼時に重瞼が作成されない（図2）。

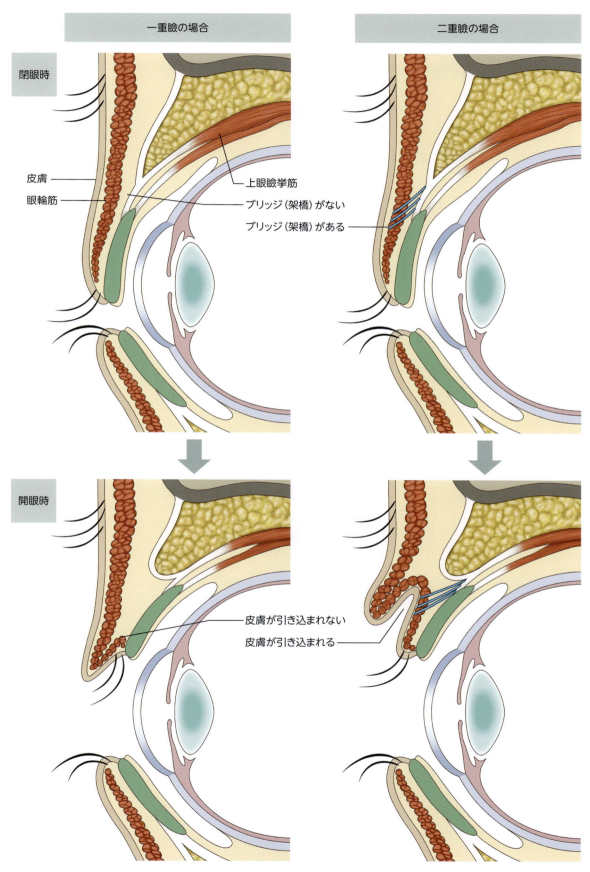

図2 ▶ 一重と二重の解剖学的な違い

重瞼術の概要

重瞼術とは，**挙筋腱膜の動きを皮膚と眼輪筋に伝える構造物を作成**することである。重瞼術には切開法と埋没法に大別されるが，比較的腫れが少なく術後早期に社会復帰がしやすい埋没法が社会的に好まれる。

切開法の概要

重瞼ラインに沿って皮膚を切開し，眼輪筋や眼窩脂肪など障害物の除去，重瞼ラインの固定を直視下に行う。

切開法の主な利点

- 皮膚余剰や眼輪筋，眼輪筋下脂肪などを切除することが可能であり，埋没法では重瞼が消失しやすいまぶたの厚いタイプにも対応できる
- 半永久的な重瞼を作成できる
- 眼瞼下垂術など他の手術との併用が可能である

切開法の主な欠点

- 腫脹や内出血が埋没法に比べ強く出やすい
- 重瞼ラインに一致した瘢痕が残る
- 作成する重瞼ラインや瞼のタイプによるが，埋没法に比べるとやや人工的な印象となりやすい
- 術後の修正がしにくい

埋没法の概要

大きな皮膚切開をせずに糸を通すことで重瞼固定を行う。眼輪筋や眼窩脂肪など重瞼に対する障害物はそのまま残る。

埋没法の利点

- 瘢痕，腫脹，内出血などが少ない
- 早期（術後約1カ月ほど）に完成する
- 抜糸を行えば術前の状態に戻すことも可能

埋没法の欠点

- 眼輪筋や眼窩脂肪による瞼の厚みがある人は重瞼が消失しやすい
- 眼瞼下垂症状や上眼瞼の陥凹がある場合は，埋没法ではラインが出せない場合がある

埋没法の種類

埋没法には挙筋法と瞼板法がある（図3）。両者の違いは，瞼板から皮膚に糸を通すか，挙筋から皮膚に糸を通すかである。瞼板法に比べ，挙筋法が生来の重瞼構造に近いといえる。しかし，**挙筋法で糸を強く縛ってしまうと医原性眼瞼下垂を生じやすい。初学者は，医原性眼瞼下垂の生じにくい瞼板法から学んでいくのがよいだろう。**

埋没法を希望する患者は，腫れの少なさや術後の重瞼線の自然さを重視しているため，術者はシミュレーションから手術中に至るまでその点に十分に留意する必要がある。埋没法重瞼術の術式としては様々な方法が存在するが，ここでは最も一般的な「瞼板法2点留め」を解説する。

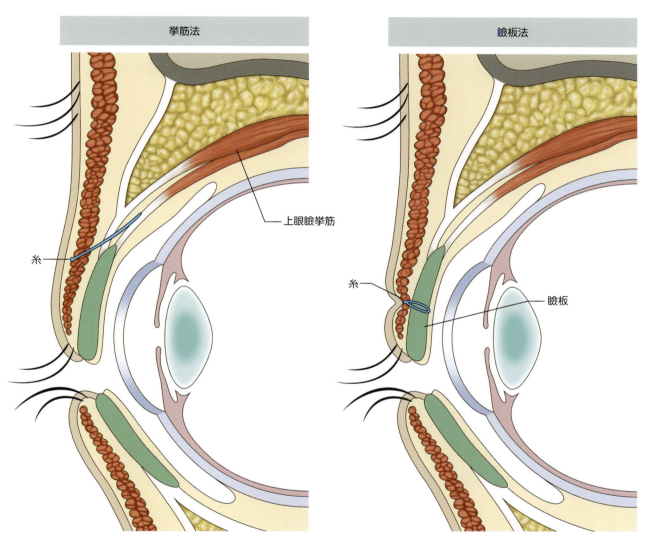

図3 ▶ 挙筋法と瞼板法における糸の通し方の違い

よくある質問 Q&A ①

Q：「切りたくないけど取れない二重を作りたい」という患者さんにはどのように対応しますか？

A：埋没法は，基本的に時間が経てばラインが消失する治療であることを説明しましょう。重瞼消失リスクを受け入れられない場合，施術を行わないか，切開二重を検討するしかないでしょう。

2 手術進行

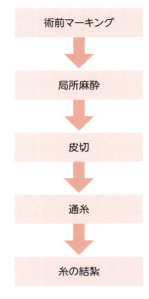

図4 ▶ 手術進行

手術進行は図4の通りである。

埋没法重瞼術は皮膚を小切開し，瞼板もしくは挙筋から皮膚へ通糸し，挙筋の動きを皮膚に伝える構造を作ることで，開瞼時の皮膚の折れ込みを作る操作である。基本的な手技（麻酔注射，小切開，通糸，結紮など）ができれば問題なく行える。よって，**外科系の修練を特別に行っていない医師でも，手技は1日あれば習得できるであろう**。また，切開法と違い，術直後にはほぼ完成が見えるので，その場で完結できる手技である。

3 手術適応

下記かつ切開法を患者が希望しない場合に埋没法重瞼術の適応となる。

- 一重瞼を二重瞼にしたい患者
- もともと二重瞼であるが，重瞼幅を広げたい患者
- 過去の埋没法による重瞼線が消失した患者
- 自然な二重が好きな患者

Point & Pitfall

上眼瞼の皮膚余剰が多い場合や，上眼瞼のボリュームが多い場合

やや不自然な重瞼線になってしまう可能性があるため，事前のシミュレーションにおいて患者と予定重瞼線のイメージを共有しておく。このような患者の場合，狭い重瞼幅にしたほうがより自然で持続力のある重瞼線となる。

普段の生活で二重のりを使用している場合

二重のりを使用している重瞼線の高さで埋没法を行うことで術後満足度は安定する。逆に，普段二重のりで作っている重瞼幅と異なるラインで設定してしまうと術後満足度が下がりやすい。特に二重のりの重瞼幅より狭い重瞼線を設定するのは，術後に幅が物足りなくなるケースが多いため注意が必要である。

一重瞼の男性の場合

二重瞼になったときのイメージが具体的でないケースも多いため，より慎重な術前シミュレーションが必要になる。一般的に男性は大きな変化を好まない傾向がある。

4 気を付けるべき合併症

重瞼線の消失

最も問題となる合併症である。**広めの重瞼線を作ろうとする場合や，眼輪筋が厚い症例，眼窩脂肪が多い症例は消失しやすい。**重瞼線が消失してしまった場合は，再度埋没法重瞼術を行うか切開法重瞼術に切り替える。

なお，埋没法は組織侵襲の少ない手術ではあるがゼロではないため，何度も行ってよいものではない。埋没法重瞼術は生涯で2回もしくは3回くらいまでにしておいたほうがよいと筆者は考える。

よくある質問 Q&A 2

Q：埋没法で重瞼が消失しやすいのはどのような患者さんでしょうか？

A：シミュレーション時にブジーを瞼から離すと同時に重瞼も消失する場合は，埋没法を行った場合も重瞼が消失しやすいです。眼輪筋や眼窩脂肪，その他のボリュームが原因となるため本来は切開法の適応といえます。

しかし，患者さんに「極力腫れを少なくしたい」という希望がある場合は，埋没法を選択します。その場合は，事前説明にて持続力が短くなることを患者さんに理解してもらうのが重要です。

埋入させた糸の結紮が皮膚から透見される（図5）

結紮部が十分に皮下に埋入できていない場合に発生する。手術中に糸が真皮をすくってしまった場合や，結紮の締め具合がゆるい場合などに発生しやすい。患者が気にしない場合は治療介入の必要はないが，気にする場合は経皮的に抜糸を行う。

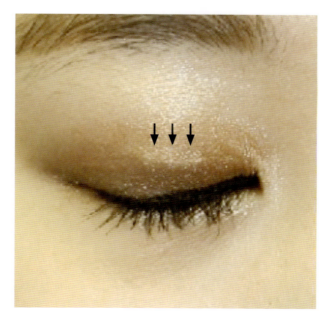

図5 ▶ 埋入糸の透見（矢印）

よくある質問 Q&A 3

Q：埋没法がゆるみやすい患者の特徴はありますか？

A：重瞼が消失しやすくなるリスクファクターとしては，皮膚・眼輪筋・眼窩脂肪・蒙古襞などの抵抗が強いこと，二重幅が広いこと，皮膚割線に逆らったラインにすること，などが挙げられます。

よくある質問 Q&A 4

Q：皮膚が薄く，糸が透見されそうな患者はどうしますか？

A：上眼瞼の静脈が透けている患者は皮膚が薄く，埋没糸が透見されるリスクが高いです。このような場合は，なるべく埋没糸を眼輪筋内に埋入させることを考えます。小切開を眼輪筋内まで確実に行い，通糸の際も真皮を引っかけないよう留意しましょう。

希望重瞼線との相違

　腫れている期間は，予定の重瞼線より広い重瞼幅となる。1カ月以上経過しても患者の希望ラインと異なる場合は再手術を検討する。

　希望より広すぎた場合は全抜糸を行い，後日狭い重瞼幅でとめ直す。また，希望より狭すぎた場合は必ずしも抜糸は必要なく，そのまま広い幅でとめ直すことが可能である。

よくある質問 Q&A 5

Q：術直後に「希望の幅と違う」と患者さんに言われた場合はどうしますか？

A：手術直後は麻酔液や腫れの影響もあり，基本的に予定重瞼幅に比べ広くなっています。患者さんにその旨を説明し少なくとも大きな腫れが引くまでは様子を見てもらいましょう。また，医原性眼瞼下垂が起きている場合は幅が広くみえ，結紮不十分で糸がほどけてしまっている場合は狭くなることも念頭に置いて，状態を確認しましょう。

重瞼ラインの不整

　皮膚が厚く，弾力性が少ない症例において，埋没糸による固定箇所が少ないと重瞼ラインが滑らかに出ず，カクカクとしたラインとなってしまう。また，場合によっては内側・外側までラインが出ず，短い重瞼ラインとなる可能性がある。

よくある質問 Q&A 6

Q：瞼が重たいにもかかわらず，「切りたくない」という患者さんにはどのように対応しますか？

A：瞼の厚みがある切開法適応の患者さんが，埋没法を頑なに希望されることも多々あります。その場合は，持続力が低下することを十分に患者さんに説明しましょう。また，幅を広く取るとさらに取れやすく，食い込みが浅く重瞼ラインの両サイドが短い二重になりがちです。狭い重瞼幅を提案すべきですが，それでも患者が広い幅を希望する場合は，リスクご了承の上で広い重瞼幅でとどめることは問題ありません（埋没法は可逆的な手術であるため）。眼窩脂肪が多い患者さんにはマイクロリポサクションも有効です。

角膜損傷

瞼結膜面に糸が露出すると角膜損傷を起こす可能性がある。閉瞼時の違和感や痛み，流涙が症状であり，角膜潰瘍，視力の低下をきたすので漫然と経過観察をしない。

結膜側の観察を行い，糸の露出が疑わしければ抜糸，とめ直しをする。

糸の露出

通糸時に針先が真皮をかすめてしまった場合や，小切開時に眼輪筋を十分に切開できていない場合，結紮点から2mm以上離れた位置で糸を切離した場合，結紮点が皮下に十分に埋まっていないために術後に糸が露出するリスクがある。

また，早期に糸の露出がない場合でも，長期的に埋没糸が炎症を繰り返すうちに露出する場合がある。露出した糸は容易に抜糸が可能である。

内出血

埋没法は腫れが少ないことがメリットであるため，極力内出血は避けたい。局所麻酔および通糸の際に目視できる血管を避ける，局所麻酔時に鈍針を用いる，患者の緊張を和らげるなどで対応する。特に挙筋法においてmarginal arcadeを損傷すると内出血が強く出るため注意が必要である。出血を確認した場合は，十分に圧迫止血を行う。

感染

埋没糸による感染が起こる場合がある。糸の露出を伴わない場合は抗菌薬の内服を行う。糸の露出を伴う場合や，露出はないが炎症を繰り返す場合は抜糸を行う。

5 問診・患者情報

問診すべき内容

過去の美容治療歴の有無

実際の診療において，過去に一度以上埋没法を行ったことのある患者は多い。必ず，術前の問診で美容治療歴の確認を行う。

過去の埋没法による重瞼幅の変更を希望する患者もいる。前回作成した重瞼が維持されている患者が重瞼幅を狭くしたい場合は，前回の埋没糸をすべて抜糸し，1カ月以上あけてから埋没法を行う必要がある。広くとめ直したい場合の抜糸は必ずしも必要ない。

希望の重瞼ライン

希望する幅および形態（末広型か平行型か）を聴取し，希望の重瞼ラインをブジーシミュレーションにて確認する（図6）。上眼瞼の皮膚割線に沿ったラインだと取れにくく自然で美しい二重になる。

東洋人は蒙古襞が張っているので，幅が狭いときは末広型の二重になりやすい。幅をある程度広くすると蒙古襞の上に折れ目が伸びるようになり平行型二重となる。狭い幅の平行型を希望するときは，皮膚割線を無視して目頭側を高い位置で折れるようにするか，目頭切開を併用して蒙古襞を弱めることで対応する。

自然さを重視か，取れにくさ重視か

一般的に幅が狭ければ狭いほど自然で取れにくい。

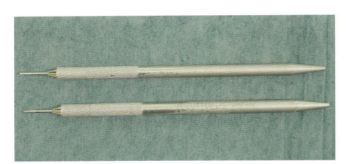

シミュレーションに用いるブジー

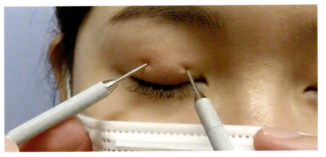

患者に鏡を持たせ，閉瞼させ作成したいラインにブジーを置く。

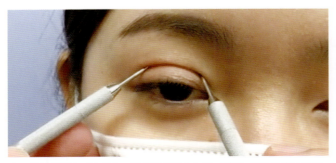

ゆっくりと開瞼してもらう。瞼の動きに合わせ，ブジーをやや食い込ませるように動かす。

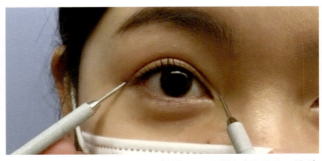

作成した重瞼を患者に確認させ，希望ラインを打ち合わせる。瞼が厚い患者はブジーを離すとすぐに重瞼が戻ってしまうため，ブジーを適切な強さで当てたまま確認を行う。この際，術後のラインを完全には再現できないことを患者に伝える。

図6 ▶ 術前シミュレーションの方法

二重のりの使用歴

のりによる接触皮膚炎，皮膚の伸び，折れ目の状態を観察する。接触皮膚炎が強いとシミュレーションが不可能なので二重のりの中止，ステロイド軟膏外用で状態を改善させる。皮膚の伸びが強いと幅広二重を作りにくくなること，希望ラインと異なる折れ癖が既についていると二重が乱れる可能性があることを説明しておく。

ダウンタイムをとれるかどうか

埋没法は腫れが少ないのが特徴ではあるが，二重の幅，術中の緊張度，術後の安静度などによっても左右される。少なくとも3～4日のダウンタイムがとれると望ましい。

職業について

対人の職業か，眼鏡や濃い化粧が可能であるかを確認する。多少の腫れであれば眼鏡でカモフラージュでき，内出血もアイラインである程度はごまかすことができる。

観察項目

二重を作るときに障害となる因子，あるいは術後の乱れにつながる因子の有無を確認し，対応を含めて十分に説明しておく。

障害，乱れの原因は以下のものがある。

- 皮膚の硬さ，弾力性　・眼瞼下垂の有無　・蒙古襞の強さ
- 奥目か出目か　・眉毛の動き　・凹み目

よくある質問 Q&A 7

Q：幅広の二重（閉瞼時10mm以上の重瞼幅）は，切開法と埋没法のどちらが適しているでしょうか？

A：これは医師によって見解が分かれやすいですが，筆者は埋没法を選択します。理由としては，幅広二重を希望される方のほとんどは20歳代以下であること，および切開法で幅広二重を作成した場合に幅を狭くする修正が難しくなることが挙げられます。

幅広二重を埋没法で作成する場合は，見た目の不自然さや重瞼の取れやすさが問題となりますが，そもそも生涯にわたって幅広二重であり続けたい方は少ないため，将来的に幅を狭く修正しやすい埋没法を選択したほうがよいと考えます。

よくある質問 Q&A 8

Q：幅広二重の限界を教えてください。また，なぜ限界なのでしょうか。

A：様々な考えはありますが，筆者は睫毛から10mm程度のラインが限界と考えます。その理由としては，眉毛に近づくほど皮膚・眼輪筋下脂肪・眼窩脂肪が厚くなるため

- きわめてゆるみやすい
- ぷっくりとした人工的な二重になる
- 折れ込みが弱くなり，浅い二重や眼瞼下垂になりやすい
- そもそも瞼板は睫毛から10mm弱までしか存在しないので瞼板法は不可能である。

よくある質問 Q&A 9

Q：幅広二重を狭くするときはどのようにシミュレーションしますか？

A：原則的に折り目が複数あるときは最も高い折り目で二重が作られます。よって，広い二重を生かしたままで狭い二重のシミュレーションを正確に行うことは不可能です。

対応としては，

- 高い二重が埋没法で作られたものであれば抜糸して元に戻してからあらためて正確にシミュレーションをする
- 蒙古襞や皮膚割線の状態を考慮して大まかなライン設定を行い，手術の結果を見て修正する

などが現実的だと考えます。

いずれにせよ十分な説明が必要になります。

よくある質問 Q&A 10

Q：奥目と出目の注意点はありますか？

A：眼窩縁に対して眼球が出ている状態が出目，引っ込んでいる状態が奥目です。

奥目の方は眉毛が低いために幅広二重を作りにくく，また作れたとしても目が全体的に影になりやすいために幅広を実感しにくい傾向があります。

逆に出目の方はきれいな弧を描いた幅広二重を作りやすく，目元が明るくなるので華やかな印象となります。

よくある質問 Q&A 11

Q：再手術で抜糸は必要でしょうか？

A：前回手術と同じラインか，広げたい場合は必ずしも抜糸は必要ありません。一般的に多数のラインがあるときは最も広いもので折れるようになるので，前回ラインがまだ残っていて，かつ狭くしたい場合は全抜糸が必須です。

よくある質問 Q&A 12

Q：凹み目の場合は，どのように対応されますか？

A：凹み目が強いと，重瞼ラインで皮膚が十分に折り込まれず，予定外に幅の広い二重となるか，最悪の場合はラインが一切出ないこともあります。そのような場合は，ブジーシミュレーションでも十分に重瞼が作れないはずですので，術前に不適応とすべきです。また，この場合は埋没法ではなく，脂肪やヒアルロン酸の注入による凹みの治療，眼瞼下垂手術などが適応になることがあります。

よくある質問 Q&A 13

Q：挙筋法と瞼板法の違いを教えてください。

A：結膜側の瞼板から通糸する方法を瞼板法，挙筋から通糸する方法を挙筋法といいます。

瞼板法のメリットとしては，糸をきつく縛っても眼瞼下垂が起きにくい点です。そのため，初学者向きともいえます。デメリットとしては，挙筋に比べ腫れが出やすいこと，抜糸がしにくいことが挙げられます。

挙筋法のメリットは，適切なテンションで糸を縛った場合に腫れが出にくいこと，瞼板法に比べ抜糸が容易であることです。デメリットは，糸をきつく縛ってしまうと医原性眼瞼下垂になりやすいこと，ゆるすぎると結紮糸が埋入しにくくなり，糸玉が透見されたり，糸の炎症が起きやすくなることが挙げられます。

6 手術に必要な器具・準備

本手術に必要な器具は下記の通りである（図7）。

- スキンマーカー
- スケール
- 鑷子
- 持針器
- キルナー
- キシロカイン®
- 18G針（もしくはNo.11メス）
- 7-0ポリプロピレン両端針（ナイロンでも可）
- ガーゼ

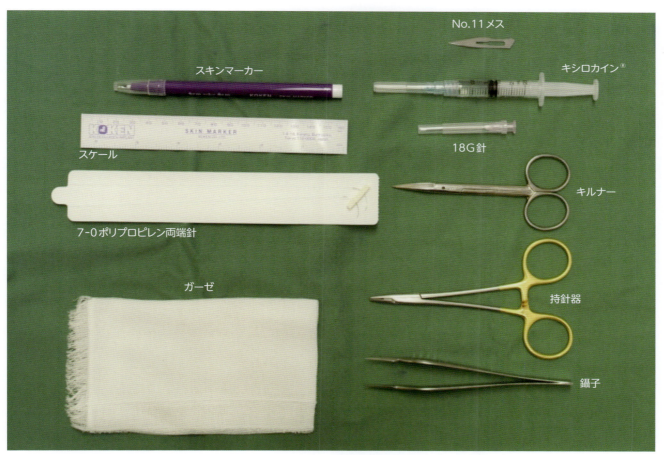

図7 ▶ 手術器具

7 手術方法

術前のマーキング（図8）

坐位にてシミュレーションで決めたラインをマーキングする。また，内眼角から外眼角の距離を三等分するように刺入点をマーキングする。事前に点眼麻酔を行う。

局所麻酔

1%エピネフリン含有キシロカイン®を用いて，皮膚側の刺入点に局所麻酔を行う（図9A）。針を皮膚に対して寝かせた角度で，外側から内側の順に注射すると強い痛みを感じにくくなる。笑気ガスの使用も痛みの減弱に役立つ。

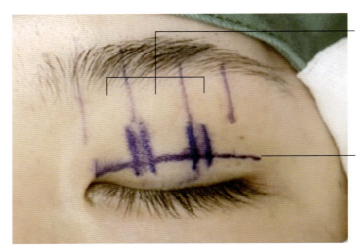

図8 ▶ マーキング

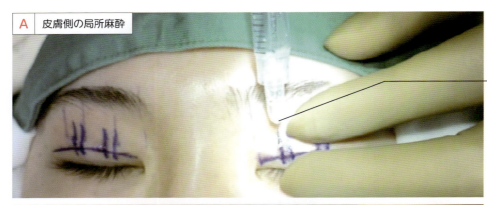

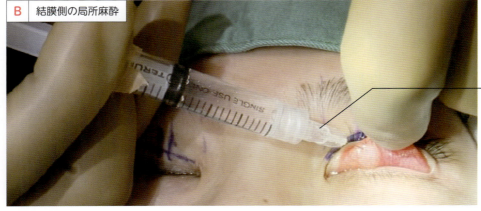

図9 ▶ 局所麻酔

針は30〜34G針を用いる。細い針を用いたほうが出血しにくい。このとき，皮膚に適度なテンションをかけ，皮下に浅く刺入することで眼輪筋からの出血を抑制できる。麻酔注入量は極少量で良い。

ついで，結膜側にも局所麻酔を行う。血管を避けるように浅く注射することで内出血を予防できる。この際，瞼を用手的に翻転して局所麻酔を行う（図9B）が，翻転しづらい場合はデマル鈎などを用いるとよい。

皮切

18G針（もしくはNo.11メス）を用いて，刺入点に小切開を加える（図10）。この際，結紮した糸を確実に埋入させるため，眼輪筋まで切開を加えると術後合併症（糸露出など）の発生を抑制できる。

眼輪筋は出血しやすいため，出血したらすぐに圧迫止血を行うことで術後腫脹を軽減できる。

1回目の通糸

7-0ポリプロピレン両端針を用いる。上眼瞼の瞼板を翻転し，瞼板上縁より約2mm下方の瞼板結膜側に針を刺入する（図11A）。

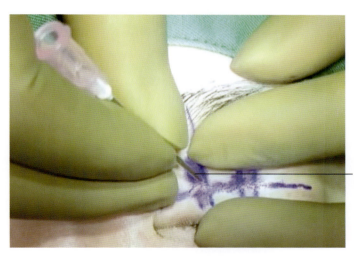

18G針（もしくはNo.11メス）で小切開し，刺入点を作成

図10 ▶ 皮切

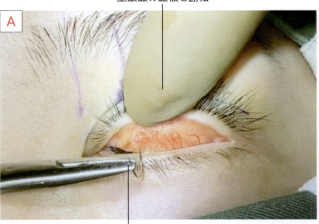

上眼瞼の瞼板を翻転

瞼板上縁より約2mm下方の瞼板結膜側に針を刺入

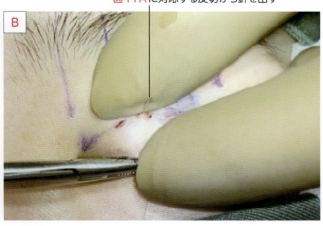

図11Aに対応する皮切から針を出す

図11 ▶ 1回目の通糸

術者が不慣れな場合は，眼球保護板を用いると角膜を損傷しにくくなり安全である。

対応する皮切から針を出す（図11B）。この際，皮膚にテンションをかけ，針が真皮をすくわないように気をつける。ここで真皮をすくってしまうと結紮した糸の埋入が困難となる。

針を抜く際，角膜を損傷しないよう十分に注意する。

2回目の通糸

再度瞼板を翻転する。最初に刺入した部位から約1mm離し，もう一方の針で瞼板結膜側より刺入する（図12A）。

対応する皮切から針を出す（図12B）。

皮膚側に出した針の一方を同じ皮切に刺入して，もう一方の皮切から出す（図12C）。皮膚側を底面とし，結膜側を頂点とする細長い二等辺三角形のループが作成されることになる。内側・外側どちらから針を出してもよいが，どちらか一方に結紮点を決めておくと術後トラブルの際に抜糸がしやすくなる。

通糸が終わったら，結紮の前に患者に開瞼してもらい，重瞼が予定通り作成されているかチェックする。

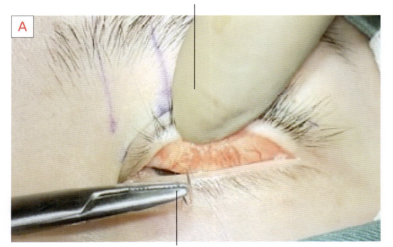

A　瞼板を翻転
最初に刺入した部位から約1mm離し，
もう一方の針で瞼板結膜側より刺入

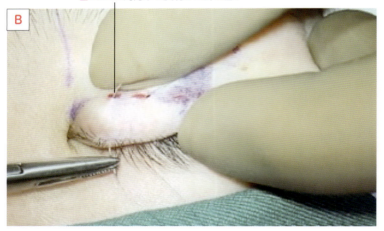

B　図12Aに対応する皮切から針を出す

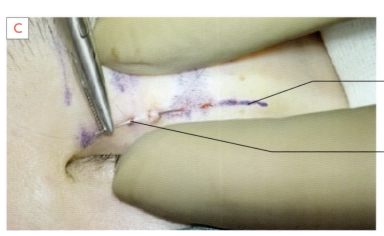

C　もう一方の皮切からその針を出す
　　皮膚側に出した針の一方を同じ皮切に刺入

図12 ▶ 2回目の通糸

糸の結紮

2本の糸を合わせてシングルノットを作り、鑷子および注射針を用いてループを皮切部まで持っていき結紮する（図13A）。

この際、適切な締め具合にすることが重要である。**皮切部がやや陥凹する程度が適切な締め具合である**。強く締めすぎると医原性眼瞼下垂となるリスクが高まる。締め方が弱いと、術後の腫れは少なくなるが重瞼の折り込みが浅くなる。また、皮下で糸がたわんでしまい、術後に糸が浮き出やすくなる。

もう一度結紮し（図13B）、結紮から約1mm離して糸を切る（図13C）。

最後に結紮部がしっかりと埋入していることを確認する（図13D）。

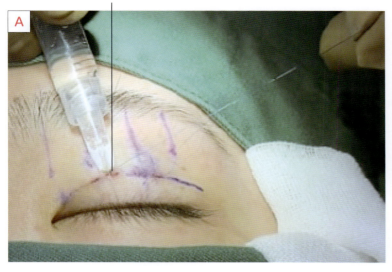
A　皮切部まで注射針でループを持っていき結紮

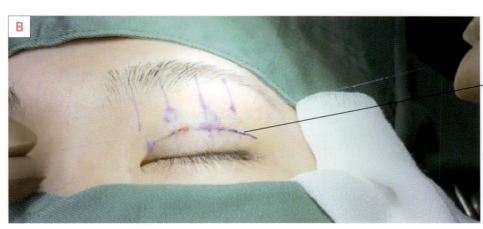
B　再度結紮

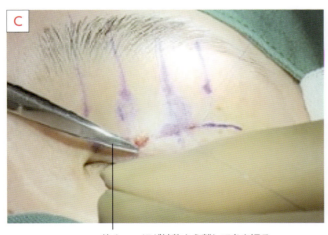
C　約1mmほど結紮から離して糸を切る

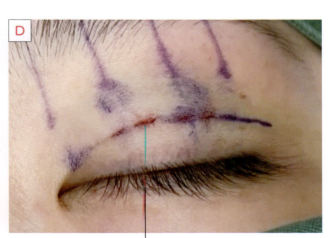
D　結紮部がしっかり埋入されているか確認

図13 ▶ 糸の結紮

8 後療法

腫脹予防のため術後24時間のクーリングを指示する。就寝時に頭を高くして寝ることで，腫脹を軽減することができる。

症例1

もともと二重瞼であるが，重瞼幅を広げたいとの希望であった。

術前

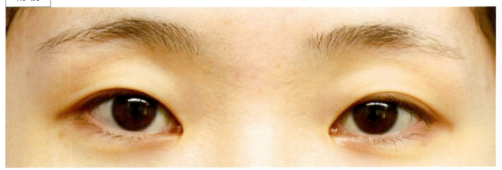

若干の腫れがある。術直後より眉毛が下垂し，上眼瞼の陥凹が改善されている。

手術直後

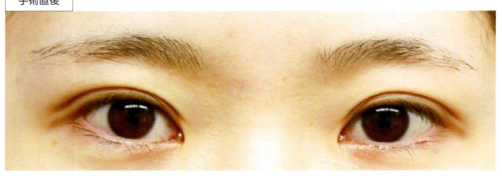

手術直後に比べ，腫れが落ち着くとともに重瞼の食い込みが緩和されより自然な重瞼となった。

術後1カ月

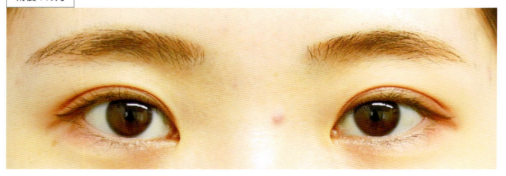

症例2

重たい一重瞼。睫毛に皮膚がかぶさり，開瞼のため前頭筋の収縮に伴い眉毛が挙上されている。

術前

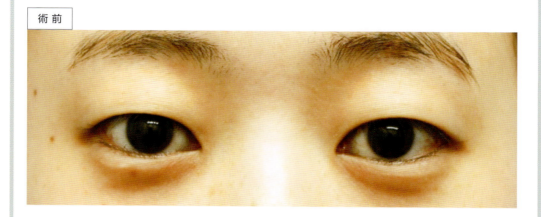

術前に比べ眉毛が下垂している。

術後7日目

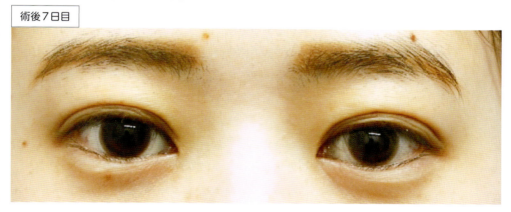

7日目に比べ，腫れが落ち着くとともに重瞼幅が狭くなり患者の希望する重瞼幅となった。

術後1カ月

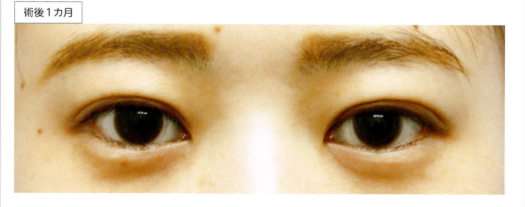

02 全切開法重瞼術

村松英俊

1 はじめに

　二重瞼を形成する，いわゆる重瞼術は，大きく分けて埋没法および切開法に大別される。近年は手術侵襲が小さく，ダウンタイムも少ない埋没法が第一選択とされていることが多いが，**我々東洋人の眼瞼は皮膚，瞼板前組織，眼窩脂肪などが厚い傾向があるため，埋没法での重瞼形成が困難であると判断される場合は，切開法を選択すべきである**。しかし，非常に長期にわたるダウンタイムが切開法重瞼術における最大のネックであり，十分なインフォームドコンセントが必要となる。

　切開法重瞼術においても，切開線を短くする小切開法と，重瞼線のほぼ全域を切開する全切開法に分類される。小切開法は，全切開法で問題となるダウンタイムや瘢痕などを極力低減させる目的で行われているが，重瞼線の切開部と非切開部の陥凹の程度の違いで瘢痕が目立ちやすいこと，および，わざわざ切開法を選択するのあれば，細部まで重瞼形成のための処理を行い，可能な限り消失しない重瞼線を形成すべきであろうという考えから，現在，筆者は小切開法は行っていない。

2 手術適応

　二重を形成したいと希望する症例のすべてに適応があるが，実際には埋没法が第一選択となることも多い。切開法を第一選択とすべき条件としては，以下が挙げられる。

> ①ブジーなどで希望する二重のシミュレーションを試みても，皮膚が容易に折りたたまれない場合
> ②既に複数回の埋没法が行われており，それでも二重が薄くなったり消失している場合
> ③形成した二重が絶対に消失しないことを患者が希望する場合
> ④加齢に伴う皮膚弛緩が強い場合
> ⑤眼瞼下垂傾向が進行している場合

その上で長期間のダウンタイムを患者が受け入れられることが必須条件となる。

3 インフォームドコンセント

全切開法重瞼術は，埋没法と比較しても術後の腫れははるかに強く，回復に時間を要することを十分に説明し理解を得る必要がある。目元の形状がほぼ完成するには，およそ6カ月を要し，術後1週の抜糸の段階では完成度はまだ30％程度，術後1カ月で60～70％程度，術後3カ月で90％程度と目安を伝え，実際の症例写真を患者に事前に見てもらっておくと理解を得やすい。

また，**全切開法で作成した重瞼を術後に消すことはきわめて困難であることを説明しておく。**化粧映えを優先した，非常に不自然な広い重瞼幅を希望する患者も若い世代を中心に時折見かけるが，それを全切開法で作成してしまうと基本的には自然な二重に戻すことは不可能に近く，生涯にわたって不自然な目元で生きていかなければならないことを十分に説明し，可能な限り自然に見える二重幅の設定にするように説得することも美容外科医の責務であると考える。

4 手術計画

まず患者の希望をしっかり聴取することが重要である。自然な二重になりたい，といった漠然とした希望であることもあるが，要望が多岐にわたることも稀ではない。カウンセリングの段階で，患者の要望の実現が全切開法（および皮膚切除の併用）のみで可能かどうかを判断することがきわめて重要である。

患者の希望を聞きつつ，坐位にてブジーを用いて重瞼を作成してみる。その際，瞳孔の頭側で瞼縁より5～7mmあたりに設定するのが無難である。ブジーで重瞼を作成することにより，開瞼時に眉毛挙上がある場合はこれが降りてきて，見かけの重瞼幅がかなり狭く見える場合もある。より広い重瞼幅を希望する場合でも瞼縁より8～9mmまでにとどめ，それ以上に広い重瞼幅を希望された場合は，基本的に皮膚切除で対応する。予定重瞼線の設定を広げれば広げるほど不自然な印象が強くなるためである。

この予定重瞼線はブジーにより自然に形成される，いわゆる皮膚割線に沿ったものとするべきである。患者によっては目頭側の重瞼幅をもう少し広くしたい，目尻側の重瞼幅をもう少し狭くしたい，といった要望がある場合があるが，これを実現させるべく皮膚割線に沿わない切開線を置くと，瘢痕が目立ちやすい，重瞼線に不自然な角張りができる，などの問題が生じる。特に平行型の二重を希望する場合では，切開線を皮膚割線からずらしたり不自然に幅の広い設定にして無理矢理平行型二重を形成するのではなく，蒙古襞を解除するため目頭切開を併用することを考慮する。

また，術前の開瞼の程度をしっかりと見きわめておく必要がある。一般的に重瞼術のみ行った場合，予定重瞼線の設定が狭いほど開瞼の程度が改善し，広いほど悪化する。ぱっちりとした目元になりたいから幅の広い二重にしたいと希望する患者もいるが，この場合，開瞼の程度が悪化し，逆に眠たそうな印象になってしまうこともある。よって患者の希望をよく聴取し，全切開法のみにより予測される開瞼の程度の変化以上に改善を希望する場合は，いわゆる眼瞼下垂手術を併用することを考慮する。

余剰皮膚の皮膚切除に関しては，筆者は基本的には最大でも5mm程度までとしている。皮膚弛緩が進行している場合でも，重瞼線部のみでそれ以上の除皺を行ってしまうと，眉毛側の厚い皮膚が無理矢理重瞼線上で折りたたまれて腫れぼったい不自然な印象となる上，特に加齢に伴いゆるみが強くなる外側の皮膚切除が重瞼線部の切開からは行えないため，外側が過剰にかぶさったいわゆる三角目となってしまう可能性があるためである。皮膚弛緩が強い場合は，全切開法による除皺術のみではなく，眉下リフト（眉毛下皮膚切除）により改善を図るべきである。

上眼瞼の解剖および重瞼形成のコンセプト

　上眼瞼の構造（図1）は表面から順に，皮膚，眼輪筋，眼輪筋下脂肪，眼窩隔膜，眼窩脂肪，上眼瞼挙筋（以下，挙筋）および挙筋腱膜，ミュラー筋，瞼結膜となっている。挙筋は尾側で挙筋腱膜となり瞼板に付着するが，その手前で一部が折り返して眼窩隔膜となり，眼窩縁に付着する。挙筋腱膜の表面には下横走靱帯，Whitnall靱帯があり，眼窩隔膜との間に眼窩脂肪を含む。開瞼運動は上眼瞼挙筋，ミュラー筋が収縮し，その動きが瞼板に伝わることで行われる。このとき眼窩隔膜上の皮膚，眼輪筋は眼窩脂肪の介在により収縮運動が直接伝わらないのに対し，挙筋腱膜の線維の一部が皮膚に伸びていると瞼板上の皮膚・眼輪筋は瞼板とともに動くようになる。この動きの違いによって生ずる皮膚の折り重なりが重瞼である。

　全切開法により重瞼を形成する方法は様々であるが，筆者は重瞼形成のためのいくつかの手技を「静的な重瞼形成」と「動的な重瞼形成」に分類して考えている（表1）。

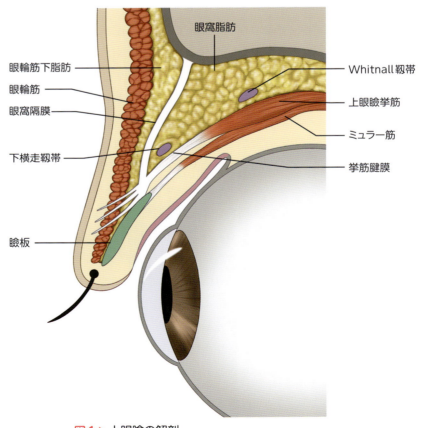

図1 ▶ 上眼瞼の解剖

これらは表1で分けているほど完全に分類できるものではないが，静的な要素を強めるほど強固な重瞼線が形成され，術後に重瞼線が消失するリスクが低くなると言える。一方で，開閉瞼によらない動きの少ない二重になりがちであり，伏し目や閉瞼時の瘢痕の食い込み感や段差が目立つようになりやすい。動的な重瞼形成は閉瞼で薄くなり開瞼で折りたたまれる自然な動きのある二重を形成しやすいが，これのみに頼ると全切開法で行ったにもかかわらず重瞼が術後に消失する可能性がある。

　このため，術前に皮膚および皮下組織の厚みをしっかりと評価し，希望の重瞼幅をふまえた上で動的な重瞼形成を基本にしつつ，どの程度静的な要素を織り込むかを決める。皮膚が厚く，予定重瞼幅の設定が広いほど静的な要素を強める必要があり，このために伏し目や閉瞼時に不自然な印象になる可能性を十分に事前に説明しておくことが重要である。

表1 ▶ 重瞼形成のための手技

静的な重瞼形成	睫毛側の眼輪筋下剥離，眼輪筋および瞼板前組織切除（図2） 睫毛側皮下組織の瞼板（瞼板前組織）への縫合固定（図3）
動的な重瞼形成	眼瞼挙筋と連動した組織（挙筋腱膜または切開翻転した眼窩隔膜）の重瞼線部への固定（図4）

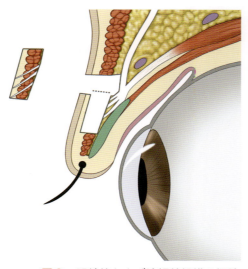

図2 ▶ 眼輪筋および瞼板前組織の切除

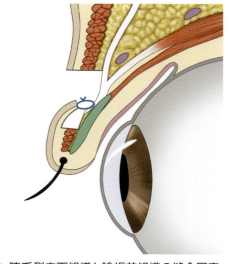

図3 ▶ 睫毛側皮下組織と瞼板前組織の縫合固定

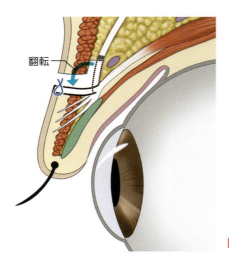

図4 ▶ 眼瞼挙筋と連動した組織の重瞼線部への固定

5 手術の実際

デザイン

事前に設定した予定重瞼線に沿って行う。皮膚切除に関しては行わない場合もあるが，目安として10〜20歳代で2〜4mm程度，30〜40歳代で3〜5mm程度切除するように，予定重瞼線の眉毛側にデザインを行う(図5)。

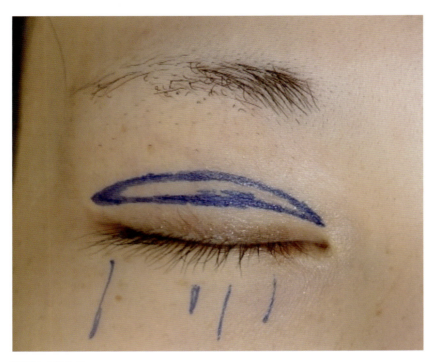

図5 ▶ デザイン

局所麻酔

1%エピネフリン含有キシロカイン®を用いる。使用量には様々な見解があるが，筆者は皮膚を緊満させたほうがメスによる切開を正確に行いやすいという観点から，片側に3〜4mL程度使用している。この際，挙筋機能に可能な限り影響が及ばないよう，比較的浅めの層に注入するようにする。

皮切

15番メスでデザインに沿い皮膚切開する。この段階ではまだ皮膚は切除しない。次に眼輪筋を切開するが，睫毛側では睫毛側切開線に沿い直下の眼輪筋を，眉毛側では眉毛側切開線よりも若干睫毛側の眼輪筋を切開する。睫毛側では眼輪筋が余ってしまいがちで，追加切除が必要になることを避けるためであり，眉毛側では切開線より眉毛側の眼輪筋を切除すると予定外重瞼線の原因になることがあり，これを避けるためである。

眼輪筋下剥離

まず睫毛側の眼輪筋下を2〜3mm程度剥離する（図6）。剥離のみでも術後の癒着により重瞼の維持に有利に働く。眼輪筋は睫毛側切開線よりはみ出た部分のみ行う。それ以上の眼輪筋および瞼板前組織切除は　基本的には行っていないが，事前に必要があると評価していた場合は行う。

ついで睫毛側切開線より眉毛側へ向けて眼輪筋下を剥離する。眉毛側切開線からの眼輪筋切開部に到達したら，眼輪筋ごと皮膚を切除する（図7）。

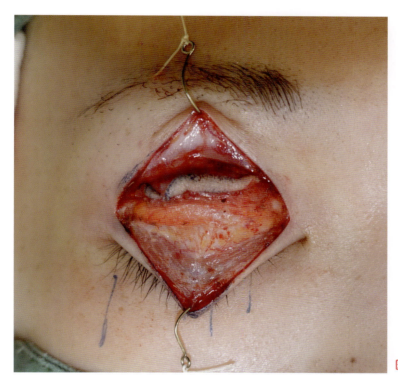

図6 ▶ 睫毛側眼輪筋下の剥離

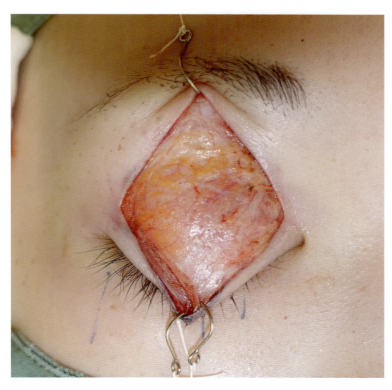

図7 ▶ 皮膚および眼輪筋切除後

眼窩隔膜の切開，翻転

　瞼板上縁より3mmほど頭側で眼輪筋下脂肪および眼窩隔膜を切開すると，眼窩脂肪が露出する．この際，下眼瞼を眼窩側へ指で押し込むと眼窩脂肪の動きが透見しやすく切開部を決めやすい．この切開部より眼窩隔膜を広く横切開し，両端で睫毛側へカットし，矩形として睫毛側へ翻転させる．

　眼窩脂肪を剥離挙上し，挙筋腱膜を露出させる．挙筋腱膜上には下横走靱帯があるが，これは開瞼時の抵抗となるので可能な限り離断しておく（図8）．

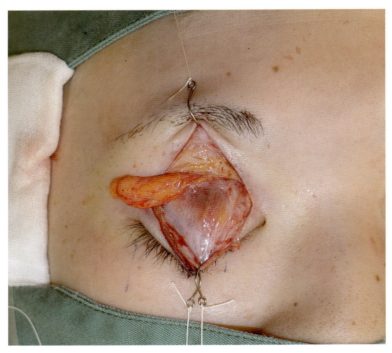

図8 ▶ 眼窩隔膜切開翻転後

眼窩脂肪切除および重瞼固定

　眼窩脂肪が皮膚のスムーズな折りたたみの妨げになると思われる場合は，一部を切除する．このとき，眼窩脂肪の外側を切除するようにする．中央付近の眼窩脂肪は，加齢に伴い奥に引きずり込まれて凹み目（sunken eye）の原因となるため，既に凹み目傾向がある場合は，眼窩脂肪は切除せずに中央付近に移動させておく．

　翻転した眼窩隔膜を睫毛側皮膚側へ置き，皮膚から余る部分は切除する．切除断端を睫毛側の皮下（眼輪筋浅層）に6-0モノクリル®（PGCL）で3針程度固定する（図9）．この際，開瞼動作と同時に，重瞼線が折りたたまれ始めるように適度な緊張を保った位置に通糸するよう心がける．この位置が腱膜側に寄りすぎると二重の食い込み感が強くなり，隔膜側に寄りすぎると二重が浅くなってしまったり，消失してしまったりする原因となる．

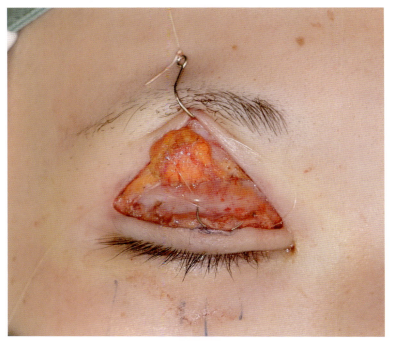

図9 ▶ 眼窩隔膜断端と睫毛側皮下を6-0モノクリル®で縫合固定

皮膚縫合

まず，7-0ナイロン糸を用いて結節縫合を4〜5箇所行う（図10）。この際，睫毛側皮膚➡翻転隔膜➡眉毛側眼輪筋後面➡眉毛側皮膚，の順に通糸する。これにより縫合線直下に眉毛側眼輪筋断端が位置することになる。眉毛側眼輪筋断端の位置が頭側にずれてしまうと予定外重瞼線が生じる原因となる場合がある。

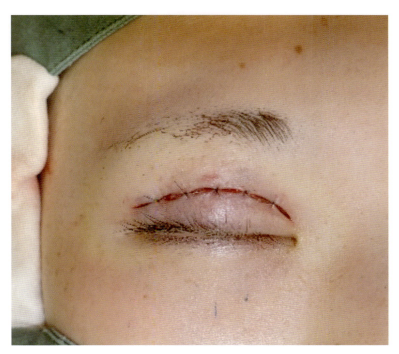

図10 ▶ 結節縫合後

結節縫合のあと，皮膚のみをすくうように7-0ナイロン糸で連続縫合を行う（図11）。術後の腫脹を予測した上で，ゆるめの縫合で問題ない。

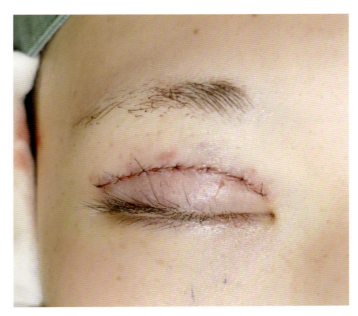

図11 ▶ 連続縫合後

6 気を付けるべき合併症

左右差

手技が適切に行われていたとしても，左右の眉毛位置の差などにより，見た目上の重瞼幅の左右差が生じることがある。デザインの段階で眉毛位置が高い側の皮膚切除幅を減らす，低い側の予定重瞼線の位置をごくわずかに広く設定する，などの工夫により，見かけ上の重瞼幅の左右差を生じるリスクを低減できる。

予定外重瞼線

切開線より眉毛側の眼輪筋の過剰な切除や損傷であったり，眉毛側の眼輪筋断端の位置が予定重瞼線より眉毛側にずれていたりすると予定外重瞼線ができやすくなる。眉毛側の組織切除に関しては必要最低限にとどめ，愛護的な手術操作を行うことが重要である。

重瞼の消失

重瞼固定の強度が不十分であったり，眼窩脂肪の切除量が不足していたりすると生じることがある。再手術を行う場合は重瞼固定をしっかりと行い，重瞼形成の障害となる組織があれば切除する。重瞼が完全に消失しているのではなく，ゆるんでいる程度であれば，埋没法による補強のみでも重瞼が再形成できる場合もある。

症例1

21歳，女性。消失しない二重になりたいので全切開法重瞼術を行いたい，との主訴で来院。

術前評価	長く二重メイクをしていたことで薄い二重が形成されている。開瞼機能は比較的良好。
手術	全切開法重瞼術。重瞼線は睫毛より7mmに，皮膚切除最大幅は3mmに設定。
術後3カ月	希望通りの平行型の二重になった。

術前

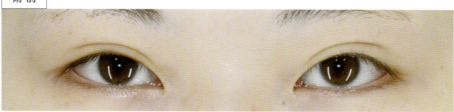

術後3カ月

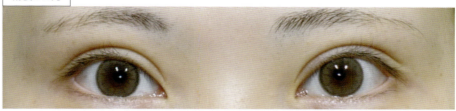

症例2

31歳，女性。二重の左右差を改善したい，消失しない二重になりたい，との主訴で来院。

術前評価	右目は奥二重，左はやや広いものの薄い二重。開瞼機能は比較的良好。
手術	全切開法重瞼術。重瞼線は睫毛より7mmに，皮膚切除最大幅は4mmに設定。
術後6カ月	希望通りの平行型の二重になった。

術前

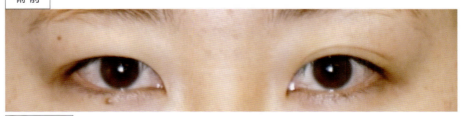

術後6カ月

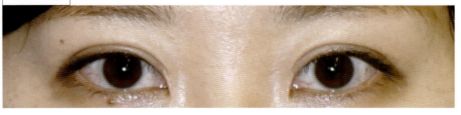

03 眉下リフト

村松英俊

1 はじめに

　加齢に伴い，弛緩した上眼瞼の余剰皮膚を切除する術式として，眉下リフト（眉毛下皮膚切除法）は近年，第一選択として定着しつつある。また，単なる若返りの手術としてのみでなく，若年層においても上眼瞼の厚みを改善したい場合や，重瞼幅の左右差の調整のために行われることもある。いずれの場合も，適応をしっかりと見きわめることが重要である。

2 手術適応

加齢に伴う上眼瞼皮膚弛緩の改善を希望する場合

　上眼瞼の余剰皮膚切除を行う場合は，重瞼線切開法か眉毛下切開法（眉下リフト）を主に選択することになる。一般的には上眼瞼は加齢に伴い，主に目尻側にゆるみが目立つようになり，いわゆる「三角目」になっていく。もともとが二重の場合でも，目頭側の二重幅は大きく変化しないものの，中央から目尻側の重瞼幅が狭くなりやすい。一見すると目尻側のゆるみがそれほど目立たない場合でも，反射的な眉毛挙上により目尻側のゆるみが頭側に持ち上げられているだけであることも多く，指で眉毛を押さえて挙上できないようにして開瞼させると，皮膚が持ち上がらずに目尻側のゆるみが顕在化することもある。
　このため，**若返りを目的とする場合は主に目尻側のゆるみを切除する必要があり，目尻側に皮膚切除の最大幅を設定しやすい眉下リフトが良い適応となる。**重瞼線切開法では肝心の目尻側のゆるみがほとんど切除できない上，術後は開瞼が軽くなることで反射的な眉毛挙上が消失し，目尻側のゆるみが悪化することもある。
　また，上眼瞼の皮膚は睫毛側ほど薄く，眉毛側ほど厚い。重瞼線切開法で余剰皮膚切除をする場合，上眼瞼の中でも比較的薄い皮膚を切除してしまうことで眉毛側の厚い皮膚が重瞼で折りたたまれることになり，厚ぼったい不自然な印象となることもある。このため，重瞼線切開法での皮膚切除は控えめに行わざるをえず，若返りを目的として，ある程度まとまった量の皮膚切除が必要となる場合は眉下リフトを選択すべきである。
　ただし，若返り目的と同時に二重になりたいというケースや，眼瞼下垂手術が必要なケースでは重瞼線切開法が必要となる。この場合でも余剰皮膚切除に関しては，最大でも5

〜6mm程度にとどめておくのが無難であり，それ以上の切除量が必要になる場合は眉下リフトを事前に行い，二期的に重瞼線切開法を行うのが望ましい。同時に行うこともあるが，術後の仕上がりの予測が非常に難しくなるのでお勧めしない。

上眼瞼の厚みの改善を希望する場合

眉下リフトにより切除する皮膚は上眼瞼の中でも最も厚みが強い部位であり，同部の皮膚切除により上眼瞼の厚ぼったい印象の改善が期待できる。この際，眼輪筋下脂肪（ROOF）の切除を併用することで，さらに厚ぼったい印象の改善が可能である。

ゆるみの少ない若年層が重瞼幅を広げたい場合，左右の重瞼幅を調整したい場合

この目的においては通常は重瞼術（埋没法，切開法）が選択される。しかし，上眼瞼の皮膚の厚みが強い場合は，重瞼幅を広げると不自然な印象になりがちである。また，既に全切開法重瞼術の既往がある場合は重瞼の位置を変えることは困難であるが，これらの場合は眉下リフトにより皮膚を切除することで，重瞼幅を広げつつ厚ぼったい印象の改善も可能である。ただし，**眉下リフトはデザインの関係上，目頭側の皮膚はほとんど切除できないため目頭側の重瞼幅を広げることは難しく，主に中央から目尻側の重瞼のみ広げることが可能となる。**このため，末広型二重の若年層患者に対して眉下リフトを行ってしまうと，さらに末広感の強い二重になってしまうので適応外となることもある。事前の対面診察において，実際に指で中央から目尻側のみを挙上して術後に予測される目元の変化を患者にも鏡で確認してもらい，それで納得できるようであれば適応となる。

3 インフォームドコンセント

眉下リフトは切開を伴う術式であるが，術後の腫脹に関しては比較的早期に回復する。術後数日は強い腫脹を伴うものの，術後1週の抜糸の段階でおおむね腫脹は軽減するため，術後10日ほどで瘢痕や皮下出血斑をメイクでごまかせば社会復帰も可能となる。瘢痕自体はノーメイクでも，目立たなくなるまでに6カ月から1年程度を要する。特に術後1カ月前後は瘢痕の発赤や肥厚が目立ちやすくなることを患者に十分に説明し，理解を得る必要がある。

4 手術計画

術前のデザイン

まず，頭側の切開線を設定する。**頭側の切開線は眉毛下縁よりも若干頭側に，眉毛内に入り込むようにデザインする。**術直後は眉毛の縦幅がある程度細くなってしまうが，毛包斜切断法[1]によって皮膚切開を行うことで数カ月の経過での瘢痕からの発毛を期待する。また，近年は眉毛のアートメイクが施されているケースも多い。アートメイクは長期経過により色調が薄くなっていくこともしばしばあり，アートメイクに合わせて切開線をデザインしてしまうと，長期経過で瘢痕と眉毛の間に隙間が生じてしまう可能性もある。このため，アートメイクが施されていたとしても切開線はもともとの眉毛を基準に行うべきであ

り，場合によってはアートメイク自体を部分的に切除することも考慮する．

次に皮膚切除の最大幅をどこに設定するのかを決める．この位置は，何を改善させたいかによって変わる．

上眼瞼皮膚弛緩の改善目的の場合（図1，2）

いわゆる三角目を改善させるため，皮膚切除の最大幅を，外眼角を通る垂線付近に設定する．皮膚弛緩があまり強くない場合は若干内側に，強いほど外眼角側に設定するが，外眼角を通る垂線より外側には設定しない．切除幅は皮膚の弛緩の程度によって変えるが，30歳代では7～10mm程度，40歳代では8～11mm程度，50歳代では9～13mm程度に設定することが多い．このとき，尾側の切開線から瞼縁まで25mm以上残すと術後兎眼になるリスクをほぼ回避できる[1]が，やや若年層においては25mm残すと皮膚をあまり切除できないこともある．この場合は上眼瞼皮膚を頭側に指でつまみ，睫毛が上を向き始める直前の位置までの皮膚切除とするとよい．

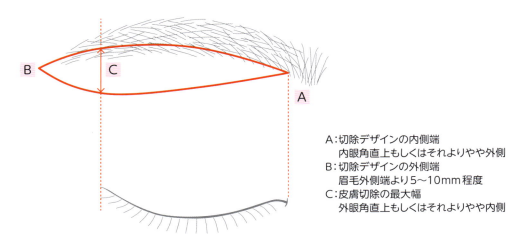

A：切除デザインの内側端
　　内眼角直上もしくはそれよりやや外側
B：切除デザインの外側端
　　眉毛外側端より5～10mm程度
C：皮膚切除の最大幅
　　外眼角直上もしくはそれよりやや内側

図1 ▶ 上眼瞼皮膚弛緩の改善目的のデザイン

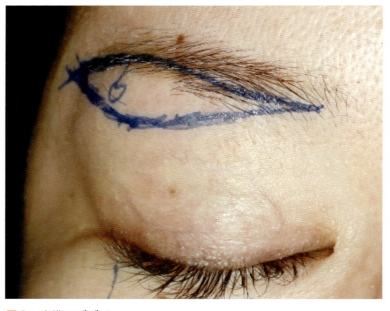

図2 ▶ 実際のデザイン

最大幅の位置を設定したら先に設定した頭側の切開線との間に紡錘形の皮膚切除デザインを行う。眉頭付近の瘢痕が術後にやや目立ちやすい傾向があるため，デザインの内側端は内眼角を通る垂線上までにとどめておくのが無難である。また，外側端は眉毛外側端を越えることがほとんどであるが，顔面神経側頭枝の走行を念頭に置き，この損傷を確実に回避できるように設定する。

若年層において重瞼幅の改善や上眼瞼の厚ぼったさを改善したい場合（図3，4）

若年層の場合は皮膚切除の最大幅を，角膜外側縁を通る垂線付近に設定する。切除幅は5〜7mmで設定することが多い。外眼角を通る垂線付近の切除幅もこれとほぼ同等とし，先に設定した頭側の切開線との間に皮膚切除デザインを行う。デザインの内側端は内眼角を通る垂線のさらに内側に及ぶことが多くなる。さらに，ROOFの切除を併用する場合は目安の位置をマーキングしておく。

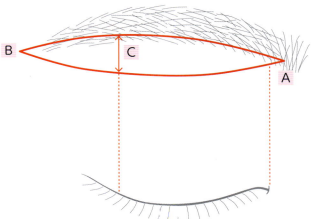

A：切除デザインの内側端
　　内眼角直上よりもやや内側
B：切除デザインの外側端
　　眉毛外側端より5〜10mm程度
C：皮膚切除の最大幅
　　角膜外側縁直上

図3▶若年層の場合のデザイン

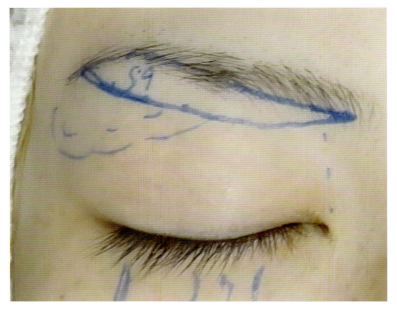

図4▶実際のデザイン

局所麻酔

1％エピネフリン含有キシロカイン®を用いる。使用量には様々な見解があるが，筆者は皮膚を緊張させたほうがメスによる切開を正確に行いやすいという観点から，片側に3～4mL程度使用している。

皮切

15番メスでデザインに沿って皮膚切開する。このとき，メスの刃を45°以上頭側へ寝かせた毛包斜切断法を用いることで，瘢痕直下に毛包を温存することを心がける（図5）。皮膚切開のあと，眼輪筋上で皮膚を切除する。

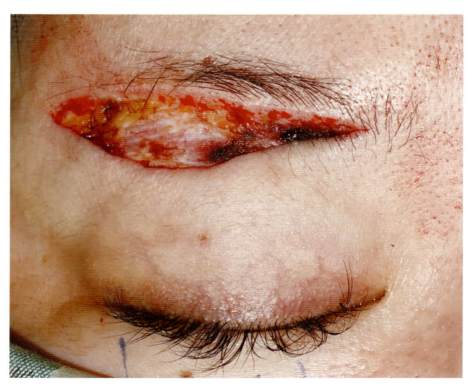

図5 ▶ 皮膚切除後
毛包斜切断法により断端の真皮内に毛包が温存されている。

眼輪筋の部分切除

眼輪筋の切除を行わず皮膚縫合のみとする報告[2]や，眼輪筋のタッキングを行う[1]とする報告もあるが，皮膚切除のみ行った場合や眼輪筋のタッキングでは，瘢痕直下に眼輪筋が折り重なることで上眼瞼の厚みの改善効果が軽減してしまう可能性があること，経験上ではあるものの，眼輪筋を切除したほうが自覚的なまぶたの重さの改善につながりやすいことから，筆者はほぼ全例で眼輪筋の部分切除を行っている（図6）。

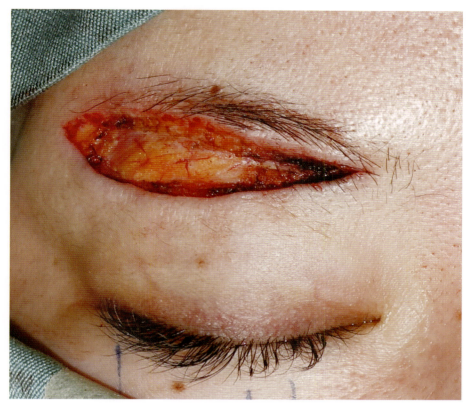

図6 ▶ 眼輪筋切除後

　眼輪筋の切除は皮膚切開同様に紡錘形に行うが，皮膚切除幅に対し約7〜8割程度の切除量にしておく。切除量が多いと術後に閉瞼不全を呈する危険性があるためである。

　必要に応じて，さらにROOFや眉毛下制筋群の部分切除を行う。

眼輪筋および皮膚縫合

　止血を十分に確認したあと，眼輪筋および真皮縫合を6-0モノフィラメント吸収糸で行う。眼輪筋は断端同士を縫合するが，このとき15〜20°程度内側上方へ傾けて外側から始め，内側に向けて3〜4針程度行う（図7）。内側上方へ傾けるのは，本術式において合併症として挙げられる眉毛内側付近より内側下方に伸びる線状陥凹を予防し，尾側皮膚の内側に余裕を持たせるためである。また，尾側の眼輪筋断端への通糸を深く行うと尾側に線状陥凹が生じることがあるので，極力浅く行うことを心がける。

　真皮縫合も同様に外側から始め，内側に向けて8〜10針程度行う。このとき可能な限り斜切断された毛包や皮膚付属器を避けて通糸する（図8）。

　表皮は7-0ナイロンで内側から始め，外側に向けて連続縫合で行う。眼輪筋を内側上方へ縫合したことにより，尾側皮膚の内側は頭側皮膚に対して余剰があるが，これは1針1針わずかにずらして解消させる（図9）。

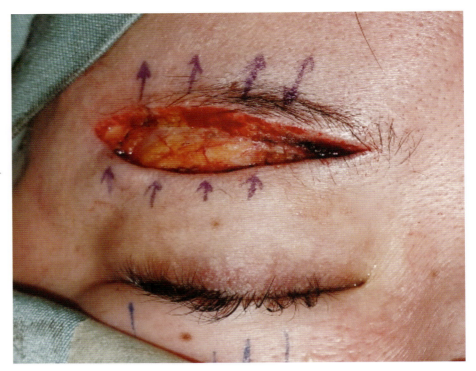

図7 筋層縫合のマーキング
15～20°程度内側上方へ傾けて3～4針程度行う。

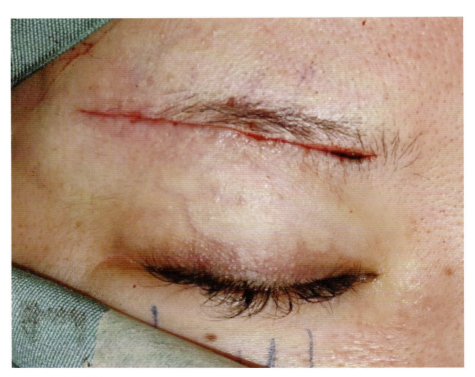

図8 真皮縫合後

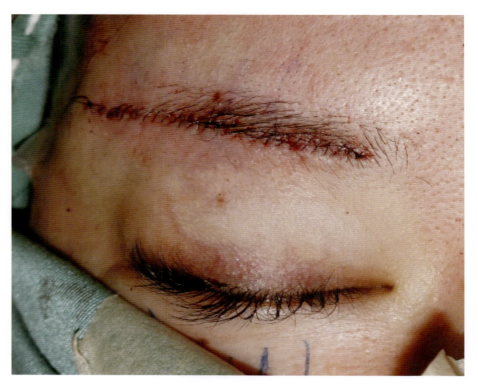

図9 ▶ 皮膚縫合後

術後処置

術後は創部へのワセリン塗布を適宜行うよう指示し，創部の乾燥を予防する．ドレッシングや圧迫固定などは行わない．手術当日は創部周囲のクーリングを行う．洗顔や洗髪は術翌日より許可する．術後1週間前後で全抜糸を行う．

5 気を付けるべき合併症

瘢痕

瘢痕が目立つ理由として縫合が不正確であること，およびデザインに誤りがあることが挙げられる．縫合に関しては，真皮縫合の段階で斜切開された真皮を段差なく正確に縫合し，創部の緊張を解除することが重要であり，これにより表皮縫合をごく軽度の緊張で行うことが可能となる．デザインに関しては，頭側の切開線を眉毛内に入り込むようにデザインを行うことで，眉毛と瘢痕に隙間が生じないようにする．

眉毛内側から内側下方に伸びる線状陥凹

前述のように眼輪筋の縫合を内側上方に傾けて行い，尾側皮膚の内側に余裕を持たせることで予防する．

瘢痕上のニキビ様皮疹

術後1〜3カ月頃にかけて生じることがしばしばある。斜切断された毛包が埋没毛となっている場合や，付属器の損傷によるものなどがある。炎症を伴っていない場合は，瘢痕の軟化により徐々に消失するので放置でよい。炎症を伴う場合は鋭針で表皮を裂き，内容物を圧出しておく。

症例1

	49歳，女性。上眼瞼のたるみを改善したいとの主訴で来院。
術前評価	開瞼機能は比較的良好であるが，上眼瞼皮膚弛緩に伴い偽眼瞼下垂を呈している。
手術	眉下リフト。皮膚切除最大幅は11mmに設定。
術後6カ月	上眼瞼皮膚弛緩が改善し，二重が見えるようになった。瘢痕はまだ若干目立つが，今後さらなる改善が見込まれる。

術前
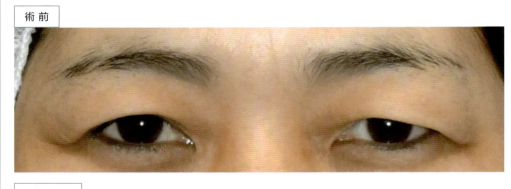

術後6カ月
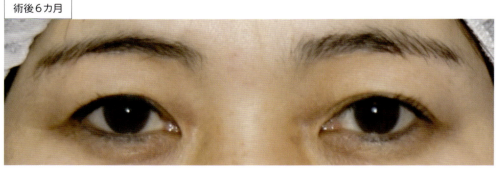

症例2

19歳，女性。約1年前に他院で埋没法重瞼術の既往あり。もう少し重瞼幅を広げたい，上眼瞼の厚ぼったさを改善したい，との主訴で来院。

術前評価	既にやや幅広の二重。皮膚はやや厚めであり，開瞼機能は良好。
手術	眉下リフト，ROOF切除。皮膚切除最大幅は6.5mmに設定。
術後6カ月	眉毛が下降したことで重瞼幅はわずかに広がったのみであったが，凛とした印象となった。上眼瞼の厚ぼったさもスッキリとした。瘢痕も目立たない。

術前

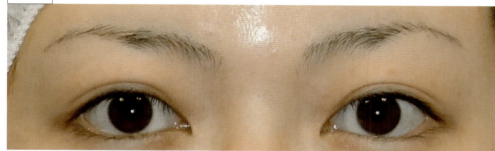

術後6カ月

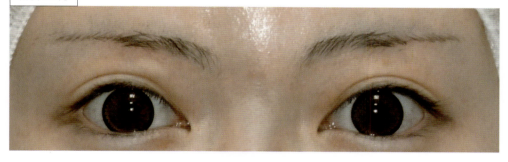

文献

1) 一瀬晃洋：【眼瞼の美容外科 手術手技アトラス】上眼瞼形成術 拡大眉毛下皮膚切除術．PEPARS. 2014；87：67-72.
2) 林 寛子，他：上眼瞼除皺術 眉下切開法．美容外科基本手術―適応と術式―．酒井成身，編．南江堂，2008, p17-9.

04 目頭切開，目尻切開，下眼瞼下制術

飯田秀夫

1 手術を行うにあたり，注意すべきこと・心構え

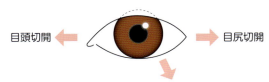

図1 ▶ 目を大きくする手術とその拡大方向

目頭切開，目尻切開，下眼瞼下制術はいずれも目を大きくする手術である（図1）。どのような目にしたいのか，つまりどの方向に大きくしたいかを問診から把握し術式を決める。**内側方向であれば目頭切開，外側方向であれば目尻切開，下外側方向であれば下眼瞼下制術**が適応となる（上方向は眼瞼下垂手術）。手術数が増えるほど目は大きくなるが，ドライアイ・結膜浮腫など合併症のリスクは増加し，目力が強くなりすぎて怖い印象を与えかねないので注意が必要である。

手術を行うにあたって解剖と機能の理解は必須である。下眼瞼の構造は上眼瞼に類似しており，下眼瞼下制術は上眼瞼の眼瞼下垂手術に相当すると考えてよい（図2）。目頭，目尻そのものには開・閉瞼機能はないが，瞼を支持するという重要な構造物なので過度の侵襲は控える。

眼球や外眼筋を障害しないよう常に留意し，**万が一視機能に問題が生じたときは直ちに眼科にコンサルトする。**

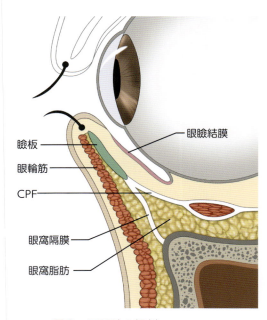

図2 ▶ 下眼瞼の解剖
上眼瞼とほぼ同様の構造である。下眼瞼ではcapsulopalpebral fascia (CPF) が上眼瞼の挙筋腱膜に相当する。

2 手術進行

いずれの術式も適切なデザイン・切開・縫合技術があれば十分であるが，安全・効果的に行うためには特有の要点がある．進行のフローチャートを図3に示す．

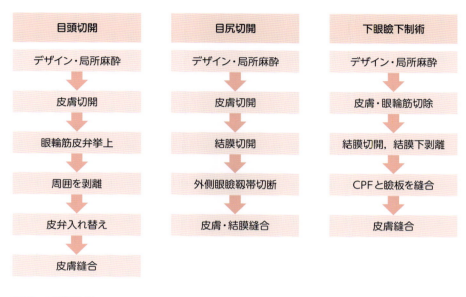

図3 ▶ 手術進行

Point & Pitfall

目頭切開
　十分に皮膚を緊張させて術野を安定させることが重要であり，助手の皮膚の引き方がポイントとなる．

目尻切開
　眼球の損傷を避けるための適切な眼瞼の牽引，顔の固定が重要である．

下眼瞼下制術
　CPF（上眼瞼の挙筋腱膜に相当する）と瞼板に確実に糸をかけ縫合することが重要である．狙い通りに瞼が下がらないときは躊躇せずに糸をかけ直す．

3 気を付けるべき合併症

目頭切開の合併症

過矯正

　三角弁が大きすぎる，内眼角方向の切開が長いことが原因であり，内眼角粘膜の見えすぎ・より目・きつい目つきとなる．移動させた皮弁を元に戻して修正する．

低矯正

三角弁が小さい，内眼角方向の切開が短い，皮弁の剥離不足が原因である．再度創を切開して皮弁を挙上し，より内側に前転するよう剥離・トリミングをして再縫合する．

肥厚性瘢痕（図4）

内眼角は比較的起こりやすい．皮弁が挫滅すると必発なので愛護的な操作を心がける．縫合しすぎによる皮弁壊死も原因の1つである．2～3カ月で赤さ・硬さは軽快していくが，長引くようであればケナコルト-A®の瘢痕内注射を行う．

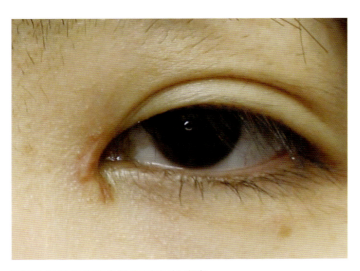

図4▶目頭切開の合併症：肥厚性瘢痕
術後1カ月．瘢痕は硬く赤い．

目尻切開の合併症

目尻が赤く見える

延長された目尻は睫毛やグレイラインがなく，瞼結膜が見えやすくなるのである程度は避けられない．術前に説明しておく．

上下眼瞼の癒着

創部が上皮で覆われていないと癒着し，拘縮により丸い目尻となり術前より目尻は短縮する．癒着部を切開しても再癒着することが多く難治性である．

下眼瞼下制術の合併症

過矯正・低矯正

CPFと瞼板の縫合が適切でないことが原因である．瞼板やCPFにしっかりと糸がかかっていないと低矯正になるので再固定する．わずかな過矯正は後戻りでちょうどよくなることもあるが，明らかな過矯正のときは抜糸しゆるめに再固定する．

下三白眼

瞼を下げすぎ，下げるポイントが角膜中心線に近すぎることで起こる．

瞼縁の角ばり（図5A）

固定が強すぎる箇所があると瞼縁に角ができ，きれいなカーブにならない．軽度であれば自然に治ることもあるが，2週間経過しても治らないときは角の部分の固定糸を抜く，もしくは固定箇所を増やしてカーブを整える．

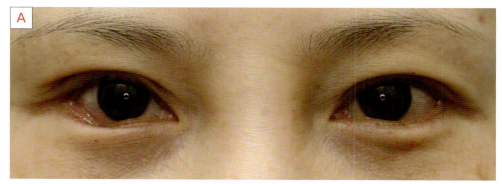
瞼縁の角ばり。2週間経過しても改善なければ固定糸除去が必要である。

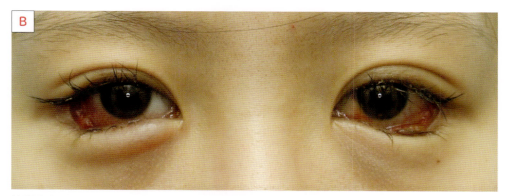
結膜浮腫。術後1週間。2回目の手術であり、最大限に下げたため浮腫が強く出ている。

図5▶ 下眼瞼下制術の合併症

結膜浮腫（図5B）

瞼の下げが強いと結膜浮腫となり、イチゴジャム状となった瞼結膜が露出して非常に目立つ。通常は10日ほどで自然消退する。必要に応じてステロイドの点眼を行う。結膜の余りが多いことも原因であり、結膜の追加切除を行う。

球結膜下出血

出血が多いと球結膜まで広がり非常に目立つ。1〜2週間で自然消退する。

睫毛内反

瞼が下がり皮膚が相対的に余ることで生ずる。瞼の下げが強いとき、ヒアルロン酸注入で涙袋が大きいときに起きやすい。適切量の皮膚を追加切除する、ヒアルロン酸を溶解する。

よくある質問 Q&A ①

Q：目尻切開で拡大効果が少ないのはなぜですか？ 対応法はありますか？

A：目尻は上眼瞼皮膚や睫毛が覆い被さっていることもあり、外眼角自体は明瞭に見えにくいことがほとんどです。良く見えないところを拡大するので、はっきりとした変化は認められにくくなってしまいます。また、目尻は正面から見て斜めになっているので見かけ上、短くなるのも原因の1つです。

たれ目が好きであれば、下眼瞼下制術と組み合わせることで外側の白目の拡大効果ははっきりとします。こめかみリフトや眉下切開で上眼瞼の余剰皮膚を引き上げて、目尻を見えやすくするのも有効です。

4 手術適応，問診

目頭切開

目の離れ具合

内眼角間距離40mm以上は良い適応である。30mm以下では，より目の印象が強くなるので注意が必要である。

蒙古襞の張り

蒙古襞が発達していると内眼角が隠れて目が小さく見える。また，内側の球結膜（白目）が隠れることで内斜視のように見えることもある。下瞼部の襞を解消するだけでも伸びやかで自然な目頭となり，目の寸詰まり感が改善する。

平行型二重の希望

蒙古襞が強く張った状態では末広型の二重となるが，目頭切開で蒙古襞を弱くすると平行型の二重を作りやすくなる。蒙古襞の張りが強いときやエキゾチックな平行二重を希望するときは目頭切開に加えて重瞼ラインの変更も必要になることもある。

いずれの場合でも目頭の皮膚を内側に引いてシミュレーションし，襞をどの程度弱めるかを打ち合わせる。

目尻切開

瞼裂の横幅

目の横幅が短い（25mmが目安），切れ長の目にしたいなどが適応となる。目尻皮膚を外側に引いて結膜嚢の深さを確認し，切開できる長さを予測する。

実際は目尻切開のみでは変化は乏しく，下眼瞼下制術と併用すると効果的である。また，上眼瞼皮膚のたるみが強く目尻が隠れているときは眉下リフトやこめかみリフトを勧める。

下眼瞼下制術

瞼裂の傾き・形

内眼角より外眼角が高く，直線的な下瞼は良い適応である。「きつそうなつり目を優しいたれ目にしたい」「目を外側に大きくしたい」「アーモンド形の濡れた目つきが好み」などと希望することが多い。睫毛内反の有無を確認する。内反が予想されるときは適応を慎重に判断し，皮膚切除を併用することで悪化を防ぐ。

下眼瞼下制術は好き嫌いがはっきり分かれる手術である。シミュレーションや症例写真を見せることで適応があるかを判断する。

よくある質問 Q&A 2

Q：尖った目頭を作るコツは何ですか？

A：眼頭切開は蒙古襞を解除することで目頭の見えを良くする手術なので、**目頭そのものの形を変える手術ではありません**。よって，強く解除するほどもともとの目頭の形が見えるようになり，目頭の形態によってはかえって丸い印象になってしまうことがあります。

ある程度は襞を残した状態としたほうが尖った目頭になることも多く，術前のシミュレーションでさじ加減を確認しておくことが重要です。

極端に尖った目頭が好みの場合は，内側眼瞼靱帯を縫縮して目頭をより内側に引っ張ると尖り感が増します。

5 手術に必要な器具 (図6)

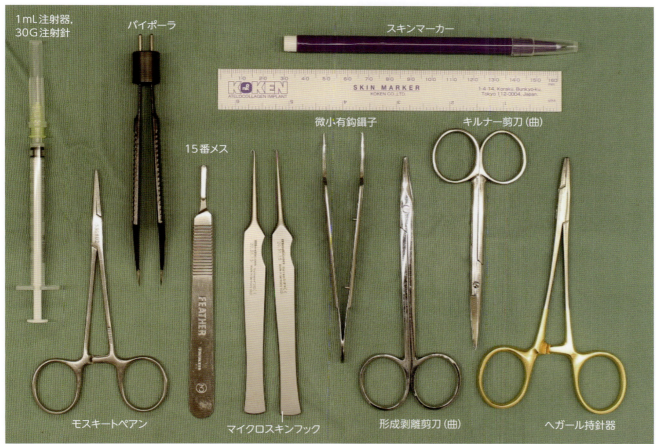

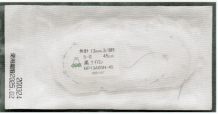

5-0黒ナイロン (牽引用)

7-0黒ナイロン

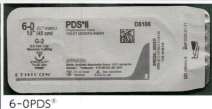

6-0PDS®

図6 ▶ 手術器具

- スキンマーカーもしくはピオクタニン
- バイポーラ
- 15番メス（目頭切開は11番メス）
- キルナー剪刀（曲）
- マイクロスキンフック×2
- 6-0PDS®
- 5-0黒ナイロン（牽引用）
- 1mL注射器，30G注射針
- 微小有鈎鑷子
- 形成剥離剪刀（曲）
- ヘガール持針器
- モスキートペアン
- 7-0黒ナイロン

6-1 手術法：目頭切開[1]

デザイン（図7）

蒙古襞最下端，襞上で内眼角にあたる点をプロットし，それぞれ点A，Bとする。点Bから水平方向で内側にABと同距離の点をCとする。点Aから内眼角方向にABと同程度に伸ばした点をDとし，各点を結ぶ線を描く。

点Dは蒙古襞の裏側にあたるので襞全体を内側に引っ張ることで見えるようになる。点Dの位置で蒙古襞の解除の程度が決まり，内眼角に近づくほど強く解除されるようになる。

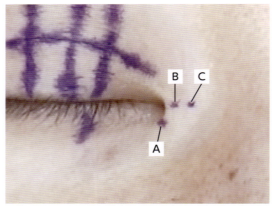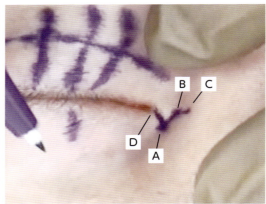

図7▶ 目頭切開：デザイン
A：蒙古襞の最下点
B：襞上で内眼角にあたる点
C：Bから内側にABと同距離の点
D：内眼角に向かってABと同距離の点

局所麻酔

1%エピネフリン含有キシロカイン®を切開線皮下に注射する。片側につき0.3〜0.4mLで十分である。

皮膚切開（図8）

皮膚が白色を呈したら皮切を行う。助手に鼻根部，下眼瞼をしっかりと指で引いてもらい，皮膚に緊張させた状態としてNo.11メスでデザイン通り正確に皮膚切開する。

眼輪筋皮弁挙上・周囲の剥離

眼輪筋をある程度付着させて皮弁を挙上する（図9）。挫滅により皮膚が壊死すると肥厚性瘢痕になりやすいので皮弁は愛護的に扱う。内眼角皮下には灰白色の内側眼瞼靱帯が見えるのでこれより浅い層で剥離すると涙小管を損傷することはない。

鑷子や指で内眼角付近を触ると靱帯が「コリコリとした筋」として容易に触れることができる。内眼角近くでは皮膚は内側眼瞼靱帯に強く癒着しているのでキルナー剪刀やメスで鋭的に剥離する。

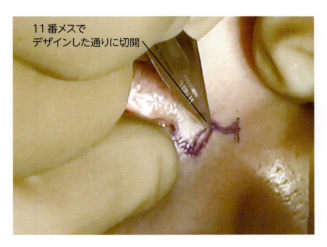

図8 ▶ 目頭切開：皮切
皮膚を緊張させ，11番メスで正確にデザイン通りに切開する。

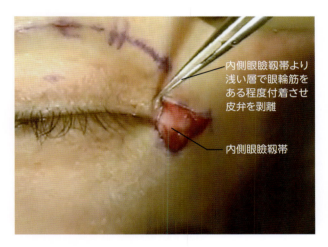

図9 ▶ 目頭切開：眼輪筋皮弁挙上
内側眼瞼靱帯（灰白色の筋）より浅い層で皮弁を剥離する。

よくある質問 Q&A 3

Q：11番メスでうまく切ることができません。どのように使えばよいのでしょうか？

A：通常外科系でよく使われる15番・10番メスは刃の部分が弧を描くような形をしています。メス刃を寝かせて刃の腹の部分を滑らせて皮膚を切るように作られているので，長い距離を切ったりゆるやかな曲線を切ったりするのに向いていますが，短くて複雑な直線のつながりを切るのには適していません。

これに対し11番メスは刃の部分が直線状で先端は鋭になっています。刃の向きは進行方向として皮膚に対し直角に近い角度で刺入し，メスを上下に動かしながら切り進めます。動画にあるように皮膚に緊張を与え，細かく上下に動かしながら進めると短くて複雑な直線でも思い通りにきれいに切ることができます。

皮弁入れ替え

剥離が十分だと自然に皮弁は入れ替わるようになる（図10）。入れ替わりにくいときは原因となっているつっぱりを同定し，剥離の追加もしくは内眼角方向の切開を追加して皮弁の可動性を増加させる。

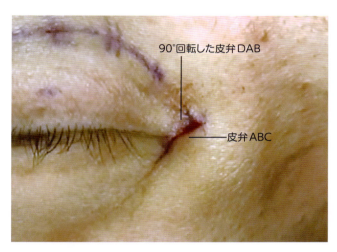

図10 ▶ 目頭切開：剥離完了時
牽引している手を離すと自然に皮弁は入れ替わる。

縫合

内眼角部で皮下縫合をする（図11A）。内眼角側の皮膚は非常に薄くて糸を通しにくいので内側眼瞼靱帯に針を通すとしっかり縫合できる。入れ替えた皮弁の角，および辺の中間部で合計5針外縫いを行う（図11B）。皮弁の血流障害を防ぐためにバイトは小さめとし，縫合はきつく締めないようにする。

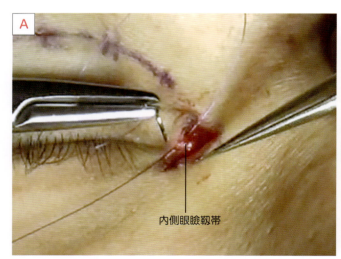

A 皮下縫合。内眼角部皮膚は薄いので内側眼瞼靱帯に糸をかける。
B 皮膚縫合。皮弁の血流を障害しないように外縫いをする。

図11 ▶ 目頭切開：縫合

よくある質問 Q&A 4

Q：目頭切開は様々な術式がありますが，本術式の特徴は何ですか？

A：目頭切開の術式として他には内田法（W形成），リドレープ法，三日月法（襞の単純切除縫合）などがあり，それぞれ利点・欠点があります。

最もシンプルなのは三日月法ですが，皮膚の切除が多く，元に戻すことは不可能です。内田法も皮膚切除によって襞を解消するために戻しにくく，瘢痕はやや複雑で目立ちやすくなります。リドレープ法は傷が目立ちにくいものの，襞解除の調整は容易ではなく経験が必要になります。

目頭切開の最大の合併症はやりすぎて怖い目つきになることなので，「やりすぎになりにくい」「希望時は元に戻せる」方法が好ましいと考えます。

本術式は皮弁の入れ替えで襞を解除するので皮弁の大きさ，目頭への切開の長さで効果を容易に調整できます。また，皮膚を切除しないので元に戻すことも可能であり，最初に覚える方法として最も適していると考えます。本術式に十分慣れてから他の方法にチャレンジしてください。

6-2 手術法：目尻切開

デザイン，局所麻酔

上・下眼瞼の間の溝に沿って長さ3〜4mmの直線を描く（図12）。局所麻酔は0.2mLほどで十分で皮下・結膜下に浸潤させる。

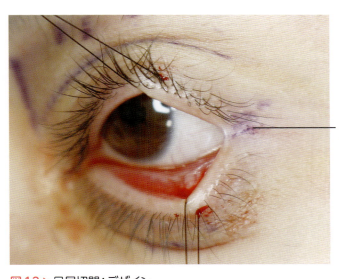

図12 ▶ 目尻切開：デザイン
通常は3mmほどだが結膜嚢の深さに応じて加減する。

（上・下眼瞼の間の溝に沿った3〜4mmのマーキング）

皮膚・結膜切開

上・下眼瞼の牽引糸を引いて皮膚を緊張させた状態にして皮膚を切開すると出血は少ない。メスを用いるときは常に眼球を損傷しないよう注意する（図13A）。ある程度皮膚を切開したら同様に結膜をキルナー剪刀で切開する（図13B）。

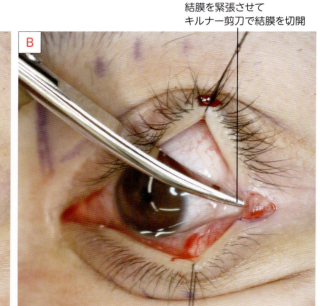

眼球を損傷しないよう注意し、瞼を眼球から十分に浮かせてメスで皮膚切開

結膜を緊張させてキルナー剪刀で結膜を切開

皮膚側切開。瞼を眼球から十分に浮かせ安全を確保して切開する。

結膜側切開。体動に注意しながら結膜を緊張させて切開する。

図13 ▶ 目尻切開：皮膚・結膜切開

外側眼瞼靱帯切断，皮膚・結膜切開の追加

皮膚，結膜が切開されるとその間に外側眼瞼靱帯の線維性組織が現れる。皮膚・結膜縫合の際に障壁となるのでバイポーラで割を入れて低くする（図14）。結膜を鑷子でつかみ皮膚断端まで移動させてみて，結膜に余裕があればさらに皮膚・結膜を切開する。

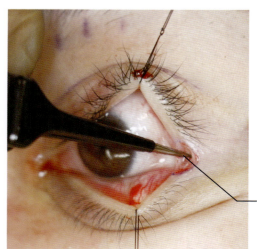

外側眼瞼靱帯にバイポーラで割を入れる

図14 ▶ 目尻切開：外側眼瞼靱帯切断
皮膚・結膜の間で障壁となる外側眼瞼靱帯に割を入れる。

皮膚・結膜縫合

最深部にあたる皮膚と結膜をまず縫合する（図15A）。糸断端が眼球に触れると激しい痛みが生じるので，糸を長めに残してテープで皮膚に固定する（図15B）。上眼瞼・下眼瞼の創部も同様に1針ずつ縫合する（図15C）。

グレイラインの端の段が目立つようであればメスもしくはキルナー剪刀で角を切除して滑らかにする。

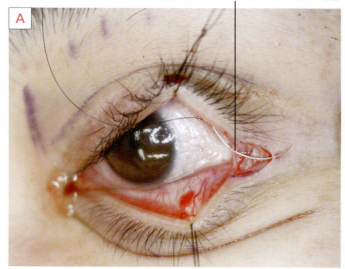

結膜側から針を入れ，皮膚と結膜を縫合

最深部で皮膚・結膜を縫合する。
結膜側から針を入れると安全である。

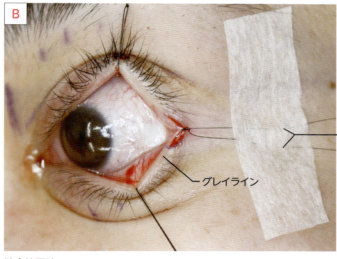

糸は長めに残してテープで皮膚に固定

グレイライン

縫合終了時。
同様に上眼瞼・下眼瞼の創部も縫合し糸はテープで固定する。

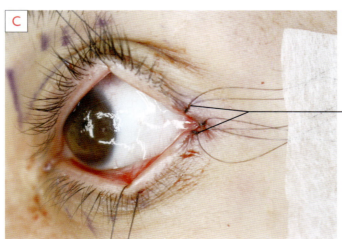

上眼瞼，下眼瞼の創部も同様に縫合

図15 ▶ 目尻切開：皮膚・結膜縫合

6-3 手術法：下眼瞼下制術[2)]

デザイン，局所麻酔

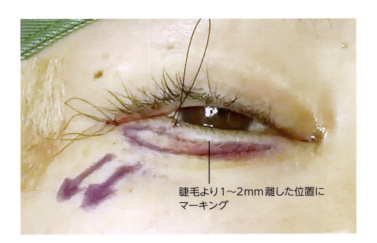

図16 ▶ 下眼瞼下制術：デザイン
睫毛より1〜2mm離した位置を切開すると傷が目立ちにくい。

最も瞼を下げたい部位が最大幅となるように睫毛下に紡錘形のデザインをする（図16）。皮膚切除は通常は3mm幅であるが，強く瞼を下げたいときや睫毛内反が予測されるときは4〜5mm幅とする。
皮膚，結膜下に局所麻酔をする。

皮膚・眼輪筋切除

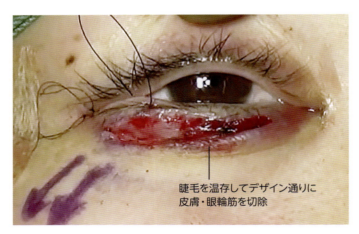

図17 ▶ 下眼瞼下制術：皮膚・眼輪筋切除後
眼窩脂肪が出るので眼輪筋は深く切除しすぎない。

皮膚が蒼白になったらデザイン通り皮膚・眼輪筋を切除する。睫毛を温存すると傷が覆われて目立ちにくい（図17）。

結膜切開，結膜下剥離

下眼瞼を反転させて（図18A）瞼板縁で結膜を切開する。瞼板縁の位置は鑷子で結膜を軽く押すと容易に同定できる。円蓋に向かって結膜下を5〜6mm剥離する（図18B）。結膜下は疎になっているので容易に剥離できる。

CPFと瞼板を縫合

結膜下組織の奥のCPFをすくうよう，深めに6-0PDS®をかける（図19A）。針を通すときは眼球が離れるように指で押して損傷を防ぐ。CPFにかかっているかは糸を引き上げたときの抵抗感で判断する。

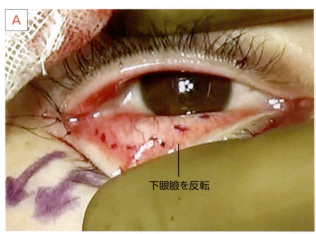
結膜側デザイン。眼瞼縁は視診・触診で容易に同定できる。

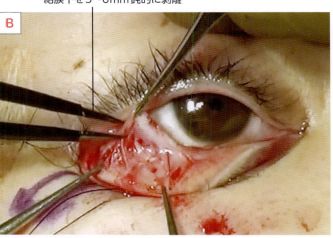
結膜下剥離。結膜下は鈍的な剥離が可能である。瞼板より数mm剥離すると白目の膜状物CPFが見えてくる。

図18 ▶ 下眼瞼下制術：結膜切開，結膜下剥離

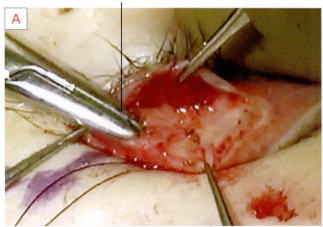
CPFの通糸。結膜下を深めに針を入れてCPFに通す。眼球を損傷しないよう注意する。

瞼板への通糸。瞼板縁に確実に糸をかけることが重要である。

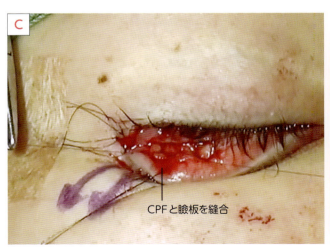
CPF・瞼板縫合。糸が露出して眼球に触れないことを確認する。

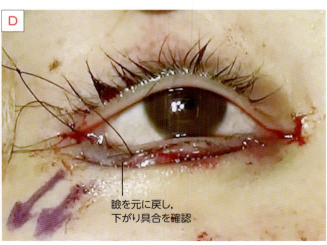
CPF・瞼板縫合後の瞼の下がり具合の確認。適切な縫合では瞼縁が下眼瞼皮膚に潜り込むように下がり，露出していた眼輪筋は見えなくなる。

図19 ▶ 下眼瞼下制術 CPFと瞼板の縫合

ついで瞼板下縁に糸をかける(図19B)。瞼板そのものに確実に糸を通すことでしっかりと瞼縁が下がる。糸を引いて瞼板がダイレクトに牽引されることを確認する(図19C)。
　縫合したら瞼を元に戻して下がり具合を確認する(図19D)。瞼縁が下瞼皮膚に潜り込むように下がるのが理想的な状態である。必要に応じて固定を追加してカーブの形を調整する。瞳孔中心線近くの瞼板を強く下げると下三白眼になりやすいので適度な下げにとどめる。

皮膚縫合

　きれいな下眼瞼のカーブができたら皮膚を7-0ナイロン糸で縫合する。結膜側は縫合せず，明らかに余っている結膜を切除するのみでよい。結膜同士を有鈎鑷子で圧着させるとずれにくくなる。複視がないことを確認して終了する(図20)。

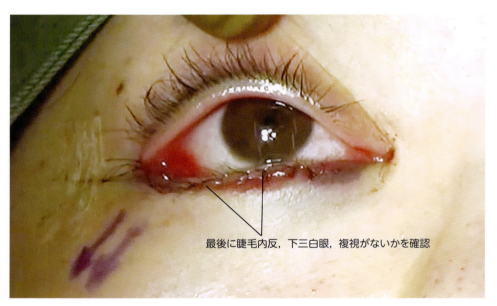

図20 ▶ 下眼瞼下制術：皮膚縫合終了時
睫毛内反，下三白眼，複視の有無を確認する。

7 後療法

　ドレッシングは場所柄不可能なので開放とし，数日間は軽く冷却して，腫れと内出血を抑える。一時的なドライアイには点眼で対応する。結膜浮腫が強いときはステロイド点眼薬が有効である。1週間後に抜糸を行う。

症例1	
	27歳，女性。「つり目が嫌，優しいたれ目にしたい」との希望で来院。
術前評価	下瞼外側は直線的につり上がっていて，眩しそうな目つきである。アートメイクでたれ目感を出そうとしたとのことであるが，かえって横に長い目つきが強調されている。
手術	下眼瞼下制術，目尻切開を行った。皮膚は3mm幅を切除，CPFと瞼板を3箇所で縫合した。目尻は3mmほど全層切開，縫合した。
術後6カ月	術後は下瞼外側が大きくカーブしたことで白目が大きくなり，優しい目つきとなった。下瞼の瘢痕はアートメイクに隠れて目立たない。

術前

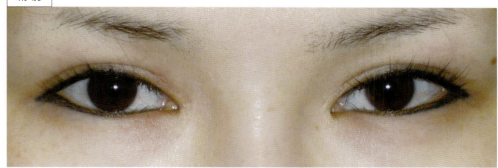

術後6カ月

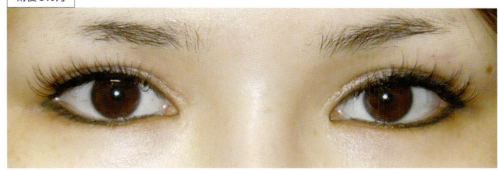

症例2	
	20歳，女性。「つり目で小さい目が嫌，人形みたいな大きな目にしたい」と来院。
手術	眼瞼下垂手術，目頭切開，目尻切開，下眼瞼下制術を行った。目頭は一辺3mmのハーフZ，目尻は4mm切開，下制は幅4mmの皮膚切除をして下三白眼となるぎりぎりまで瞼を下げた。
術後6カ月	眩しそうな目は全方向に広がり，大きくて優しい目となった。

術前

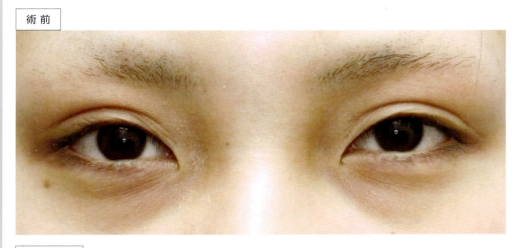

術後6カ月

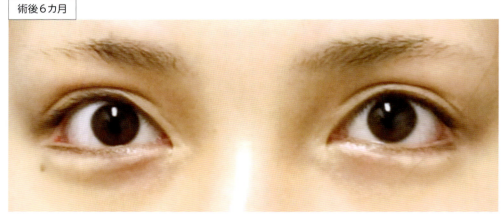

文献

1) 福田慶三：内眼角形成術 Z形成による控えめな切開. PEPARS. 2014;87:92-8.
2) Hirohi T, et al：Vertical enlargement of the palpebral aperture by static shortening of the anterior and posterior lamellae of the lower eyelid：a cosmetic option for Asian eyelids. Plast Reconstr Surg. 2011;127(1):396-406.

05 眼瞼下垂

飯田秀夫

1 手術を行うにあたり，注意すべきこと・心構え

美容外科で扱う眼瞼下垂とは？

眼瞼下垂とは，上眼瞼の開きが不十分な状態である。通常の開瞼では角膜（いわゆる黒目）がわずかに隠れるが，眼瞼下垂では瞼の下がりにより黒目の上側の見えが悪化する。軽度の下垂であれば見た目の問題にとどまるが，高度になると視野が狭くなるといった機能的な問題が加わる。

美容外科で取り扱う眼瞼下垂の多くは軽度で視機能的には問題がない。「見た目を良くしたい」という希望が特徴であり，そのためにわざわざ自費治療を選択して来院する。よって，単に目の開きを改善させるだけではなく，美しく魅力的な目を作る必要がある。**そのためには患者の望む目の開き具合，二重のタイプや幅，瞼裂の形などを正確に把握し，理想の目となるような治療計画を提案することが重要である。**

上眼瞼の構造

どのような手術でも構造とその機能の理解は必須である（図1）。
上眼瞼の構造は表面から順に，皮膚，眼輪筋，眼輪筋下脂肪，眼窩隔膜，眼窩脂肪，上眼瞼挙筋（以下，挙筋）および挙筋腱膜，ミュラー筋，瞼結膜となっている。挙筋は尾側で挙筋腱膜となり瞼板に付着するが，その手前で一部が折り返して眼窩隔膜となり，眼窩縁に付着する。挙筋腱膜の表面には下横走靱帯，Whitnall靱帯があり，眼窩隔膜との間に眼窩脂肪を含む。

開瞼運動は上眼瞼挙筋・ミュラー筋が収縮し，その動きが瞼板に伝わることで行われる。このとき眼窩隔膜上の皮膚・眼輪筋は眼窩脂肪の介在により収縮運動が直接伝わらないのに対し，挙筋腱膜の線維の一部が皮膚に伸びていると瞼板上の皮膚・眼輪筋は瞼板とともに動くようになる。この動きの違いによって生ずる皮膚の折り重なりが重瞼（いわゆる二重）である。

何かしらの理由で挙筋，ミュラー筋とそれにつながる瞼板の動きが障害された状態が眼瞼下垂である。障害部位により神経源性，

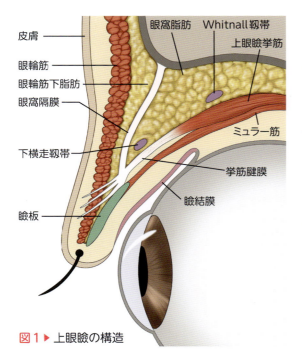

図1 ▶ 上眼瞼の構造

筋源性，腱膜性に分類されるが，美容外科で扱うのはほとんど腱膜性であり，挙筋腱膜の菲薄化や瞼板との結合のゆるみが本態である。このゆるみを修復するとともに，挙筋の収縮にとって抵抗となる構造を除去することで瞼の開きを改善させることが本術式の目的である。

2 手術進行

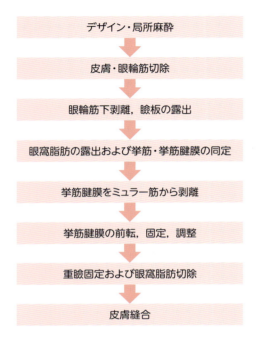

図2 ▶ 手術進行

手術進行は図2の通りである。
眼瞼下垂の手術は全切開重瞼術に挙筋腱膜前転を加えたものなので，全切開重瞼術が確実にできることが大前提である。
全切開重瞼術は皮膚を切開して眼輪筋，眼窩脂肪などを除去するとともに挙筋の動きを皮膚に伝える構造を作ることで，開瞼時の皮膚の折れ込みを作る操作である。これらに加え，挙筋腱膜を前転させ瞼板に固定することで瞼の開きを良くする。前転の程度によって開きの度合いが変化するので，術中に開・閉瞼をしてもらい適切な前転となるよう調整する必要がある。その際には患者の理解，協力が必要となるので手術前に十分に説明しておく。
麻酔は局所麻酔のみで十分であるが，安楽に終えたい患者にはプロポフォールなど静脈麻酔を併用する。その際は挙筋腱膜の仮固定のタイミングを見越して早めに麻酔を切り，十分に覚醒した状態で前転量の調整を行う。

3 手術適応

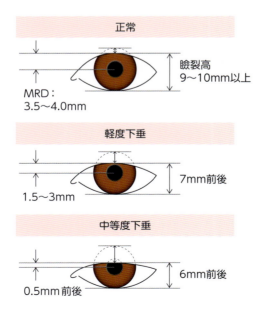

図3 ▶ 眼瞼下垂の程度とMRD，瞼裂高との関係

正常な開瞼では角膜が1～2mm上眼瞼に隠れている。それより開きが悪くなった状態が眼瞼下垂である。客観的な眼瞼下垂の程度の指標としては，上眼瞼縁と角膜反射光の距離（margin reflex distance；MRD），瞼裂高（正面視における角膜の見え方），上眼瞼挙筋機能（眉毛をブロックした状態での下方視から上方視までの眼瞼縁の移動量）などが用いられる。

- MRDの正常値は3.5～4.0mm，軽度の下垂では1.5～3mm，中等度では0.5mm前後（図3）
- 瞼裂高の正常値は9～10mm以上，軽度の下垂では7mm前後，中等度では6mm前後
- 上眼瞼挙筋機能の正常値は10mm以上，4～7mm以上で軽度～中程度の下垂

教科書的にはこれらの値から手術適応を判断することになるが，美容外科を訪れる方は大半が軽度の眼瞼下垂であり機能的な障害を伴うことは少ない．また，MRDや瞼裂高は正常範囲であるにもかかわらず，「目力をつけてより魅力的な目つきにしたい」「カラコンが似合う大きな目にしたい」など，純粋に美容的な理由から眼瞼下垂手術を希望する方も多く受診する．

　よって，**少し力を入れて開瞼させた目が好き，デカ目メイクをしているなどであれば，美容外科的には手術適応ありと判断してよいと考える**．また，「眠いの？」「怒っている？」「元気なさそう」など他人に言われるようであれば絶対適応と考えてよいであろう．

　眼瞼下垂と間違いやすいものとして偽性（皮膚性）眼瞼下垂がある．余剰皮膚が眼瞼縁を超えて下垂すると見かけの瞼裂が小さくなり，開瞼そのものは良いにもかかわらず眼瞼下垂のように見える状態である．高齢者や一重瞼，奥二重の方に多くみられ，まぶたの皮膚を持ち上げ眼瞼縁の位置を確認すると偽性の眼瞼下垂か否かが判断できる．重瞼術や眉下リフト・上眼瞼除皺術による余剰皮膚の切除で対処する（図4）．

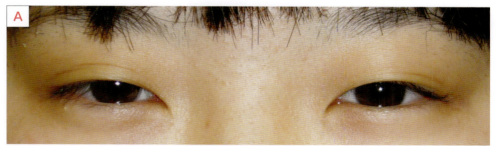
重瞼術前．角膜は6割ほどの露出であり眼瞼下垂のように見える．

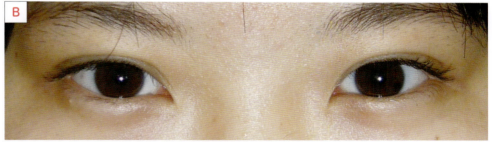
重瞼術後．余剰皮膚の垂れ下がりがなくなり真の開瞼が現れ，十分大きな目となった．

図4▶偽性（皮膚性）眼瞼下垂

よくある質問 Q&A ①

Q：一重のままで目を大きくしたいときはどうすればよいのでしょうか？

A：開瞼により瞼縁が挙上されると上眼瞼の皮膚は余りが生じます．二重のときは余った皮膚は谷折りとなって眼窩内に収納されるのに対し，一重のときは瞼縁を超えて垂れ下がるので見かけ上の瞼裂高は真の瞼裂高よりも小さくなります．よって，**一重のままで開瞼を良くしても目を大きく見せることは非常に困難です**．

妥協点としては瞼縁から3mmほどに折れ目を設定し，開瞼時の瞼縁と皮膚の垂れ下がりが同程度の二重にすることで「厳密には二重（非常に狭い奥二重）ですが，一重っぽくかつ大きな目」とすることができます．余剰皮膚に押されて睫毛がすだれのように下垂することも防ぐため，目に光が入り全体的に明るい印象を醸し出すことができます．

4 気を付けるべき合併症

低矯正，過矯正，左右差

挙筋腱膜の前転量が不適切であると低矯正・過矯正になる（図5）。局所麻酔を必要最小限にしてまぶたを重たくさせない，丁寧な操作で血腫を作らない，静脈麻酔を使用したときは十分に覚めてから前転量を調整する，必要に応じて鏡を持たせて患者自身にも確認させるなどで回避する。

左右で同じ操作をしても術中の腫れ具合は必ず異なるので開瞼をそろえるのは容易ではないが，最大開瞼をさせたときの白目の見え方を参考にすると合わせやすくなる。

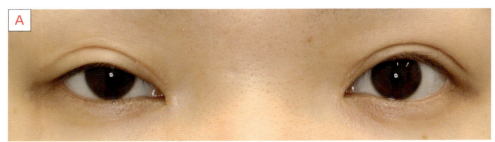

低矯正（右）。術中の血腫により挙筋腱膜前転量のコントロールが不確実であった。

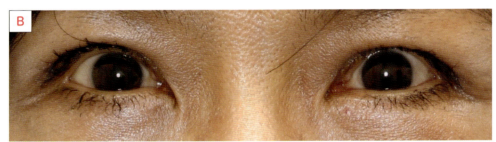

過矯正。ハードコンタクトレンズによる眼瞼下垂手術後。後戻りを考え過矯正としたが，そのままの開きが持続している。

図5 ▶ 低矯正，過矯正

ドライアイ，乾燥性角膜炎

目の開きが良くなるので術後早期はある程度は乾燥感が出る。また，挙筋腱膜の前転が強いと閉瞼が不十分な状態（兎眼）となり乾燥の原因となるが，ベル現象（閉瞼時の眼球の上転）があれば2mm程度の兎眼は許容範囲であり乾燥性角膜炎は起こりにくい。日中は点眼で，夜間は眼軟膏で対処する。

前頭開瞼がある方や強く目を開ける癖のある方は乾燥感が出やすくなる。必要に応じて額にボツリヌストキシンを注入して前頭開瞼をやわらげる。

予定外重瞼線

切開線より眉毛側の眼輪筋や眼輪筋下脂肪を過剰に切除すると皮膚が折れやすくなる部分ができ，切開線より眉毛側に余剰の折り目が発生する。また，眼窩脂肪を過剰切除すると挙筋腱膜と皮膚との「ズレ」が妨げられ予定外重瞼線ができやすくなる（図6）。眉毛側の組織の切除量を適切にとどめることが重要である。

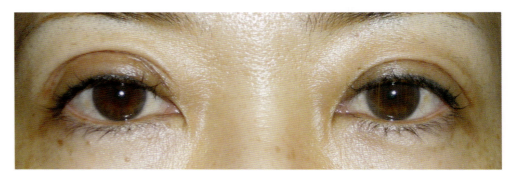

図6▶ 予定外重瞼線（右）
他院全切開術後1カ月。切開線より上で折れている。

　術直後は腫れで縫合部が折れにくくなり開瞼力も弱まるので予定外重瞼線ができることがあるが，多くは一過性であり腫れの軽快とともに改善する。
　抜糸後も持続する予定外重瞼線にはヒアルロン酸の注入やマッサージで挙筋腱膜と眼輪筋の癒着を弱める。それでも改善しないときは癒着剥離，眼窩脂肪の移動やつり上げ固定などを行う。

重瞼の消失

　不十分な重瞼固定，眼窩脂肪の切除不足などで重瞼のゆるみ・消失が起こる。重瞼固定を再度確実に行うとともに眼窩脂肪など障害となっている組織があれば切除する。ダウンタイムがとれないときは一時的に埋没法で重瞼を作り，後日修正することもある。

眼瞼下垂の再発

　挙筋腱膜の固定のゆるみや経時的な挙筋腱膜の伸びにより下垂が再発することがある。必要に応じて前転させ再固定を行う。

よくある質問 Q&A 2

Q：片側の下垂手術を行うときに注意点はありますか？

A：片目の場合は患側のみに手を加えて基準となる健側に開瞼を合わせる必要があるので，可能な限り手術操作による影響が少なくなるよう心がけましょう。開瞼に影響を与える血腫や強い腫れなどを起こさないよう丁寧な操作を心がけ，局所麻酔薬は必要以上に注入しないようにしましょう。
　片側の眼瞼下垂では健側の挙筋の収縮も患側同様に強くなるので，わずかな眼瞼下垂があっても補完されて正常に見えることがあります。手術によって患側の開瞼が改善すると健側挙筋の強い収縮もなくなり，術後に下垂があらわになることがあります（ヘリング現象）。このようなときは健側の治療も必要になってしまうので，手術前に追加治療の可能性を説明してトラブルを回避しましょう。

5 問診・患者情報

問診すべき項目

どこが嫌なのか？ どのような目にしたいのか？

最も重要な質問である。多くの患者は「目を大きくしたい」と答えるが，本当の答えは「目を大きくすることで魅力的な目にしたい」であろう。理想とする目が眼瞼下垂手術で実現できるかを詳細に検討し，不十分であれば他の手術を追加する必要がある。

また，術後のトラブルを避けるためにも希望事項は必ずカルテに記載しておく。

いつからか？ コンタクトレンズ使用の有無

先天性か，後天性かを判断する。先天性は挙筋の低形成を伴うので挙筋腱膜前転では開きを十分に改善できないことも多い。逆にコンタクトレンズ（特にハード）の長期間使用による眼瞼下垂は治りがよいので過矯正にならないよう気を付ける。

頭痛，肩こりの有無

ミュラー筋の緊張により交感神経が興奮し，頭痛や肩こりとなる。眼瞼下垂の改善により軽減することが期待できる。

観察項目

MRD，瞼裂高，挙筋機能

眼瞼下垂の程度の客観的な指標であり，手術適応の判断材料である。

正常値はMRD：3.5〜4.0mm，瞼裂高：9〜10mm以上，挙筋機能：10mm以上である。

瞼裂の形

つり目か，たれ目か，全体的な下垂か，内側主体の下垂か，下三白眼かを判断する。

額のシワ，上まぶたの凹みの有無

下垂による症状なので下垂の改善とともに治ることもあるが，治らないことも多々ある。その際はボツリヌストキシンの注入や脂肪注入で対応する。

ベル現象，兎眼の有無

ベル現象（閉瞼時の眼球の上転）が認められないときや術前より兎眼のあるときは乾燥性角膜炎になりやすい。過矯正とならないよう注意する。

重瞼幅，重瞼形態（末広か，平行か），蒙古襞の強さ

美容外科では重瞼も希望通りに作る必要がある。希望の幅，形態を加味したデザインを行い，必要に応じて目頭切開などを併用する。

患者情報

眼瞼下垂の患者は目力がなく疲れているように見えるので第一印象も悪くなりがちである。しかし，鏡を見るときは無意識に目を大きく開けるので軽度の下垂は自覚されないことも多く，二重が狭いのが原因と自己判断して，「幅広二重にしてほしい」との希望で来院することも多い。このような患者に対し，下垂の治療をせず二重のみを広げてしまうとよりいっそう眠たそうな目つきとなり逆効果となってしまう。**二重を広げたい，二重にして目力をつけたいという患者にはシミュレーションの際に力を入れた開瞼もさせ，眼瞼下垂手術の必要性を判断するとよい。**

また，**一重の患者は軽度の眼瞼下垂を伴っていることが多い。** 希望の目とするには二重

にするだけでよいのか，眼瞼下垂手術も必要なのかをプロの視点から判断し，適切な治療プランを提供するよう心がける。

> **よくある質問 Q&A 3**
>
> **Q**：「目を大きくしたい」という患者さんには他にどのような手術を組み合わせたらよいでしょうか？
>
> **A**：目を大きくする手術は，主に4種類あります（図7）。
>
> 瞼裂を大きくする方向が上であれば眼瞼下垂手術，斜め下であれば下眼瞼下制術，内側であれば目頭切開，外側であれば目尻切開となります。
>
> 蒙古襞が強く発達して目頭が隠れているときは目頭切開，つり目できつい印象のときは下眼瞼下制術と目尻切開がよい適応となり，それぞれ目頭側，目尻側の白目が大きくなり印象的な目つきになります。
>
> 患者さんの目の特徴や好みに応じて適切な手術プランを組み立てましょう。
>
>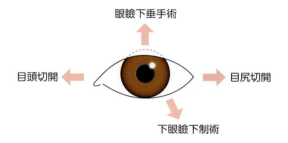
>
> **図7▶ 目を大きくする手術とその拡大方向**

6 手術に必要な器具（図8）

・スキンマーカーもしくはピオクタニン	・1mL注射器，30G注射針
・バイポーラ	・微小有鉤鑷子
・15番メス	・形成剥離剪刀（曲）
・キルナー剪刀（曲）	・ヘガール持針器
・マイクロスキンフック×2	・6-0アスフレックス（丸針）
・6-0PDS®	・7-0黒ナイロン

その他，必要に応じて角膜保護板，神経鉤などを用意する。

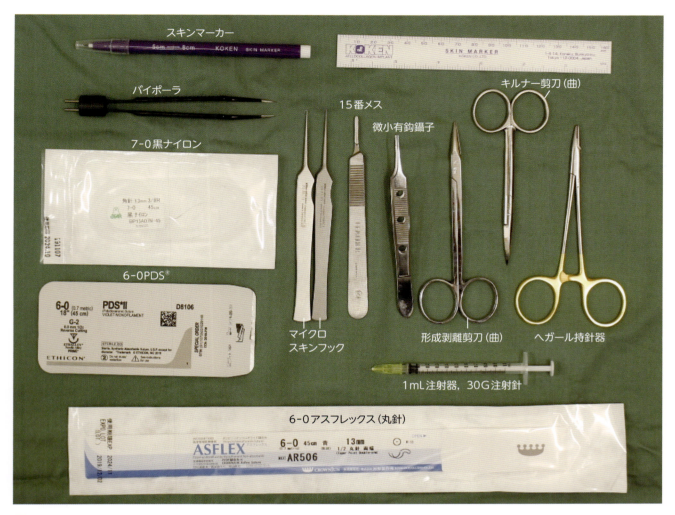

図8 ▶ 手術器具

7 手術法

デザイン（図9）

　　デザインは坐位で行い，全切開のデザインと同様にブジーで折り目を作り，切開線の位置を決める。開瞼が良くなる分，二重は狭くなることを考慮し，少し力を入れて開瞼してもらい切開線の高さを決める。明らかに皮膚の余剰がないときは皮膚切除をしないが，通常は眉毛側に2～3mm幅を切除して二重の幅をしっかり持たせる。

　　次に挙筋腱膜を瞼板に固定する位置の目安として，正面視のときの瞳孔中心線の位置，角膜の内側縁，外側縁の位置をマーキングする。**開瞼時の瞳孔中心線は眼瞼の中央ではなく，意外と内側寄りになるので注意が必要である。**

　　眼瞼下垂は全体的に開きが悪いことが多いが，目頭側の開きのみ悪くなっていることもある。術前に上眼瞼の開きや形をよく観察し，どの部分を中心に引き上げれば眼瞼縁がきれいなアーチとなり，黒目がしっかり見えるようになるかを判断して挙筋腱膜のメインの固定箇所を決める。眼瞼全体の開きが悪い場合は瞳孔中心線での固定となるが，目頭側のみ開きが悪いときは固定を内側寄りに設定するとちょうどよいアーチとなる。

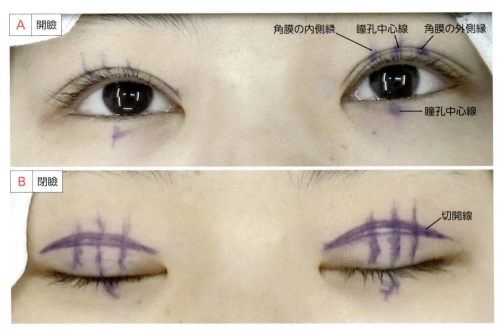

図9 ▶ デザイン

局所麻酔

　通常の全切開と同様に1％エピネフリン含有キシロカイン®を用いる。過量の局所麻酔は眼瞼が腫れて前転量の調整が難しくなるので必要最低限の使用量が望ましい。通常は片目に1mLほどで十分である。また，血腫を作らないよう見える血管は避けて注射する。鈍針（カニューレ）を使うと出血しにくくなる。

皮切，皮膚・眼輪筋切除

　15番メスで皮膚を切除する（図10A）。組織を緊張させると容易に切れるようになる。眼輪筋を切除すると眼輪筋下脂肪（ROOF）があり，その表面を縦（矢状）方向に血管，知覚神経が走っているのが見える（図10B）。

　眉毛側の眼輪筋を切除しすぎると予定外重瞼線が出やすくなるので眉毛側に切り込まないよう注意する。

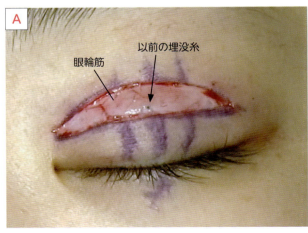

皮膚切除後，眼輪筋と以前の埋没糸が見える。

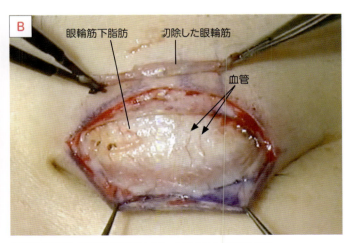

眼輪筋切除後，眼輪筋下脂肪と縦に走行する血管が見える。

図10 ▶ 皮膚および眼輪筋切除後

眼輪筋下剥離，瞼板の露出

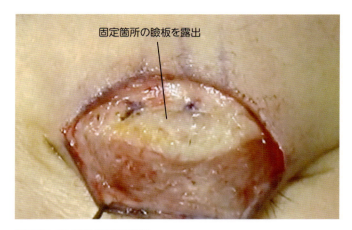

図11 ▶ 瞼板前組織切除後
眼輪筋下脂肪を除去して固定箇所の瞼板を露出。

睫毛側の眼輪筋下を剥離すると，瞼板前組織（ROOFの連続したもの）が見える。スキンフックで適度な緊張を与え，先ほど露出させたROOF上を走行する血管をさらに剖出させる要領で剥離する。剥離面の上側は筋肉で淡赤色，下側は瞼板前脂肪の淡黄色となるので層を見失うことはない。さらに剥離すると睫毛の毛根，瞼縁に沿って走る血管が見えるのでその範囲までとする。剥離しすぎると出血や睫毛の脱落が起こる。

腱膜固定箇所を中心に瞼板前組織を切除して瞼板を露出させる（図11）。瞼板前組織にキシロカイン®を注入して厚みを持たせてから切除すると瞼板を損傷しにくくなる。眼輪筋の厚みがあるときは適宜減量する。

眼窩脂肪の露出および挙筋・挙筋腱膜の同定

瞼板上縁より3mmほど頭側で眼輪筋下脂肪とその下の眼窩隔膜を横切開すると眼窩脂肪が見える（図12A）。眼窩脂肪が見つけにくいときはやみくもに深くまで切らず下眼瞼を押してみると，眼窩脂肪がぷくぷくと膨れるのが眼窩隔膜越しに見える。目尻側は眼窩脂肪が多いので見つけやすく，挙筋腱膜を損傷する可能性も少なくなる。

横切開した隔膜の睫毛側を反転させ，スキンフックで牽引すると眼窩脂肪が広く見渡せる（図12B）。眼窩脂肪を引き上げると線維性の粗な組織の下に白く光った挙筋腱膜が現れる。眼窩脂肪をさらに眉毛方向に剥離すると淡い茶褐色の挙筋とその表面にあるWhitnall靭帯が認められる（図12C）。挙筋は人により様々であり，筋線維がはっきりしていることもあれば脂肪変性して黄色調になっていることもある。

血腫や手術瘢痕などで挙筋腱膜を見つけにくいときは開・閉瞼してもらい，動く組織を見つけることで同定する。どうしても見つけられないときは反対側を手術して慣れてから手をつけると容易に見つけられることが多い。

挙筋腱膜上には下横走靭帯があり，太くてはっきりと見えるものから細く不明瞭なものまで様々である。挙筋腱膜の表面に沿って鑷子を入れて浮かせるとはっきり見える。下横走靭帯は開瞼時の抵抗となるので内側・外側で切断して挙筋腱膜への圧迫を除去する（図12D）。

挙筋腱膜は瞼板上縁近くで折り返して隔膜となり眼窩縁に付着する。隔膜の横切開のみでは両側に袋状のつっぱりが残るので内側・外側端部で縦切開を追加して楽に反転できるようにする（図12E）。

挙筋腱膜をミュラー筋から剥離

前転を容易にさせるために挙筋腱膜をミュラー筋から剥離する（図13）。スキンフックで瞼板を睫毛側に牽引し，挙筋腱膜（正確には連続する眼窩隔膜）の断端を持ち上げ緊張をかけると挙筋腱膜と瞼板を連結する線維性組織がはっきりするので注意深く切断する。瞼板

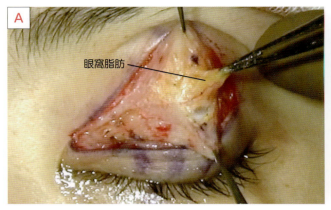
眼窩隔膜を開くと眼窩脂肪が見える。

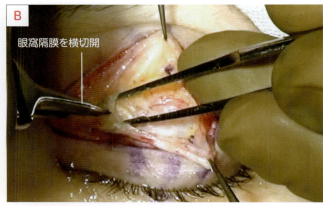
眼窩隔膜を横切開して広げる。

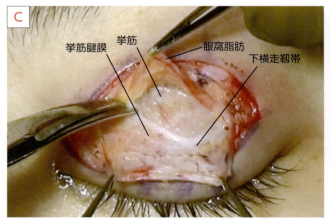
眼窩脂肪の下に挙筋，挙筋腱膜，下横走靱帯が見える。

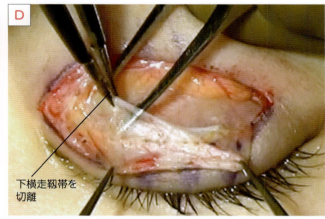
下横走靱帯を切断。

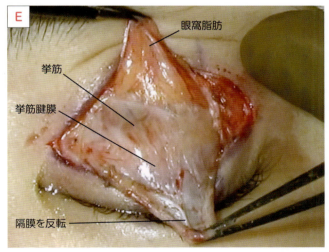
両端のつっぱりを切開して隔膜を反転し，挙筋と挙筋腱膜を広く露出。

図12 ▶ 上眼瞼挙筋および挙筋腱膜の同定

　　　　上縁近くのミュラー筋表面には動静脈が走り，損傷するとかなり出血するので剥離が深くならないよう注意する。逆に剥離が浅すぎると挙筋腱膜に穴が開いて固定が難しくなるので表・裏面を観察して剥離層が適切であることを適宜確認する。ミュラー筋の下には眼球があるので電気メスで剥離や止血するときは眼球から浮かせる・角膜保護板を使うなどして損傷を避ける。

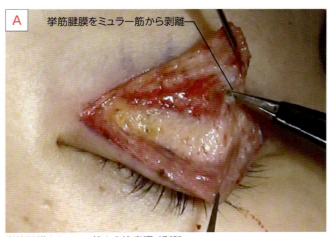
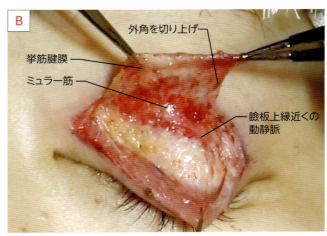

挙筋腱膜をミュラー筋から注意深く剥離。　　外角を切り上げて可動性を持たせた。

図13▶挙筋腱膜の可動化

挙筋腱膜が容易に前転できるまで頭側に剥離する。前転に際して目尻側のつっぱりが障害となるときは，挙筋腱膜外側端（外角）を眉毛側に向かって縦切開して可動性を持たせる。

挙筋腱膜の可動性が十分にありそのままでも前転が可能なときや，ごく軽度の前転で十分なときはミュラー筋からの剥離は省略可能である。

挙筋腱膜の前転，固定

剥離した挙筋腱膜を引き出して瞼板に固定する。瞼板は痛みを強く感じるので固定箇所に局所麻酔をするが，このとき体動による眼球損傷には十分に注意する。

一針目の固定は引き上げの中心となる位置で行う（図14A）。通常は瞳孔中心線となるが，目頭側の開きが悪い例ではそれより内側を固定して瞼縁のピークと黒目のピークが一致するように調整する。

挙筋腱膜に糸を通す位置は，white line（挙筋腱膜に厚みがつく部分，通常は挙筋腱膜が袋状に折り返して眼窩隔膜になるあたり）と挙筋前縁の中間を目安とする。丸針の6-0アスフレックスを用い，瞼板の頭側1/3の高さに水平マットレス縫合で固定する。この際，眼球に針が刺さらないよう瞼板を眼球から浮かせるとともに通糸後は眼瞼を裏返して結膜面に糸が出ていないことを確認する。また，固定糸は片蝶々結びとして解きやすくしておくと前転の調整が容易となる。

静脈麻酔の場合は早めに麻酔を切っておき，十分に覚醒させてからギャッジアップして開瞼の程度を観察する。チェックポイントと対応は以下の通りである。

- 過矯正➡腱膜の通糸点を尾側に，もしくは瞼板固定点を頭側にずらす
- 低矯正➡腱膜の通糸点を頭側に，もしくは瞼板固定点を尾側にずらす。必要に応じて下横走靱帯切断，外角の切り上げなどで前転量を増やす
- 眼瞼の形，ピークの位置➡瞼板固定点を内側，外側に適宜ずらす

可能であれば患者にも鏡を持ってもらい，開瞼の程度（黒目の見える大きさ）を確認する。手術前の写真をプリントアウトして見比べると変化がわかりやすくなる。術者，患者ともに納得がいくまで調整を行うことが重要である。開瞼を強くすると兎眼となるが，後戻り

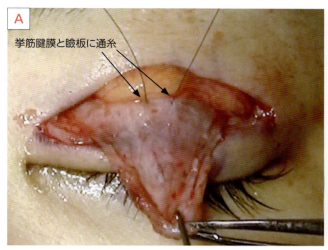
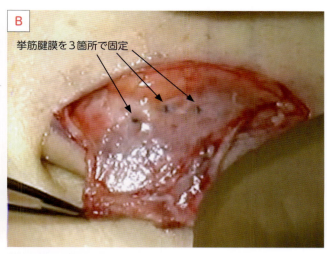

挙筋腱膜と瞼板に通糸した状態。 挙筋腱膜を3箇所で瞼板に固定。

図14▶ 挙筋腱膜の前転，固定

を考慮して2mm程度であれば許容範囲とする。

　良好な開瞼が得られたら固定を追加する。5mmほど離した内側，外側に固定するが，若干前転量を弱くして「補強」にとどめておく（図14B）。

重瞼固定および眼窩脂肪切除

　先ほど固定した腱膜の余剰部分を用いて重瞼固定をする（図15A）。睫毛側皮膚の上に余剰腱膜を置いて重なった部分を切除し，腱膜断端を睫毛側皮膚（眼輪筋浅層）に6-0PDS®で固定する。腱膜を切除しすぎると睫毛側皮膚が強く引かれて睫毛外反が起こるので適度な余裕を持たせて固定する。

　明らかに睫毛側にはみ出して皮膚の折れに対して障害となる眼窩脂肪を切除する（図15B）。1％キシロカイン®を少量注入してからモスキートペアンでクランプして切除し，断端はバイポーラで念入りに焼灼し止血する。眼窩脂肪の取りすぎは凹み目（sunken eye）や予定外重瞼線の原因となるので必要最小限の切除にする。

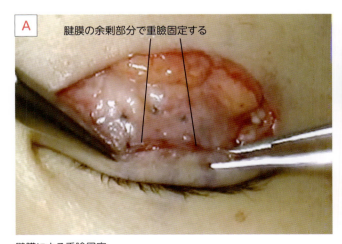
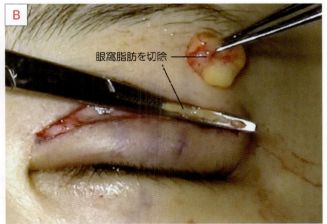

腱膜による重瞼固定。 明らかに余分な眼窩脂肪を切除。

図15▶ 重瞼の作製

皮膚縫合

全体を見渡して大きな左右差がないこと，止血が行われていることを確認してから皮膚を縫合する．ずれないよう中央で1箇所縫合してから，7-0黒ナイロンを用いて連続縫合で閉創する（図16）。

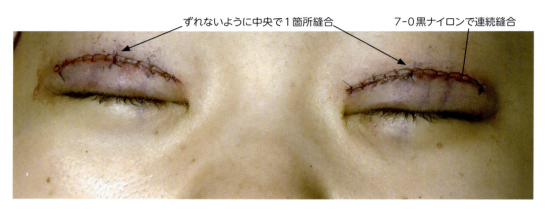

ずれないように中央で1箇所縫合　　　7-0黒ナイロンで連続縫合

図16 ▶ 縫合終了時

よくある質問 Q&A 4

Q：左右差，過矯正・低矯正をなくすためのポイントを教えてください．

A：開瞼に影響を与える因子を最小限にして，左右で等しくなるようにコントロールすることが重要です．

血腫は開瞼を悪化させる最大の要因です．
　局所麻酔時に透見できる血管を穿刺しないようにするとともに，血腫になりそうなときは眼瞼を指でつまむように挟んで確実に圧迫止血をします．特にミュラー筋の瞼板付着部近くにある辺縁動脈弓は出血すると容易に大きな血腫となり，開瞼が極端に悪くなるので慎重な操作を心がけてください．

局所麻酔は眼瞼が重たくなるので必要最低限にしましょう．
　挙筋やミュラー筋に効いて麻痺しないよう眼輪筋・ROOFの層にのみ注入し，深いところには入れないようにしましょう．

挙筋腱膜の固定は外れないよう確実に行ってください．
　剥離の際に挙筋腱膜に穴をあけないように注意し，厚みのあるしっかりしたところに固定糸を通します．瞼板は裂けやすいので丸針を用いて適度な深さに通糸しましょう．

痛みがあると開瞼は悪くなるので，局所麻酔が十分に効いている間に前転量の調整ができるよう手際よく手術を行ってください．
　調整の際は患者が恐怖を感じて投げやりにならないよう適切な声がけをしましょう．

8 後療法

術後は数日間クーリングを行い，うつぶせ寝・飲酒・運動など腫れを助長することは避ける。

抜糸は1週間後に行う。このときは腫れのために二重は広く，目の開きは不十分だが1カ月ほどでほぼ予定通りの二重幅，開瞼となってくる。

起床時の眼痛，充血など乾燥性角結膜炎の症状があるときは点眼や眼軟膏で乾燥を防ぐ。軽度の乾燥であれば数週間で軽快することが多いが，改善がみられないときは早期の修正も考慮する。

瘢痕は2～3カ月は赤く硬いため化粧なしでは閉瞼時はやや目立つが，半年ほどで白く柔らかくなり目立たなくなる。また，睫毛付近の皮膚は感覚が鈍くなりアイラインを引いたときに違和感があるが2～3カ月で徐々に戻る。

明らかな低矯正，過矯正は大きな腫れがなくなり次第早めに修正する（2～3週間後が目安）。

微妙な左右差は完成が見えてから修正する（3～6カ月後）。

症例1

	29歳，女性。眠そうな目つきを改善したいとの主訴で来院。
術前評価	MRD-1：2.5mm，黒目の7割ほどしか見えていない。ベル現象（+），重瞼の折れ目は睫毛より9mm。
手術	重瞼線で皮切，眼輪筋切除挙筋腱膜をミュラー筋より剥離前転，挙筋前縁より2mmで瞼板に固定。下横走靱帯は切断。術直後は2mmほどの兎眼あり。
術後3カ月	MRD-1：5mm，黒目の9割が見えるようになり目力もついた。乾燥症状はなく，兎眼も軽快した。

術前

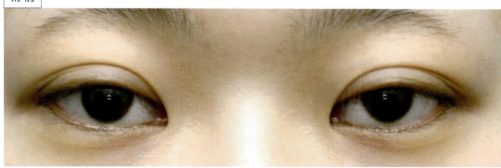

術後3カ月

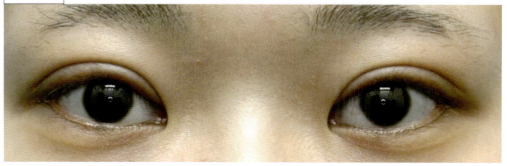

症例2

58歳，女性。5年前に眼瞼下垂手術を受けたが，右が過矯正の状態となった。開きの左右差をなくしたいとの希望で来院した。

術前評価	右目が上三白眼の状態であり，そのために二重は狭い。MRD-1：右6mm，左4.5mm。乾燥性角膜炎なし。白内障あり。
手術	右目を重瞼ラインで開創し，眼輪筋下を剝離して挙筋腱膜を露出させた。挙筋腱膜は3箇所で瞼板に固定されていた。挙筋腱膜を瞼板から外し，癒着していたミュラー筋との間を剝離して前転を解除，左と同程度の開瞼とした。
術後1カ月	左右の開瞼はそろい違和感のない目つきとなった。MRD-1：右4.5mm，左4.5mm。

術前

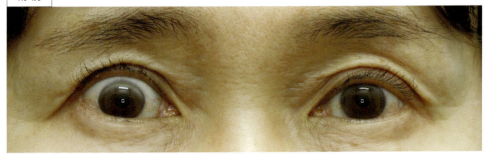

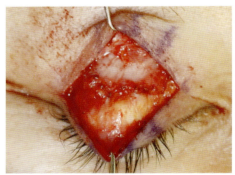

挙筋腱膜と瞼板の固定箇所を露出

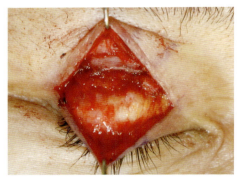

挙筋腱膜を瞼板から外して前転を解除した。挙筋腱膜が上方に移動してミュラー筋が見えている。

術後1カ月

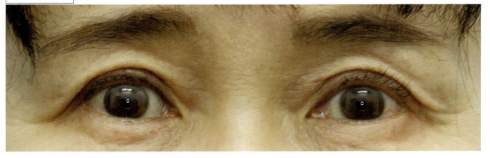

参考文献

- 伴　緑也，他：開瞼抵抗を処理する眼瞼下垂症手術．PEPARS. 2014；87：73-80．
- 野平久仁彦，他：挙筋腱膜前転法．PEPARS. 2014；87：81-91．

06 経結膜脱脂術，脂肪注入術

本田賢治

1 手術を行うにあたり，注意すべきこと・心構え

下眼瞼の主訴と形成術の目的

　本手術を行う患者の主訴は「目の下のたるみが気になる」「クマが目立つ」というものであり，経結膜脱脂や脂肪注入をはじめとする下眼瞼形成術の目的は美しい目元輪郭を構築し，「たるみ」や「クマ」を改善することである。

　一見して，たるみや陰影に目を奪われるのではなく，輪郭の全体像を評価し，理想輪郭を描き，その差分を埋めることが重要である。**下眼瞼形成術は輪郭形成でもあるため，全体を把握して細部を見つめる「森を見て木を見る診療」が大切である。**大きくとらえて細部を治療するという心構えをまず持っていただきたい。

下眼瞼の解剖と陰影の理解

　美しい下眼瞼形成を行うためには，下眼瞼の解剖を理解することが大切である（図1～3）。きれいな目元はどのような特徴があるのか，陰影下垂（たるみやクマ）が目立つ目元はどのような特徴があるか，下記に解説する。

陰影という現象：Sラインを理解する

　屋根があれば影が差し，枝葉があれば木陰が生まれる。このように**陰影は，立体段差に光が差したときに生じる。**矢状断において陰影下垂は，アルファベットのSのラインを描く。このSラインに光が差して，突出部は明るくなり陥凹部は暗くなる。

　陰影が生まれる状況を整理すると，①下眼瞼が頰前面に相対的に前方に位置している，②眼球前面が下眼瞼に相対的に前方に位置している，①と②の合併の場合に陰影が生じる。

　①の状況は，眼瞼が突出するため陰影下垂が目立つ状態であり，通称"Baggy eyelid"と呼ばれる。眼窩脂肪が突出して垂れ，尾側に陰影（ティアトラフ，tear trough）を生じる。この陰影は，下眼瞼が頰前面より前方に位置してSラインを描くため出現する。②の状況は，眼球前面よりも下眼瞼が後退してSラインを描く。目元全体に陰影が目立つ状態であり，通称"凹み目（hollow eye）"と呼ばれる。これは過去の脱脂で眼窩脂肪が過少になった場合や，バセドー眼症のような眼球突出がある際に生じる。このように解剖構造に照らして，陰影が生じる状況（Sライン）を理解することが大切である。

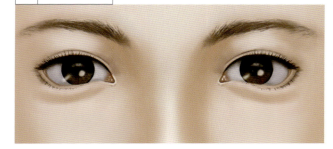

A 美しい下眼瞼

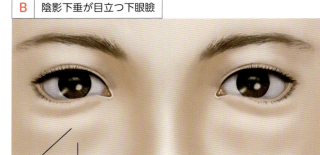

B 陰影下垂が目立つ下眼瞼

目袋（眼窩脂肪）
陰影（トラフ）

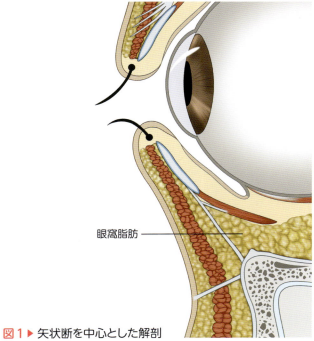

眼窩脂肪

図1▶ 矢状断を中心とした解剖

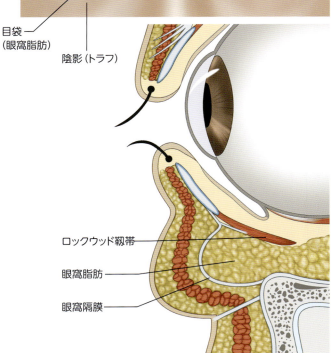

ロックウッド靭帯
眼窩脂肪
眼窩隔膜

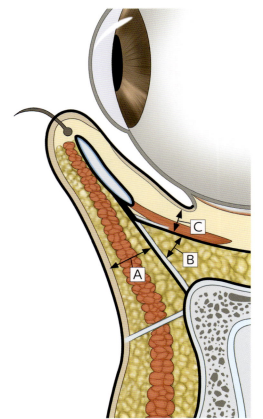

A：前葉。皮膚，皮下脂肪，眼輪筋，隔膜前脂肪からなる。
B：中葉。眼窩隔膜と眼窩脂肪からなる。
C：後葉。下瞼牽引筋群（lower eyelid retractors；LER）である下直筋・ロックウッド靭帯と，その延長枝である capsulopalpebral fascia（CPF），瞼結膜からなる。

図2▶ 下眼瞼の三葉

矢状断解剖において下眼瞼は，皮膚〜瞼結膜まで三葉（前葉，中葉，後葉）に分類される。眼窩脂肪は矢状断において，前方を眼窩隔膜で，上方をCPFとロックウッド靭帯で覆われる。

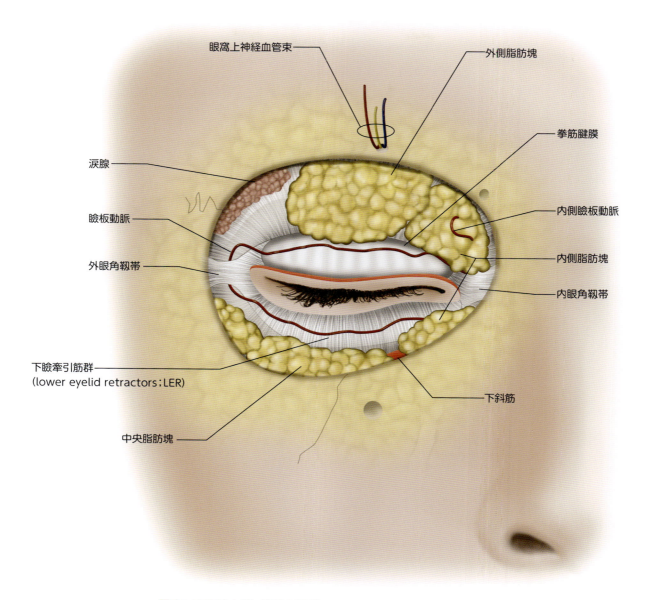

図3 ▶ 下眼瞼中葉・後葉の解剖
眼窩脂肪は内側・中央・外側脂肪塊の3ブロックに分かれる。
外眼筋の1つである下斜筋は，内側脂肪塊と中央脂肪塊の間に挟まれる。

陰影下垂が出現する状況，病態（相対的に下眼瞼が頬前面の前方に位置）
眼瞼が突出している（図4A）
　眼窩脂肪量が多いため突出する場合（protrusion）や，加齢でロックウッド靱帯や隔膜，眼輪筋が菲薄化し眼窩脂肪が逸脱した場合（herniation）。
頬前面が平坦ないし陥凹している（図4B）
　極度の運動習慣や痩せ，加齢，バセドー病などに伴い，頬前面のボリュームを喪失した場合。

目の下全体に陰影が出現する状況，病態（相対的に眼球前面が下眼瞼の前方に位置）

下眼瞼が強く陥凹している（図5A）
眼窩脂肪が少ない場合（遺伝性，過剰脱脂歴，加齢等）。

眼球前面が強く突出している（図5B）
バセドー眼症のように軟部組織が肥厚し，眼球が突出する場合。

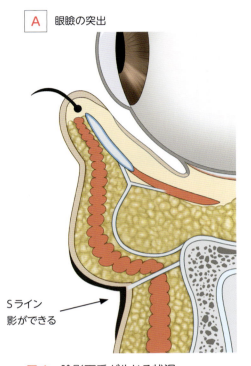
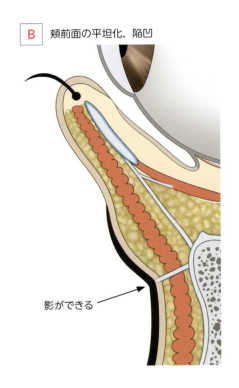

図4▶ 陰影下垂が生じる状況

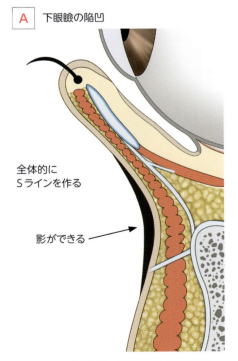
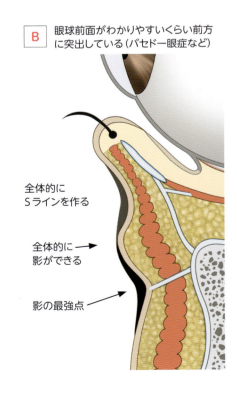

図5▶ 目の下全体に陰影が生じる状況

下眼瞼と頬前面の関係性 "vector"

前述したように，眼窩脂肪が突出しなくとも，頬前面のボリュームが少なければ陰影下垂は生じる。つまり，**目元の陰影下垂は目元だけの問題ではなく，頬前面との位置関係で生じる**。そこで，Hamraはvectorという概念を提唱した。vectorは「目元と頬前面の関係性を評価する指標」であり，negative vectorとpositive vectorの2つがある（図6）。具体的には側面像で眼球前面と頬前面を結ぶ軸位である。これが真下に向くのがnegative vectorであり，前方に向くのがpositive vectorである。

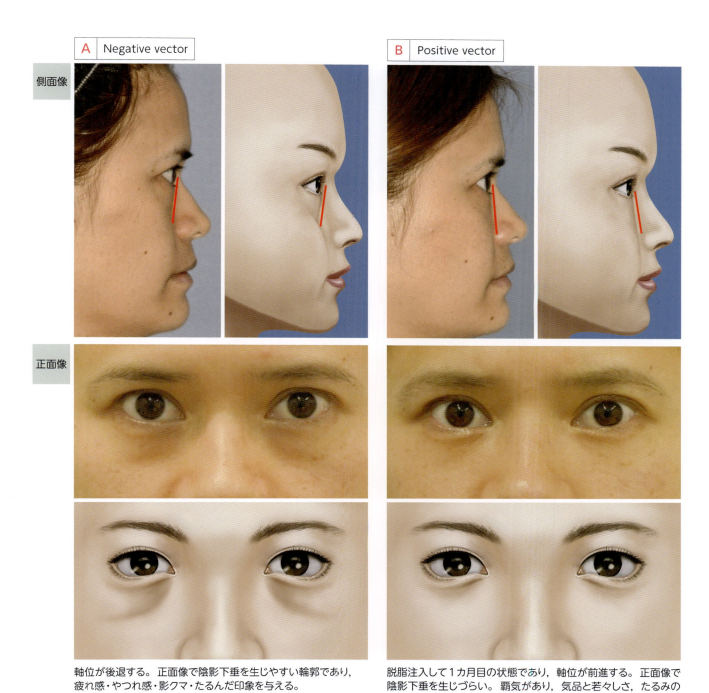

図6 ▶ negative vectorとpositive vectorの側面像と正面像

病態から理解する下眼瞼形成の種類

下眼瞼が頬前面より前方にあれば陰影下垂を生じ，眼球前面が下眼瞼より前方にあれば全体的な陰影を生じる。**この輪郭（Sライン）を逆転すれば陰影が改善する。**

部位別に輪郭を変化させる方法

眼瞼の突出を減らす方法（図7A）
- 経皮脱脂術
- 経結膜脱脂術

頬前面を高くする方法（図7B）
- 脂肪注入術
- ヒアルロン酸注入術
- 成長因子注入術（PRP，FGFなど）

上記をまとめて行う方法（図7C）
- 脱脂・注入術
- 経皮脂肪移動術（ハムラ法）
- 経結膜脂肪移動術（いわゆる裏ハムラ法）

眼瞼の陥凹を改善する方法（図7D）
- 脂肪注入術
- ヒアルロン酸注入術
- 成長因子注入術（PRP，FGFなど）

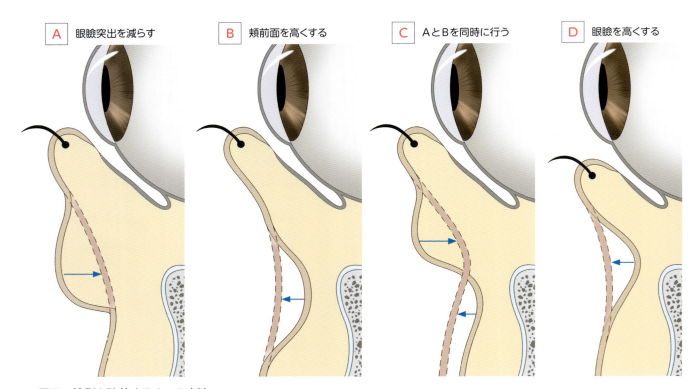

図7 ▶ 陰影を改善する4つの方法

手術の前に

これらの理解のもとに術式と効用，リスクを整理する。理想輪郭と現実輪郭の差分を埋めるため，どの手法を選択するか最終決定する。杓子定規ではなく，現実的なリスクも勘案しながら，患者にとってのベストを模索し治療プランを提案する。

典型的な陰影下垂やvectorを操作する施術に，脱脂・注入術や脂肪移動術がある。**手技の簡便性と再現性，対応力の広さ，低いリスクという観点で，筆者は好んで脱脂・注入術を用いる傾向にある**。脱脂術は，瞼縁の外反リスクが少ない経結膜法を用いている。また注入術に関しては，吸収分解を受けやすいヒアルロン酸注入ではなく，半永久的に定着する脂肪注入を採用している。

そこで本項では，経結膜脱脂術と脂肪注入術の詳細を述べることとする。他の治療詳細については，別の成書を参考にされたい。

2 進行手順

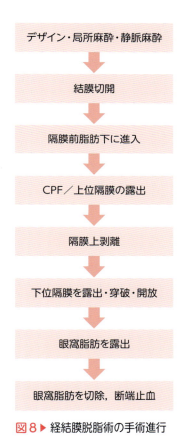

図8 ▶ 経結膜脱脂術の手術進行

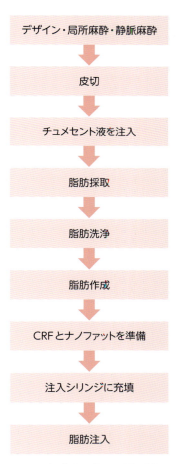

図9 ▶ 脂肪注入術の手術進行

経結膜脱脂術（脱脂術）は，結膜切開して眼窩脂肪にアプローチして切除減量する術式である。脱脂術は下眼瞼の突出を減らし，陰影下垂を改善する（図8）。

脂肪注入術は，自己脂肪を用いて組織ボリュームを回復し，輪郭を構築する施術である。注入された脂肪細胞は成長因子や血管内皮増殖因子等を放出し，微小血管網を誘導して生着する。手術手順は図9の通りである。過程は大きく3つで，脂肪採取，脂肪作成，脂肪注入に分けられる。

経結膜脱脂＋注入術（脱脂・注入術）（図10）を行う場合，輪郭と軟部組織ボリュームへの作用を理解する。輪郭の面では，脱脂は突出を減らし注入は陥凹部を盛り上げ，陰影下垂を改善する。組織ボリュームの面では，脱脂はボリュームを減らし，注入術はこれを増やす。つまり**脱脂・注入術は，ボリュームの絶対量を温存し，これを再分布する**。これによって陰影下垂を改善し，余剰皮膚の発生も減らす。結果として，皮膚トーヌスを維持して縮緬皺の悪化を低減する。また瞼縁弛緩が強いケースでも外反リスクを伴わず，注入術で皮膚弛緩を緩衝するため，手術適応は広汎である。

脱脂と注入術を併用する場合は，慣れた術者であれば，手術に要する時間は30分程度と思われる。手術を迅速に終えることは重要で，術後の仕上がりに影響を及ぼす。

手術時間の短縮に求められるのは，何が必要で，何が不要かを事前に把握し，必要最小限の侵襲で結果を出すことである。たとえば筆者の場合，診察の段階で脱脂範囲と脱脂量，脂肪注入量を推定し，目安をホワイトボードに記載する。これを参考に，術中判断で微調整して確定する。筆者が脱脂中に，間接介助の看護師2名に脂肪洗浄と脂肪作成を同時進行させる。脱脂完了と同時に，患者は覚醒し注入脂肪もスタンバイされているのが理想である。脱脂は静脈麻酔下で行うが，注入は半坐位で行うため覚醒しなければならない。そのため，麻酔を切るタイミングを考慮する必要がある。筆者の場合，右脱脂を完了した時点で麻酔を切り，点滴を早めに滴下する。こうすれば，左脱脂を完了した時点で覚醒を得やすくなる。常に先の過程を意識して，手術進行をスムーズにする。

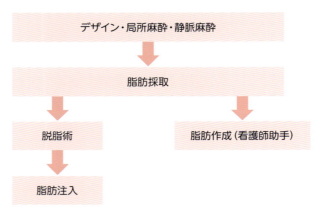

図10 ▶ 脱脂・注入術の手術進行

3 気を付けるべき合併症

脱脂術の合併症

過剰脱脂による凹み目，過少脱脂による再発・取り残し

適量の眼窩脂肪を減量することで回避する。筆者の場合，まず適切に剥離して無血野で眼窩隔膜を同定する。そして隔膜開放時，隔膜より1～2mm上に露出した分の眼窩脂肪を切除する。こうすれば，凹みと早期再発を回避することができる。仮に凹みが生じた場合は，脂肪注入を行って凹みを改善する。脱脂不足があれば，術後3カ月目に再脱脂を行う。

脱脂による皺の悪化

　　脱脂はボリュームロスを生じ，皮膚は余剰となる。年齢が若く支膚トーヌスが強い場合は，ボリュームロスに皮膚は適応する。しかし皮膚トーヌスが弱い場合は，ボリュームロスでシワが悪化するので中高年の脱脂はシワを悪化させやすい。これを回避するには，皮膚トーヌスに応じて脱脂量を加減し，注入術を併用する。

　　脱脂単独時と脱脂注入時とで，陰影改善に必要な脱脂量は異なる。前者は積極的な脱脂を必要とし，後者は脱脂を控えめにできる。そのため注入を併用したほうが，シワ悪化のリスクは減る。

　　また脱脂注入の本質は，ボリュームを温存して再分布することである。この考え方を応用すれば，陰影下垂を改善しつつ眼瞼ボリュームを増すことが可能であり，引いてはシワを改善することもできる。この点において，**中高年齢層における陰影下垂の改善には，脱脂単独よりも脱脂注入術が強く推奨される。**

左右差

　　術後の左右差は，眼瞼突出の左右差や，頬前面のボリューム感や高さの左右差であることが多い。これを回避するには，術前評価で左右差の原因を評価し手術に反映する。たとえば，眼瞼と頬前面の段差がなすSラインはもともと左右差がある。これは，眼窩脂肪の突出と頬前面の高さ・後退度の左右差が原因である。これを事前に理解した上で，脱脂と注入に左右差をつけて調節する。

血腫と術後流血

　　脱脂術によって，眼窩脂肪断端から微小出血することがある。これがドレナージされなければ小血塊，やがては血腫となる。これを避けるには，術野を無血に保ち脂肪断端を十分焼灼する。術直後から血腫があれば，即洗浄して止血を行う。また術後1週間内に，結膜切開部の露出血管から小出血することがある。これを防ぐには，手術終了時に結膜切開部の露出血管を丁寧に焼灼する。

術後複視

　　眼窩内に局所麻酔薬を注入して，隔膜を開放し眼窩脂肪を切除する。この際，下斜筋が麻痺して複視を生じることがある。麻痺による複視は，術後数時間で回復する。

皮膚穿破

　　経結膜脱脂の手術イメージで示した通り，結膜切開した後，隔膜前脂肪を割って入るようにして，CPFを同定し隔膜上に進入する。CPF－上部隔膜は腱膜様であり，白い線維性組織として視認される。これを尾側剥離すれば，下部隔膜が露出する。下部隔膜は薄く，眼窩脂肪が透見される（下部隔膜は薄いため，ここから眼窩脂肪が逸脱する）。これが適切な剥離過程だが，皮膚穿破は眼輪筋－皮膚側に誤ってアプローチしたときに生じる。これを避けるには，習熟した術者の術野展開を何度も見て，隔膜前脂肪➡CPFの同定➡隔膜露出というアプローチに慣れることが重要である。Surgeon viewで解剖構造を同定できれば，安全に手術を遂行できる。

脂肪注入の合併症

　脂肪注入術のトラブルシューティングを以下にまとめる。本書は脂肪注入術の専門書ではないため，詳細は成書を確認されたい。

脂肪生着の不良と過剰

　注入下脂肪は数カ月かけて，最終的な生着が決定する。生着しなかった脂肪は油滴（オイル）として吸収される。注入脂肪の生着と周辺組織のリモデリング（線維拘縮，治癒など）が，最終ボリュームとなる。脂肪生着に影響を与える要素として，年齢，生活習慣（喫煙や運動習慣），体形，現疾患の有無がある。中高年齢者や，喫煙歴や運動歴，痩せ型，代謝性疾患（糖尿病やバセドー病など）等を有する場合は生着不良になりやすい。また生着不良な注入部位も存在する。代表部位として，注入内圧が高くなる前額部や，可動しやすい部位（法令線や口角など）がある。

　脂肪生着には個人差と部位差を伴うが，基本的な注入方針は「アンダーに抑えること」である。アンダーに抑えて注入すれば，過剰生着するリスクは減る。仮に生着不良であっても，追加注入すればよい。「アンダー」は良いが，「オーバー」は厳に慎まなければならない。過剰生着の場合，フォスファチジルコリン注射（脂肪溶解注射）やトリアムシノロン注射（ケナコルト−A®注射）等を行う。

脂肪生着不足による陰影下垂の再発

　前述した通り，脱脂注入はSラインを逆転して陰影下垂を改善する。脱脂が不足すれば陰影下垂は再発するが，脂肪生着が不足しても陰影下垂が再発する。生着脂肪が足りない理由は2つで，注入量が少ない場合，もしくは生着不良の場合である。これを避けるには，陰影下垂を改善する必要量＋αを注入する。基本的な必要量は1〜3mLほどであり，これに年齢や移植片の硬さ，皮膚厚，緊満度，vector等を考慮し＋αを決定する。＋αはおおむね0.3〜1mL内にとどまることが多く，これを足して注入する。

注入脂肪の視認，触知

　注入脂肪が皮膚側から視認されたり，膨らみとして触知されることがある。これを避けるには，注入脂肪を作成，注入する過程で以下に留意する。

柔らかい脂肪を採取する

　硬い脂肪は触知されやすいため，柔らかい脂肪をできるだけ採取する。採取脂肪に線維質が多ければ，注入脂肪は硬くなる。そのため，線維質が少ない部位を採取部位とする。大腿内側の皮下脂肪は線維質が少ないため，推奨される。逆に，腰部や下腿，上腕部は線維質が多いため，採取部位としては慎重を期す。また，過去に脂肪吸引歴があれば，同部位の採取は注意を要する。

脂肪を洗浄し遠心分離する

　注入脂肪に血球成分が多い場合，炎症反応や線維化が促進される。そのため採取脂肪を，生理食塩水で洗浄して遠心分離し，血球成分を少なくする。

基本的に深い層（骨膜上）に注入する

　脂肪注入で頬前面を増高する場合，深い層である上顎骨骨膜上に注入する。浅い層の皮下に注入すれば触知されやすくなる。

注入脂肪を乳化する（必要時）

　皮膚から骨膜上まで浅い場合，注入脂肪が触知されやすい。そのため，脂肪を小さくして柔らかくする（乳化：emulsify）。簡易的な方法として，三方活栓を用いて2つのシリン

ジ間で脂肪を通す。これで脂肪が小さく柔らかくなり，皮膚側から触知されづらくなる。ただし乳化すれば，頬前面の増高力が下がるため，全症例で行わない。たとえば，軟部組織が厚い場合や，強いnegative vectorでは，乳化を控える。

微小注入を心がける

脂肪注入する際は，一度で0.05～0.1 mLの注入を細かく繰り返す（micro drop injection）。一度に多く注入すれば，触知されやすくなる。

複数の注入口を設定する

必要あれば，注入口を多く設定して多軌道に注入する。

注入脂肪の感染

稀に術後感染が起こる。この場合，術後数日内に発赤と腫脹，熱感や疼痛を伴うことが多い。片側性にも両側性にも生じる。感染は限局的であり，術後抗菌薬を内服するため無熱の場合もある。発熱の有無や局所症状を総合して診断する。骨膜上注入された感染脂肪はドレナージが困難なため，保存的に加療する。抗菌薬の点滴や内服を最低1週間行う。感染を避けるには，術野の無菌操作を徹底し，手術器具を確実に滅菌する。また採取脂肪をできるだけ外気に触れずに取り扱う。

よくある質問 Q&A ①

Q：皮膚を破らないか心配です。

A：実際に，穿破した先生は少なからずいます。おおむね初期例～10例ほどで起こすのではないでしょうか？ 理由としては，出血によって術野不良の状態となり，血液成分と眼輪筋の色調に翻弄され，disorientationを起こすからです。修正例に遭遇した場合も危険です。癒着瘢痕があれば線維組織は増えて難易度が高くなります。いずれにしても，どの層を剥離しているか不明のまま突き進んで，最後に皮膚を穿破します。経皮法に習熟した先生でも油断は禁物です。経結膜の術野は別物と考えたほうがよいでしょう。丁寧な止血はもちろん重要です。無血野のままアプローチし，経結膜の立体イメージを体得するには，上手な先生の正しい手術法・術野を何度も見て，解剖構造を理解することが大切です。経結膜脱脂術の大きな流れは，結膜切開➡CPF同定➡隔膜露出です。この流れを手術でつかんでください。教科書には矢状断のシェーマが多く，実際のsurgeon's viewと大きく異なるため，あまり使えない情報であると考えましょう。

よくある質問 Q&A ②

Q：脱脂の量がわかりません。

A：脱脂術は，必要な分だけ脱脂することが大切です。不要な脱脂はしない，これに尽きます。というのも，脱脂によって脱脂部分は暗くなるからです。この作用のため，脱脂に注意するケースがあります。それは，orbicularis retaining ligament（ORL）が目立つ症例です（図11）。

Point & Pitfall 1

ORLが目立つ場合の内側脂肪塊に関して，膨らんでいれば少量脱脂，フラットであれば脱脂を控えめとする。

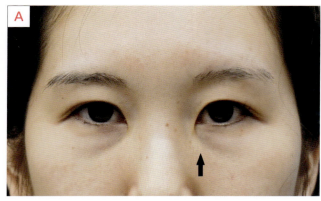

20歳代，女性。目元に陰影下垂を認める。蒙古襞から延長するORL（矢印）が目立つ。内側脂肪塊の脱脂は少量にとどめる。内側脱脂を過剰にすれば，目頭側が暗くなりORLが悪目立ちするため注意が必要である。

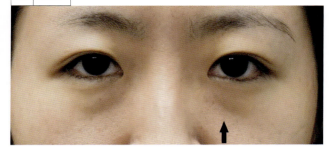

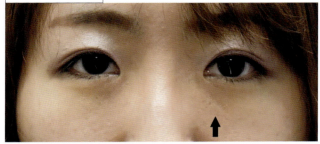

20歳代，女性。脱脂は中央内側ともに行っている。ORL部分はもともと明るく肥厚している。内側を脱脂することで，目頭側は暗くなっている（矢印）。術後1カ月目にORLと目頭側は明暗のハイライトが強調され，ORLが鮮明化している。これを気にする患者は多く，術後トラブルになるケースがある。とはいえ，決して脱脂してはならないわけではない。ORLと内側脂肪が同時に目立つ場合は，患者にリスク説明して同意を得た上で，控えめに脱脂する。

図11▶脱脂量に注意を要する症例

4 手術適応，問診

手術適応

　下眼瞼にまつわる患者の主訴は「目元のたるみ」「目のクマ」「疲れ目」「目元のシワ」であることが多い。これを正面から診察したときに，陰影（下垂）が生じる4つの状況に照らし合わせて病因を診断する。そして，経結膜脱脂術と注入術の適応を検討する。陰影下垂の主な理由が眼瞼突出であれば経結膜脱脂術を，頰前面が後退していれば注入術を適応とする。これらが併発していれば，脱脂注入術もしくは脂肪移動術を，眼瞼が眼球より後退していれば，眼瞼皮下および頰前面への注入を適応とする。

不適応の例

- 主訴がシワである例
  （これは相対的なものであり，注入術を併用すれば改善する例もある）
- 余剰皮膚が多すぎる例
- 脂肪を採取できない例
- 運動習慣などで代謝活動が強い例
- 喫煙習慣を控えることができない例
- 糖尿病や血管閉塞性疾患，精神疾患を有する例
- 心血管，脳血管疾患の現病歴や既往歴がある例
- 悪性腫瘍の治療中で寛解を得られていない例

などである。

この中で頻度の高い不適例として，高度な皮膚弛緩がある。経結膜脱脂によって皮膚弛緩が悪化するため，経皮法を検討する。高度弛緩例では，snap back testによって，瞼縁弛緩の度合いを判断する（図12）。ここで外反リスクが高いと判定すれば，眼輪筋つり上げや瞼板固定を併用する必要がある。

　経皮法の詳細については，参考文献を参考にされたい。また，非常に痩せている場合や脂肪吸引歴がある場合など，脂肪採取が困難なケースもある。

　生活習慣，中でも運動習慣を中止することができない場合も難しい。注入脂肪の生着は，代謝活動に依存するからである。喫煙習慣も注意が必要で，予想以上に脂肪吸収が進んだ例で，実は喫煙していたということは避けなければならない。

　糖尿病においては，術後感染のリスクや治癒期間の延長が想定される。血管閉塞性疾患なども，脂肪定着を妨げうる。精神疾患やパーソナリティの判定も重要である。脱脂注入術の術後腫脹に対して，予想以上に不安となり経過に耐えられない者も出てくる。これらのやリスクをスクリーニングし，術後イメージを共有しながら診療を進める。

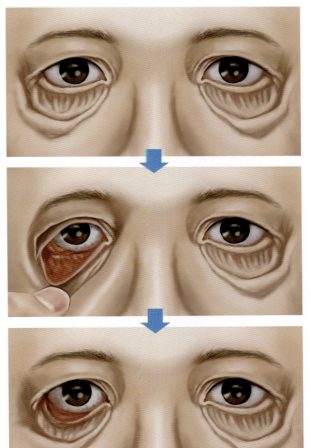

指で下眼瞼の皮膚を
手前に引いて離す

図12 ▶ snap back test（下瞼縁の弛緩を判定する方法）
指で下眼瞼の皮膚を手前に引いて離す。下眼瞼の皮膚が戻る速さを観察して，瞼縁弛緩の度合いを判断する。戻りが遅ければ，経皮法による外反リスクは高い。

問診・患者情報

下眼瞼のたるみ・陰影改善を主訴として来院される患者層は多岐にわたる。若年層の主訴は「クマ」の改善であり，30歳代以降になれば「たるみ」を主訴とすることが多い。診察時は，患者の主訴を医学的に同定し，「クマ・たるみ」が陰影下垂を指すのか，余剰皮膚やシワなのかを確認する。眼窩脂肪の膨隆は遺伝や加齢による影響が強く，頬前面のボリューム喪失は過度なダイエット歴やリバウンド歴，加齢による影響が強い。

事前に入手する患者情報として，過去の手術歴，喫煙歴，生活習慣，眼球疾患（緑内障など），ヒアルロン酸注入の有無，涙液にまつわる疾患，甲状腺疾患，肝機能異常，糖尿病歴，内服歴，精神疾患の有無を押さえておく。これらは，安全な麻酔と手術のために，重要な情報となる。特に前回手術歴は難易度を変えるため注意が必要である。喫煙歴も重要で，喫煙は末梢血流を低下させるため，脂肪定着を悪くする。肝機能が悪い場合や，体重が過度に少ない場合，高年齢層では麻酔の安全域が狭くなり，リスクは高くなる。個々の患者に応じて手加減を加え，安全な鎮静と鎮痛を図る。

次に手術に有用な情報は，視診と触診で得ていく。正面と側貌の視診でvectorを評価し，眼窩脂肪量や存在範囲，頬前面のボリュームも推定する。頬骨の大きさも確認する必要がある。触診では，皮膚の厚みと薄さ，皮膚から骨までの深さ，軟部組織の緊張度も把握する。これらの情報を，手術に反映する。具体的には，脱脂範囲や脱脂量，脂肪注入量を推定して手術に臨み，術中判断で微調整する。

よくある質問 Q&A 3

Q：下まぶたの診察意義がよくわかりません。

A：最初は致し方ないのですが，手術目的を理解すれば明らかになります。目の前の患者さんは，たるみや陰影を主訴としているでしょう。ここから美しい輪郭を作るために，どう脱脂し，どう注入するか問われます（表1）。

具体的には脱脂するかしないか，するのであればどれくらい脱脂するのか，どこまで脱脂するか（内側か中央か外側か，それとも両方かすべてか），脂肪注入の範囲や注入量はどうするかと考えます。そして，これらに指針を与える情報を診察で得ます。視診と触診を通して，現在輪郭と理想輪郭の差分を読み，これを埋める情報をつかむことが大切です。

これができれば，どの患者層が来院しても良質な結果を出せるようになります。

表1 ▶ 診察で入手すべき情報

視診と触診で得る患者情報
・Vector
・頬前面のボリューム
・眼窩脂肪の膨隆程度と存在範囲の皮膚の厚さ
・色調
・陰影，トラフの強さ
・頬骨の大きさ
・ORLの強さ
・軟部組織の硬さ
・緊満度
・柔らかさ

5 手術法

デザイン（図13）

デザインは坐位で行う。陰影下垂部に破線を描き，CRFの注入部を実線で囲っている。デザイン時に眼窩脂肪の左右差，頬前面高の左右差を判定する。

脂肪採取部を左大腿とし，眼瞼部は局所麻酔直前まで冷却する。

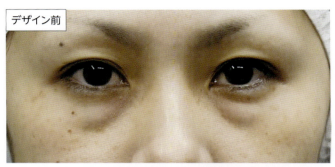

本症例では，眼窩脂肪の左右差は少なく，頬の高さに左右差がある。右が低く左が高いため，脂肪注入で左右差調整を行う。破線部を確実に増高することが重要である。

図13 ▶ デザイン

脂肪採取〜CRFの作成

採取部位は大腿や腹部などが用いられる。静脈麻酔下にチュメセント液（生理食塩水にエピネフリン含有1%キシロカイン®を混ぜたもので，組織膨張と剥離，止血・鎮痛効果を担う溶液）を皮下脂肪組織に注入し，専用のシリンジと管（カニューレ）で陰圧にて脂肪採取する。

採取した脂肪組織を生理食塩水で洗浄した後，注入部位と目的に応じて適切に加工する。筆者の場合，注入脂肪を2種類作成する。1つは，頬前面を増高するマクロファットである。マクロファットとは，数mm径の脂肪粒子である。具体的には，Medikan社製のLipokitを使用してコンデンスリッチ脂肪（condensed rich fat：CRF）を作成する。もう1つは，脱脂後に皮下注入して下眼瞼トーヌスを維持するナノファットである。ナノファットはnm径の脂肪粒子で，Tulip社製のアダプターとフィルターを使用して作成する（図14）。

脂肪採取，皮切部の局所麻酔

多くは大腿単径部から大腿内側と中央の皮下脂肪を採取する。まず初めに皮切部を麻酔する。

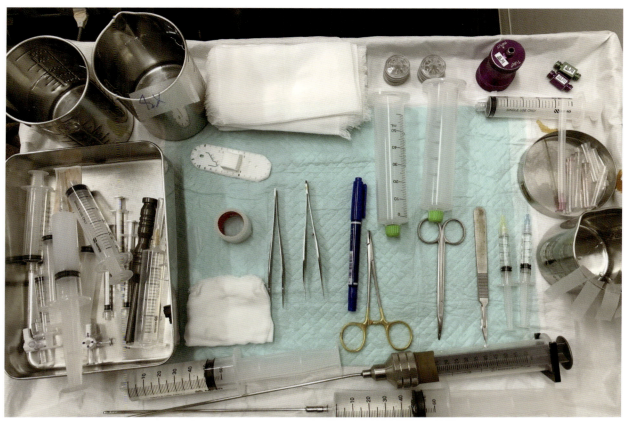

図14 ▶ 脂肪採取・注入術に必要な器具　脂肪採取用のチューリップシリンジ（10～60mL）・カニューレ（3mm径），ジョニーロック，脂肪洗浄用の生理食塩水とビーカー，脂肪濃縮用シリンジ（Medikan社製Lipokit），18G鋭針と鈍針，注入用シリンジ1mL（ロックとルアーどちらでもよい），三方活栓，乳化用アダプターとナノフィルター（Tulip社製），10mLロックシリンジ等がある。

皮切

脂肪採取に使用するカニューレは3mm径程度が望ましい。そのため，5～6mmの皮切にとどめる。

チュメセント液で局所麻酔する（図15A）

チュメセント液は脂肪採取時に使用する局所麻酔液である。同時に止血効果と剥離効果を持つ。生理食塩水にエピネフリン含有1%キシロカイン®を混和し，0.1～0.2%に稀釈する。これを大腿皮下に注入する。筆者の場合，個人差はあるがおおむね200～400mLを注入し，極力出血が少ないよう脂肪採取する。

脂肪採取（図15B）

カニューレは3mm径とし，Tulipシリンジは10～60mLシリンジを使い分ける。顔面に注入する量から逆算して十分な量を採取する。採取量は，注入エリアと注入量にもよるが，おおむね10～50mLで十分なことが多い。

CRFの作成（図15C）

頬前面を増高するための脂肪としてCRFを作成する。これを頬前面に注入してvectorを操作し，陰影下垂を改善する。

ナノファットの作成（図15D）

脱脂後の皮膚弛緩を低減するべく，皮下注用にナノファットを作成する。中でも洗浄と遠心分離は重要で，血色素を確実に除去する。洗浄不十分であれば，皮下で色素沈着を生じる（ヘモジデリン沈着）。仮に沈着した場合，おおむね半年～1年ほどの経過で改善する。注入針は27G鈍針を用いる。

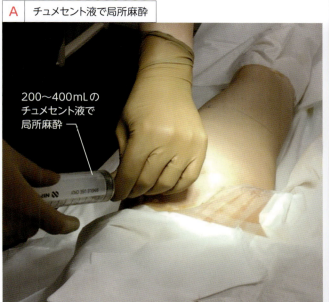
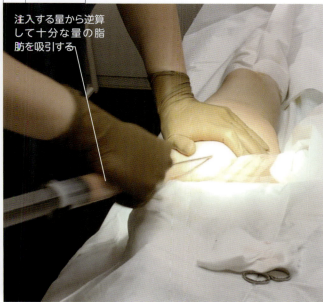
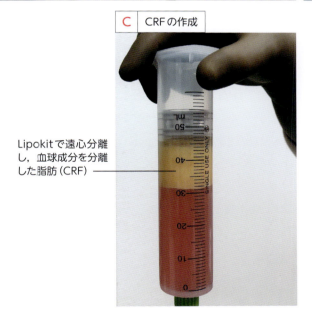
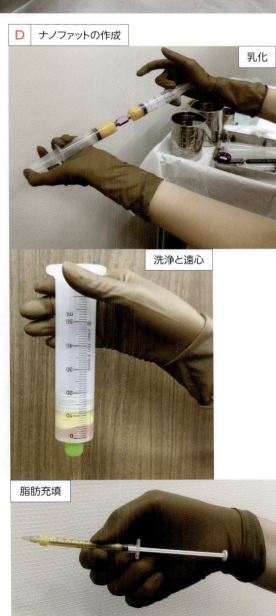

図15 ▶ 脂肪採取およびCRF，ナノファットの作成

経結膜脱脂術

　脱脂術の要諦は，**ターゲットとなる脂肪塊（内側・中央・外側）を，必要な分だけ減量する**ことである。そのため，正しい層を剥離してアプローチできることが大前提となる（図16）。具体的には，結膜切開して隔膜前脂肪を露出し，その下に割って入る。そして白い腱膜組織であるCPFを同定し，CPF上を尾側に剥離して隔膜を露出する。上部隔膜，下部隔膜と露出すれば，眼窩脂肪を適切に処理できる。初級者にとっては，この過程が大きな壁である。

　また眼窩脂肪を露出しても，**どこまで減量するか「エンドポイントの設定」が重要である**。前述したように脱脂術は，「陰影を形成するSライン」の膨らみを減らすことで下部陰影の改善ができる。脱脂によって輪郭がSラインを描かなければよいわけで，そのための必要量を減量する。脱脂のエンドポイントは眼窩隔膜を参考にする。具体的には，眼窩隔膜を開放した際に眼窩脂肪が露出し，これがエンドポイントを教える。つまり**眼瞼を突出させる余剰分が，隔膜開放時に露出する**のである。ただし，露出するすべての脂肪を切除してはならない。なぜなら，脂肪切除後に眼窩脂肪はさらに萎縮するためである。これを無視して切除すれば，眼球から眼瞼が後退して凹み，目元全体に陰影を生じる（過剰脱脂によるhollow eye）。

　これを防ぐために，隔膜直上ではなく，ある程度余裕を持った上部で切除する。若年者で皮膚トーヌスが保たれている場合はこれでよい。一方，40歳代以降など皮膚トーヌスが低下している場合は，脱脂によってトーヌスを失い，陥凹して縮緬皺が悪化する。そのためこの年齢層の手術では，若年者より控えめに切除する。

Point & Pitfall 2
ちょうど隔膜ではなく，隔膜の少し上で露出した眼窩脂肪を切除する。

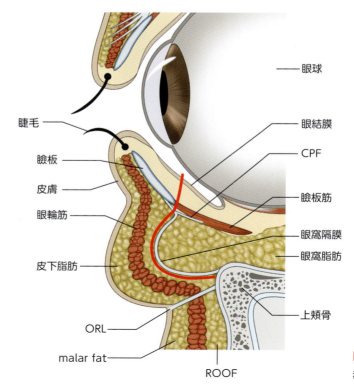

図16 ▶ 経結膜脱脂術のアプローチ
赤線部はアプローチ方向

使用器具を図17に示す。

麻酔は局所麻酔で十分だが，安楽に終えたい患者にはプロポフォールなどの静脈麻酔を併用する。その際は後続する脂肪注入を見越し，早めに麻酔を切るよう意識する。

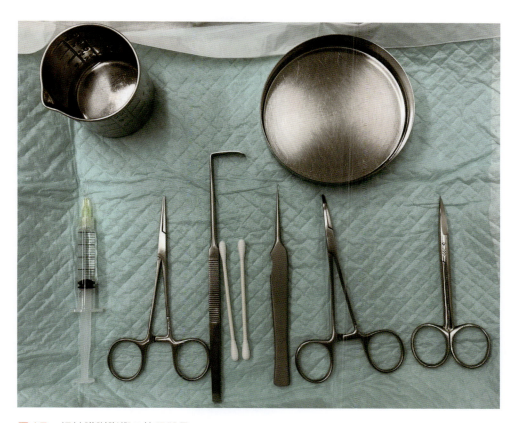

図17 ▶ 経結膜脱脂術の使用器具
バイポーラ鑷子，睫毛を保護する滅菌テープ，ガーゼ，無鉤鑷子，眼科剪刀，綿棒，6-0黒ナイロン糸，マイクロスキンフック，モスキートペアン，小筋鉤などがある。

局所麻酔（図18A）

エピネフリン含有1%キシロカイン®を結膜下に0.5mLほど注入する。この際，結膜出血や眼輪筋出血しないよう注意する。出血時，血液と眼輪筋の色調を判明することが困難となり，以後の剥離操作に難渋する。

結膜切開（図18B）

麻酔後，バイポーラにて結膜切開を行う。この際の切開法としてメス，モノポーラなども使用可能である。出血を最小限に行うことが重要である。

カウンタートラクションの準備（図18C）

6-0黒ナイロンを頭側寄りの結膜にかけ，モスキートペアンで頭側牽引する。カウンタートラクションを効率的に行うことが，適切な剥離操作を行うために重要である。

カウンタートラクションの完成（図18D）

頭側はナイロン糸とモスキートペアンで，尾側瞼縁をマイクロスキンフックで看護師助手に牽引してもらう。これでカウンタートラクションが完成する。術者は，無鉤鑷子で結膜を補助的に頭側牽引する。

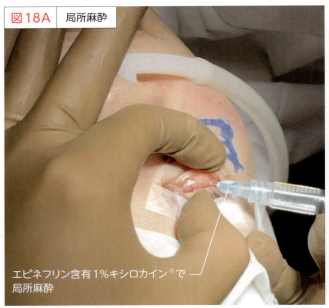

図18A 局所麻酔
エピネフリン含有1%キシロカイン®で局所麻酔

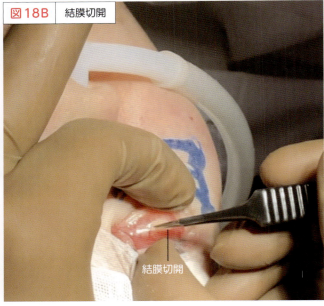

図18B 結膜切開
結膜切開

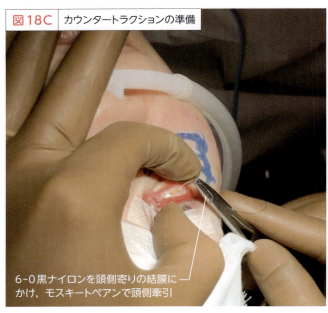

図18C カウンタートラクションの準備
6-0黒ナイロンを頭側寄りの結膜にかけ，モスキートペアンで頭側牽引

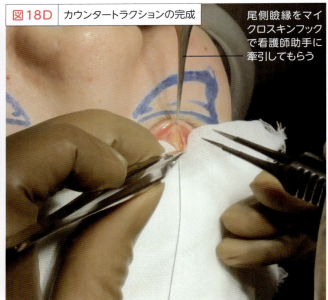

図18D カウンタートラクションの完成
尾側瞼縁をマイクロスキンフックで看護師助手に牽引してもらう

図18 ▶ 経結膜脱脂術の手技

CPF－隔膜上の剥離展開（図18E）

カウンタートラクションをかけた後，結膜直下に進入すると小粒な脂肪が出現する。これが隔膜前脂肪である。脂肪の下に入れば，白い腱膜組織であるCPFが出現する。CPF上を尾側に剥離すれば，皮膚穿破のリスクは低下する。CPFの翻転部は厚くて白い靱帯成分で構成され，ここを越えれば上部隔膜，下部隔膜が露出する。

隔膜上の鈍的剥離（図18F）

CPFの翻転部以降は，厚い上部隔膜，さらに薄い下部隔膜へ続く。下部隔膜は非常に薄いため，ここで眼窩脂肪が透見される。隔膜を破らないよう，綿棒で隔膜上を鈍的剥離して眼窩縁に達する。

筋鉤も利用して，綿棒で鈍的剥離する（図18G）

続いて小筋鉤を眼窩縁にかけて術野を展開し，隔膜上の鈍的剥離を内側中央脂肪塊の存

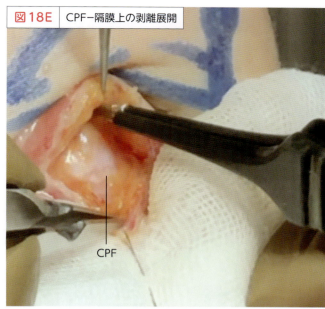
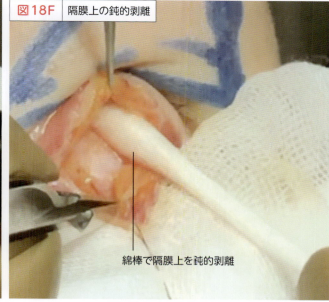
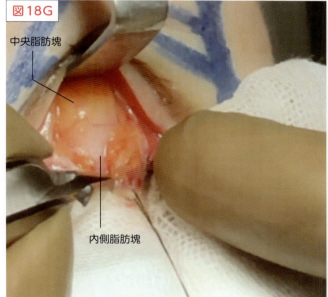

筋鈎も利用して，綿棒で鈍的剥離する。

眼窩隔膜を膨隆させる。

在範囲で行う。この段階で，眼窩隔膜がきれいに露出されている状態となる。中央脂肪塊は黄色調であり，内側脂肪塊は白色調である。隔膜に透見される色調で，中央脂肪塊と内側脂肪塊を同定する。

眼窩隔膜を膨隆させる（図18H）

まず，中央側の眼窩内にキシロカイン®を注入して膨隆させ，開放する準備をする。

隔膜を開放して，眼窩脂肪を露出する（図18I）

眼科剪刀で隔膜を開放し，中央側の眼窩脂肪を露出する。

中央側の眼窩脂肪を切除する（図18J）

隔膜から1mm程度上部に露出した眼窩脂肪（中央脂肪塊）をモスキートペアンで把持し，剪刀で切除する。この際，隔膜直上で切除すると凹み目となるため注意が必要である。ちょうど隔膜ではなく，隔膜の少し上（隔膜より1mm程度上部）での切除が目安となる。

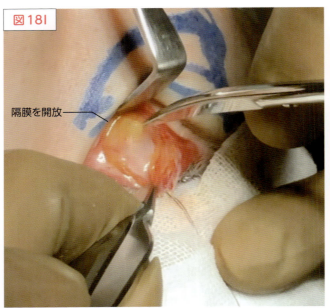

隔膜を開放

隔膜を開放して，眼窩脂肪を露出する。

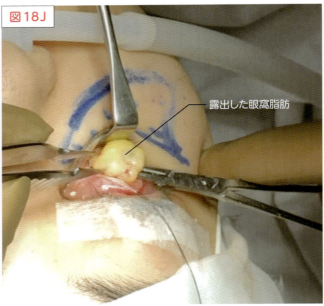

露出した眼窩脂肪

中央側の眼窩脂肪を切除する。

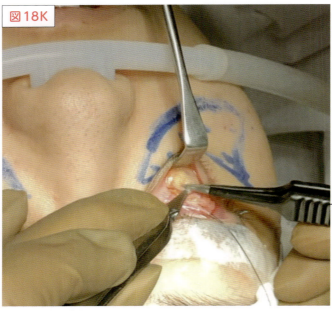

眼窩脂肪の断端を焼灼止血する

図18 ▶ 経結膜脱脂術の手技

眼窩脂肪の断端を焼灼止血する（図18K）

モスキートペアンで挟んだまま，バイポーラで断端を焼灼止血する。さらに無鈎鑷子で眼窩脂肪の茎部を把持したままペアンを離し，焼灼止血を追加する。

内側の眼窩隔膜を展開して開放する（図18L）

中央脂肪塊を切除後，筋鈎を内側に展開して隔膜内側部を露出する。前述した通り，内側の眼窩脂肪は白色調であるため，これが透見されれば内側部と判断できる。キシロカイン®を隔膜内に注入して，剪刀で開放する。

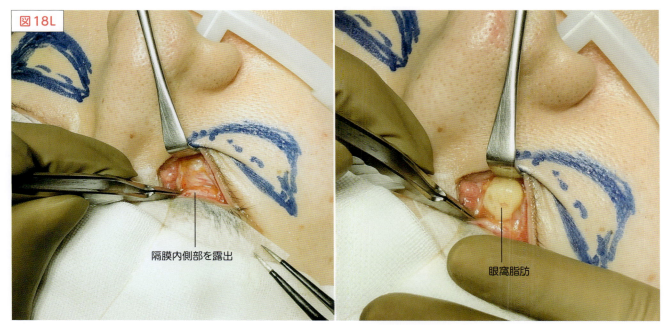

図18L　隔膜内側部を露出　　眼窩脂肪

内側の眼窩隔膜を展開して開放する。

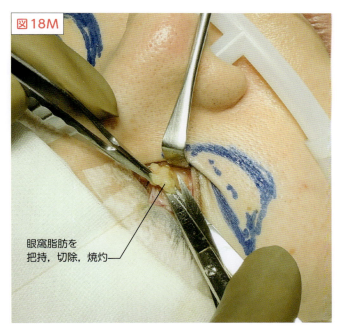

図18M　眼窩脂肪を把持，切除，焼灼

内側の眼窩脂肪を切除する。

内側の眼窩脂肪を切除する（図18M）

前述した方法と同様に，隔膜から1〜2mm上部に露出した眼窩脂肪を把持，切除，焼灼する。

結膜切開部の処理（図18N）

筆者は結膜切開部を開放創で終える。結膜は湿潤環境で良好に治癒し，内部の微小出血もドレナージできる。もちろん吸収糸で縫合してもよい。この場合は6-0ないし7-0バイクリル®もしくはモノクリル®で中縫いする。

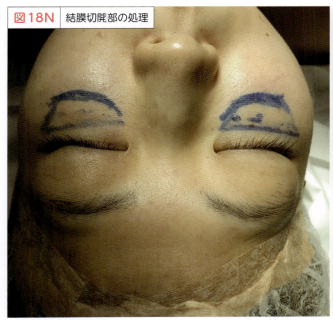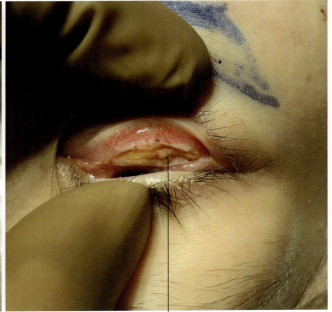

結膜切開部を開放創で終える

図18 ▶ 経結膜脱脂術の手技

| 図18N | 結膜切開部の処理 |

脂肪注入術

　脂肪注入の目的は輪郭を構築することである。特に下眼瞼の陰影下垂を改善する場合は、脂肪注入で頰前面を増高する。また、眼球前面と頰前面の軸位であるvectorも改善する。筆者の場合は脱脂後に、脂肪注入を2段階で行う。まずCRFを上顎骨骨膜上に注入する。生着した脂肪粒子はトラフを増高し、陰影を改善する。ついで、脱脂後の下眼瞼皮下にナノファットを注入する。ナノファット中に含まれる幹細胞は脂肪細胞に分化し、成長因子を放出するなどして周辺組織を微小に増大する（これをvolumizationと呼ぶ）。これは、脱脂後の皮膚弛緩を低減しトーヌスを維持する。両者ともに注入時は、一塊とならないよう、滑らかで均一、微小に注入することが大切である。これには、0.05～0.1mLずつ注入する方法（micro drop injection）や、複数の軌道から扇状に注入する方法などがある。また注入直前は、逆血確認を行って血管内誤注入しないよう注意する。

CRFを骨膜上注入する（図19A）

　脱脂後、脂肪注入術を行う。半坐位にて、デザインした頰前面～下眼瞼陥凹部の骨膜上に18G鈍針を挿入してCRFを注入する。注入量は、陰影下垂を改善する必要量を最小限とする。以後の脂肪吸収も考慮し、最低量に0.3～1mL加えるとちょうどよいことが多い。結果的に、片側はおおむね1～3mLに収まる。強いnegative vectorの症例であれば、4～5mL注入することもある。

ナノファットを皮下注入する（図19B）

　下眼瞼は脱脂後に弛緩する。これを緩衝するため、皮下にナノファットを注入する。27G鈍針を使用する。複数の注入口を設定し多軌道に注入することで、注入ムラを減らす。注入量の目安は0.2～0.5mLほどだが、弛緩の度合いで加減する。

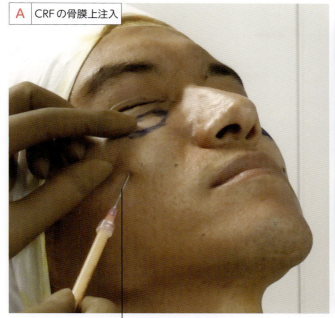
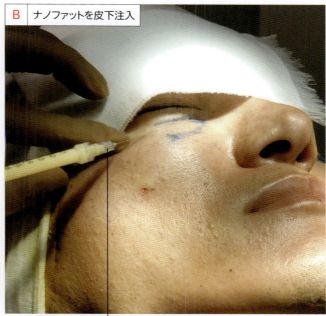

| A CRFの骨膜上注入 | B ナノファットを皮下注入 |

頬前面〜下眼瞼陥凹部の骨膜上に18G鈍針を挿入してCRFを注入　　皮下にナノファットを注入

図19▶脂肪注入術

6 後療法

　術後の腫脹と皮下出血に対して冷却を行う。術当日から翌日まで患部を冷やす。術後1週間内の入浴，飲酒，運動は控える（シャワー浴は可）。1週間後から運動制限を解くが，1〜3カ月は激しい運動は控える。抗菌薬点眼薬を1週間使用する。結膜浮腫は2週間程度で軽快する。コンタクトレンズの装用は1週間控え，結膜創部に物理的刺激を与えないようにする。結膜創部からの後出血は1週間内に起こることが多い。生じた場合は冷却圧迫を10分ほど行う。後出血の頻度は日を追うごとに少なくなり，2週間以後も継続するケースは稀である。

　脂肪採取部の腫脹と皮下出血に対して，ガードルもしくは弾性包帯などで1週間圧迫する。腫脹と皮下出血が軽快するまで約1カ月かかる。また，採取による疼痛は2，3日がピークとなり，2週間で軽快する。疼痛に対して鎮痛薬を頓服する。採取部の拘縮は1カ月がピークとなり，2〜3カ月で軽快する。拘縮に対してマッサージを行う。

　陰影下垂の再発があった場合，腫脹が完全消退する3カ月目に原因を判定する。脱脂不足か注入不足か判定し，必要あれば再手術を行う。

> **症例**
>
> 30歳代，男性の脱脂・注入術．
>
> 下まぶたのたるみとクマを改善したいとの主訴で来院．
>
> 術前は，下眼瞼が頬前面より膨隆して陰影下垂が目立つ．正面視で軽度のnegative vectorである．段差を改善するため，少量脱脂してCRFを骨膜上注入した．脱脂後の皮膚弛緩を緩衝するため，ナノファットを皮下注入した．
>
> 術後10カ月目，皮膚トーヌスを維持したまま陰影下垂が改善し，満足を得ることができた．
>
> 術前
>
>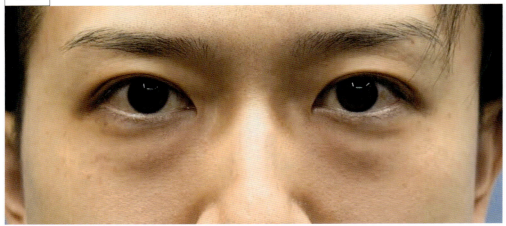
>
> 術後10カ月
>
>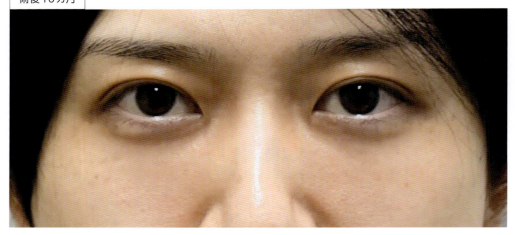

参考文献

- 美容塾，編：セレクト美容塾・眼瞼．改訂第2版．克誠堂出版．2009．
- 眼瞼の美容外科 手術手技アトラス．PEPARS．2014；87．
- 市田正成：スキル美容外科手術アトラス 眼瞼．第2版．文光堂．2016．
- 内眼角・下眼瞼形成−私の工夫−．形成外科．2017；50．

07 | ハムラ法，裏ハムラ法

ハムラ法　　　裏ハムラ法

飯田秀夫

1 手術を行うにあたり，注意すべきこと・心構え

　下眼瞼の解剖および"クマ"のできるメカニズムは「06経結膜脱脂術，脂肪注入術」を参照のこと。

◎

　下眼瞼の"クマ"の手術の目的は山を低く谷を高くすることで平らにして，光が当たったときに"クマ"として見える影ができないようにすることである。"クマ"に対する治療は脱脂，脂肪注入，ハムラ法・裏ハムラ法などがあり，これらの治療法の目的はすべて同じであるが凹凸を均す材料と方法が異なっている。

　脂肪注入は血流のない脂肪細胞を凹みに注入し，脂肪幹細胞の分化・血管新生によって生着させる。生着は移植床の状態に大きく左右されるために結果が不安定になりがちであり，しかも生着率は半分ほどにとどまることが一般的である。また，生着したとしても本来の脂肪よりも固くなり"しこり"のように触れることがある。

　ハムラ法・裏ハムラ法は凸部の眼窩脂肪を凹部に移動させて平らにし，下眼瞼の中だけでボリューム移動を完結させる。**血流が保たれた脂肪を移動させるので100％生着し，術中の状態がそのまま結果に反映されるという信頼性の高さが最大の利点である。**血流があるので脂肪本来の柔らかさも温存され，笑ったときでも滑らかで自然な下眼瞼が維持される。また，局所内で脂肪が移動するので軟部組織量は変わらず，過度の脂肪除去による下眼瞼全体の凹み・ちりめん皺の増加や，過度の脂肪移植による下瞼全体の腫脹・緊満感といった合併症も起こりにくい。

　凹みの原因であるorbicularis retaining ligament (ORL)を切断するのも特徴である。ORLが強固で凹みが強いタイプは靱帯の伸縮性が乏しいので脂肪注入やヒアルロン酸注入ではうまく膨らまないことがある。**ハムラ法・裏ハムラ法では靱帯を骨から切り離して作成した空間に眼窩脂肪を移動させるので無理なく凹みを解消することができる。**若年者に多いこの靱帯が強いタイプでも効果的に凹凸を改善できるのが利点である。

　膨らみが強く皮膚が伸びている症例は脱脂をすると皮膚余りが強調されて皺が目立ってしまうが，ハムラ法は余剰皮膚を切除するので良い適応である。**皮膚の弾力性が低下した中年以降の症例では膨らみで皺がカモフラージュされていることが多々あるので，特に目尻側に皺や亀裂などがみられるときは積極的にハムラ法を勧めたほうが良い。**睫毛下の瘢痕は半年ほどでほぼ見えなくなり，睫毛でカモフラージュされるので問題にならない。

2 手術進行

ハムラ法・裏ハムラ法の手順を図1に示す。

基本的には両者ともに脂肪の移動が主体となる。ハムラ法は余剰皮膚を切除するので術野が広くなり手術操作が容易に行えるが，裏ハムラ法は術野の展開が難しく眼窩脂肪の固定に難渋することが多い。**裏ハムラ法は術野をいかにうまく展開するか，出血を最小限にしてきれいな術野にするかがポイントになる。**

ハムラ法では下眼瞼の緊張度が低いときには眼輪筋弁を作成し，外眼角骨膜に固定して外反を防止する。

ハムラ法・裏ハムラ法ともに眼球や下斜筋を損傷しないよう常に留意する。特に電気メスを使用するときは周囲組織を焼かないようガーゼ保護などを行い注意する。

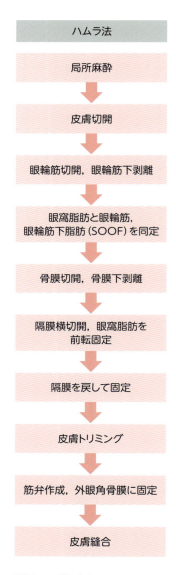
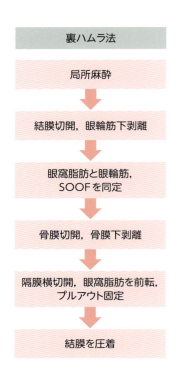

図1 ▶ 手術進行

3 手術適応

　下眼瞼に凹凸があり，凹みにできた影が"クマ"になっているものが適応となる。特に膨らみが強く余剰皮膚が多いタイプ（図2A）やORLが強く凹みが主体のタイプ（図2B）は経結膜脱脂，脂肪注入では適応となりにくいが，前者は皮膚切除を行うハムラ法が良い適応となり，後者は眼窩縁で軟部組織を剥離する際に靱帯も一緒に外れるので裏ハムラ法が良い適応となる。

　一方，適応になりにくいものとその対応法を以下に示す。

- snap back test（06図12）で下瞼の弛緩が疑われる➡眼輪筋弁つり上げ固定を併用する。
- ちりめん皺が多い➡皮膚切除ではちりめん皺の改善は少ない。術後にCO_2フラクショナルレーザーによるリサーフェーシングなどで皮膚を引き締める。
- 眼輪筋の透見による赤みが主訴➡凹凸の補正では透見は変わらない。ナノファットグラフトを併用して皮膚に厚みをつける
- 凹みに対し，膨らみが極端に少ない➡凹みの補正が不十分になりやすい。脂肪注入やヒアルロン酸注入の併用で組織量を増加させる。

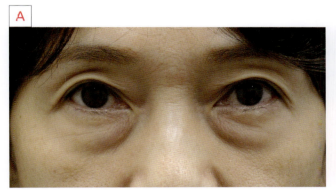

膨らみが強く余剰皮膚が多いタイプ。中年以降に多い。

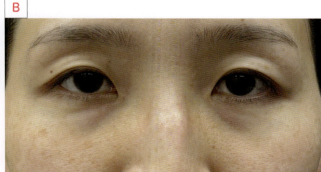

ORLが強く凹みが主体のタイプ。若年者に多い。

図2 ▶ 手術適応

4 気を付けるべき合併症

腫脹

　術後3日ほどは強い腫れは必発であり，目が開けにくくなる。裏ハムラ法では眼脂が多くなり開閉瞼時にごろつき感や違和感がある。しかし，ピークを過ぎると1日ごとに腫脹は治まり1週間目には"少しむくんでいる"程度になる。

　また，腫れがあると眼瞼の眼球への密着が甘くなり，乾燥感や流涙（涙目）となりやすい。腫脹の軽快とともにこれらの症状は治まる。

瘢痕

ハムラ法では睫毛下の瘢痕が2～3カ月は赤く深いシワのようになる。その後，瘢痕は徐々に柔らかく赤みは薄くなり，半年ほどでほとんどわからなくなる。眼輪筋同士を正確に合わせ，薄い皮膚が内反しないよう細かめに縫合するように心がける。睫毛が長いと瘢痕がうまく隠れるのでメスで切断しないよう可及的に温存する。

術後は赤みがあるときは日焼けをしないなど傷のケアを心がける。

出血斑

多少の出血斑は避けられない。1週間ほどで黄色くなり目立たなくなる。**明らかな血腫は創の癒合不全や拘縮による外反が起きるので躊躇なく再開創して除去する。**組織に適切な緊張をかけて出血しにくい疎な層を剥離する，小血管でも丁寧にバイポーラで止血するなどで予防する。

感染

眼瞼は血流が良く，移動させる脂肪も血流があるので感染は非常に稀である。

複視

頻度は稀ではあるが重篤な合併症で避けなければならない。下斜筋の損傷や無理な眼窩脂肪の移動が原因である。丁寧な止血で常に術野を見やすい状態とし盲目的な操作を慎むこと，眼窩脂肪の移動に支障のある突っ張りを確実に解除することで予防する。下斜筋は内側脂肪と中央脂肪の間に存在するが，両脂肪の色の違い（内側脂肪は白色調で中央脂肪は黄色調である）を利用すれば容易に同定できる。

術直後は複視の有無を必ずチェックする。複視があるときは躊躇せずに再開創して下斜筋の状態を観察し原因を除去する。

外反

ハムラ法では皮膚切除量が多すぎると外反し，いわゆる"あかんべ"の状態となる。起こるのは稀だが，なるとクレームは必発である。ちりめん皺を皮膚切除で改善させようとすると起きやすい。**明らかに余っている部分の皮膚を余っている量だけ控えめに切除することが肝心である。**術中の牽引で皮膚は容易に伸びるので術前に切除量を決めておき，術中の追加切除は最小限にとどめる。特にsnap back testで眼瞼の緊張の低下があると外反しやすいので筋弁つり上げ固定の併用が望ましい。また，**血腫を放置すると下眼瞼全体が拘縮し外反する**（図3）。

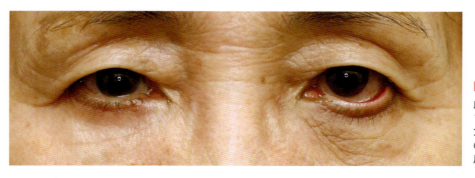

図3▶ 血腫後の外反
血腫による下眼瞼外反。術後1週間目に血腫除去をしたが1カ月後に外反した。3カ月間のマッサージで柔らかくなり外反は軽快した。

軽度の外反はテーピングとマッサージで数カ月後には改善することが多い。重度の外反は上眼瞼からの皮膚移植を行う。

内反

稀だが，裏ハムラ法では瞼結膜がオーバーラップして癒着すると内反することがある。結膜側の創縁がずれて重ならないように正確に圧着することで防止する。強い内反は再度結膜を切開して癒着した組織をすべて切断する。拘縮解除が不十分だと容易に再発するので，瞼板側組織を牽引しながらつっぱっている組織を完全に切断してゆるゆるの状態にする。

凹凸の残存

凹みの容量とそれを膨らませる眼窩脂肪の容量が合致しないと凹凸が残存する。凹みの深さ，膨らみの量を術前に正確に評価することが重要である。移動する眼窩脂肪が不足しているときは脂肪注入を併用する。

凹みの部分の皮膚に深い亀裂が入っている場合は，適切な脂肪の移動で平らにしても笑ったときに凹みとなることが多い。亀裂に対する皮膚科的な治療を行っても改善は困難であることが多い。眼瞼と頬の皮膚の厚みが極端に異なるときも同様の現象が起きやすい。このような場合は結果に限界があることを術前に説明し，納得させておくことが肝要である。

術後に残存した凹凸に対しては脂肪の再移動が望ましいが，初回手術に比べると難易度が上がるので慎重に手術計画を立てる必要がある。軽度の凹凸であれば脂肪やヒアルロン酸の注入，脱脂など手軽で安全な方法を考慮する。

よくある質問 Q&A ①

Q：手術後の"クマ"の再発はありますか？　どのくらい効果は持続しますか？

A：ハムラ法・裏ハムラ法は移動させた脂肪はその場所に固定され元に戻ることはありません。その意味では手術の効果は永続しますが，永遠に術後と同じ状態を保てるわけではありません。

膨らみが形成される最大の原因は部分的な眼窩隔膜の菲薄化・脆弱化です。本術式では薄く弱くなった隔膜を強化しているわけではないので再発はありえます。5～10年の単位で少しずつ膨らむと予想されます。ただ，隔膜を広く開放することで部分的な眼窩脂肪の脱出をなくしているので以前のような限局した膨らみはできにくくなっています。

また，眼窩脂肪は眼球の動きや力を入れた閉瞼などで強く動きます。そのため，ハムラ法や裏ハムラ法で平坦な下眼瞼を作っても笑ったときなどに多少の凹凸は出現する可能性があります。厳密にいえばこれは再発ではないのですが，クレームとして一定数あるので術前に説明しておいたほうがよいでしょう。

5 問診・患者情報

問診・診察すべきことがらを示す。

問診すべき内容

何が気になるのか？ 凹凸による影か？ 皺か？ 色か？

何を治したいのかを知ることは非常に重要であり，これによって治療内容が決まる。**ハムラ法・裏ハムラ法の効果は眼窩縁周囲の凹凸を平らにして陰影をぼかすことであり，その他の箇所のその他の不具合は改善できない。**下眼瞼のちりめん皺や色素沈着，皮膚の菲薄化による赤みが気になるときは皮膚科的な治療を勧める必要がある。眼窩縁から離れたmidcheek grooveも当然治せない。

凹凸による眼窩縁の影以外の主訴があるときは追加治療の必要性を説明し，カルテにも記載して術後のトラブルを回避する。

いつから気になるのか？

眼窩脂肪の脱出は加齢とともに出現するので若い頃は目の下の"クマ"はないのが普通である。一方，思春期から凹凸が気になるパターンも少数だがある。これはORLが強く発達して谷の深さが目立つタイプであり裏ハムラ法の良い適応となる。

下眼瞼の治療歴

ヒアルロン酸などの注入系の治療，経結膜脱脂や皮膚切除の既往をチェックする。下眼瞼に注入したヒアルロン酸は数年前のものでも吸収されていないことが多々あり術後の凹凸残存の原因となる。ヒアルロニダーゼを1～2週間前に注入して溶かしておく。手術歴があると眼輪筋周囲や眼窩脂肪の癒着のために剥離が難しくなり出血も増す。皮膚の穿孔に留意し，下斜筋周囲は気を付けて剥離する。また，**下瞼皮膚に多数の手術歴があると予想外の外反が起きやすいので慎重に適応を決める。**

診察すべき内容

膨らみと凹みの程度および範囲

膨らみと凹みの程度とそのバランスを評価する。原則的に，凹みを埋める分量と膨らみの分量が同程度であることが望ましい。極端に膨らみが多いときは眼窩脂肪の除去も併用する。

凹凸の範囲で眼窩縁の剥離が必要なのでその評価をし，眼窩脂肪を強く充填するポイントも決めておく。

皺の有無，皮膚の弾力性・色

下眼瞼の皮膚の性状をチェックする。ちりめん皺，目尻側の亀裂の程度より弾力性を評価する。皮膚の弾力性が低く，余裕で摘まめるほど余っているときは皮膚切除を行うハムラ法が良い適応となる。**一見，皺がないような下瞼でも凹凸を治すと皺が目立ってくることもあるので笑ったときの亀裂など隠れた皺の有無を観察する。**

ハムラ法・裏ハムラ法では皮膚の色は原則的に変わらない。指を用いて凹凸を補正して影のない状態として下瞼の皮膚の色を観察する。**特に頬の皮膚との質感や色がはっきり異なる場合は平らになっても術後に"クマ"が残っているように見えてしまうことがある。**

下瞼の緊張度

下瞼の全体の緊張をsnap back testで確認する。明らかに弛緩しているときは外眼角形成術やKuhnt-Szymanowski法などの下眼瞼形成術が必要となる。軽度の弛緩が疑われるときは眼輪筋弁つり上げ固定を行うことで外反を予防する。**瞼結膜が微妙に見える，涙目や乾き目があるときは要注意である。**

上瞼の凹み，中顔面のコケ，midcheek grooveの程度

下瞼だけではなく，その周囲も観察しておく。下眼瞼で眼窩脂肪の突出があると上眼瞼ではその分凹みが生じていることが多い。上眼瞼の凹みも老け感の原因となるので，下眼瞼の治療と併せて脂肪注入などによる治療を提案するのも良い。同様に，中顔面のコケやmidcheek grooveも老け感の原因となるので診察しておく。

よくある質問 Q&A 2

Q：脂肪の膨らみが少ないときのハムラ法・裏ハムラ法はどうすればよいですか？

A：ハムラ法・裏ハムラ法は凹みに眼窩脂肪を移動させて平坦な下眼瞼を作ります。よって，眼窩脂肪の膨らみが弱い方は凹凸が治りきらないこともあり，ハムラ法・裏ハムラ法単独では適応となりにくいです。そのようなときは移動量を少なめにし，残りの凹みに対して脂肪注入を併用することになります。もちろん脂肪注入単独（あるいは脱脂との併用）でも治療可能ですが，（裏）ハムラ法と組み合わせることで，①ORLを切断するので凹みの補正が容易になる，②生着率が不安定な脂肪注入の量を減らせて結果のブレが少なくなるという利点があるので，組み合わせによる治療のほうが良いでしょう。

---

6 手術に必要な器具，準備

本手術に必要な器具は，それぞれ下記の通りである（図4）。

裏ハムラ法

• 15番メス	• 微小有鉤攝子	• キルナー剪刀（曲）
• 形成剥離剪刀（曲）	• マイクロスキンフック×2	• 扁平神経鉤×2
• 骨膜剥離子	• ヘガール持針器	• 丸針
• モスキートペアン	• 茶色テープ	• バイポーラ
• 5-0黒ナイロン（牽引用）	• 6-0黒ナイロン×3（プルアウト固定用）	
• スキンマーカー	• 1mL注射器と30G注射針	• 異物攝子

ハムラ法

上記に加えて，
- 5-0PDS®（脂肪固定用）
- 6-0PDS®（隔膜，眼輪筋縫合用）

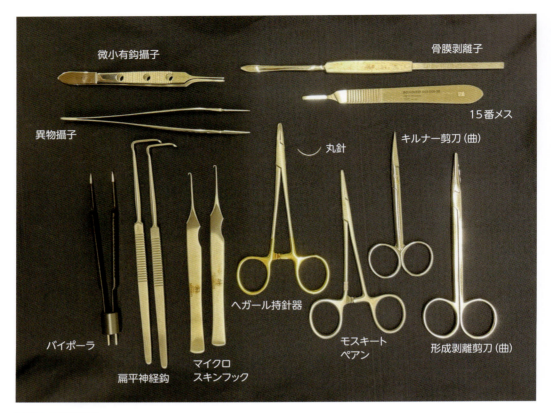

図4 ▶ 手術器具

7-1 手術法：裏ハムラ法

デザイン

坐位で膨らみと凹みをマーキングし，眼窩脂肪を移動させる範囲やプルアウト糸を出す位置を決める（図5）。特に凹みが強い部分などがあれば印をつけておく。

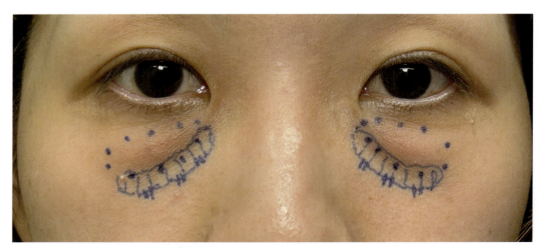

図5 ▶ 術前マーキング
膨らみと凹みの範囲，プルアウト糸を出す場所をマーキングする。

局所麻酔

1%エピネフリン含有キシロカイン®（1mL/片側）で眼窩下神経ブロック後，瞼結膜，眼窩縁の骨膜剥離範囲，内側・外側眼瞼靱帯周囲にも注入する（図6）。片側1〜1.5mLほどで十分である。

結膜切開

下眼瞼を反転させ，瞼板縁より2〜3mm離して横切開を加える。外側は外眼角近くまで，内側は涙小管損傷を避けるために涙点までとする（図7）。切開は短すぎると展開が悪くなるので可及的に長めの切開を心がける。

眼輪筋下剥離

スキンフックを用いて創縁を牽引して緊張させ，眼輪筋と眼窩隔膜間を剥離剪刀で鈍的に剥離する（図8）。適宜スキンフックを深部に移行させ，眼窩縁に向けて剥離を広げる。疎な組織なので鈍的な剥離が可能である。

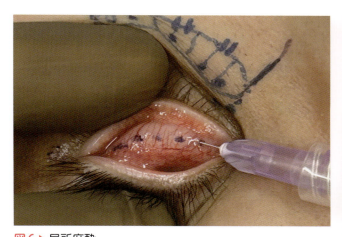

図6▶ 局所麻酔
瞼結膜下，眼窩縁骨膜周辺，内側・外側眼瞼靱帯周囲に局所麻酔を注入する（surgeon's view）。

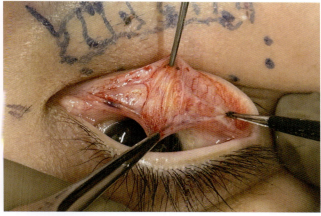

図7▶ 結膜切開
涙点から外眼角近くまで瞼結膜を切開すると血管を多く含む結膜下脂肪が見える。

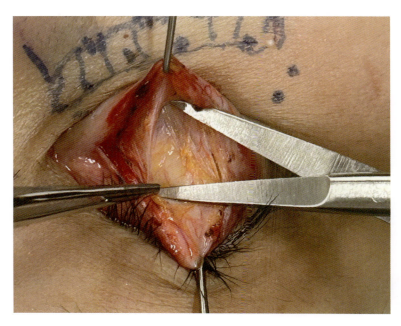

図8▶ 眼輪筋下剥離
眼輪筋と眼窩隔膜の間を鈍的に剥離すると光沢のある眼窩脂肪が見えてくる。

眼窩縁露出

眼輪筋と眼窩隔膜を剥離していくと眼窩縁に到達する（図9）。**眼窩縁は指で触知できるので適宜剥離方向を修正して皮膚の穿孔を防止する。**隔膜に沿って眼窩縁から立ち上がってくる血管はバイポーラで止血，切断する。

骨膜下剥離

扁平神経鈎で頬骨上の眼輪筋下脂肪（SOOF），眼輪筋を尾側に牽引し，眼窩縁から頬骨前面側を広く露出させる。眼窩縁でバイポーラを使って軟部組織と骨膜を切開して骨を露出させ，剥離子やガーゼで骨膜下を剥離する（図10）。目頭側は骨から小血管が出ているのでバイポーラで止血してから切断する。出血しても1〜2分の圧迫で止血できる。

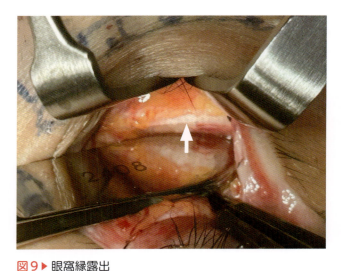

図9▶ 眼窩縁露出
眼輪筋下を深部に向かって剥離すると眼窩縁が白い筋（矢印）として見える。

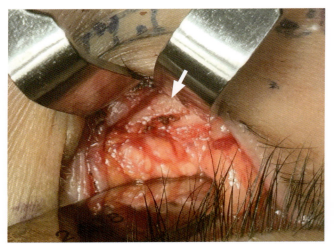

図10▶ 骨膜下剥離
眼窩縁で軟部組織を骨（矢印）が見えるまで切開し骨膜下で凹部を剥離する。

眼輪筋部分切断

目頭側は眼輪筋下の剥離となるが，筋肉の緊張が強くて眼窩脂肪が入るスペースが確保しにくいときは数mm割を入れて空間を確保する。**奥のほうには眼角動静脈があるので切りすぎないように注意する。**

眼窩脂肪剥離，下斜筋同定

眼窩隔膜を眼窩縁付着部近くで横切開し，眼窩脂肪を露出させる。眼窩脂肪を包む膜を切開してツッパリを解除し，無理なく骨膜下のスペースに移動できるようにする（図11）。**内側と中央の眼窩脂肪の間にある下斜筋は色の違いで容易に同定できるので剥離の際は傷つけないようにする**（図12）。

眼窩脂肪移動

眼窩脂肪を眼窩縁の空間に固定する際は，術野が狭く深いので難渋することが多い。中途半端な固定では凹みの改善が不十分となるので確実な操作が求められる。**脂肪にかけた糸を剥離腔の最深部から皮膚に出し，その糸を牽引して脂肪を腔に移動させると確実な移動ができる（プルアウト固定）**（図13，14）。糸はテープで皮膚に固定し，1週間後に抜去する。

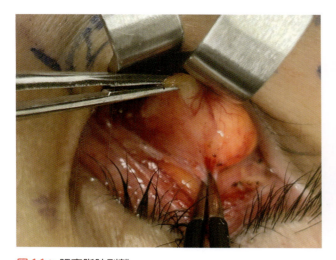

図11 ▶ 眼窩脂肪剥離
眼窩隔膜を切開して眼窩脂肪を露出させる。移動の妨げになる膜を剥いて可動性をつける。

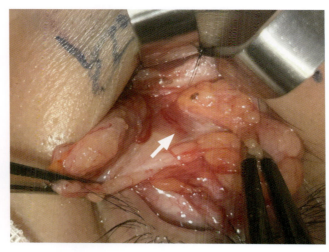

図12 ▶ 下斜筋同定
白色調の内側脂肪と黄色調の中央脂肪との間にある下斜筋（矢印）を出す。

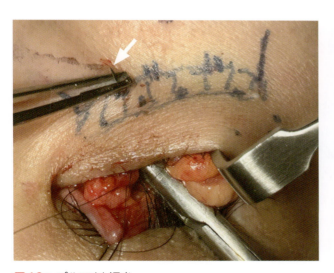

図13 ▶ プルアウト通糸
眼窩脂肪に糸を通し骨膜下剥離腔の最深部から皮膚に出す（矢印）。

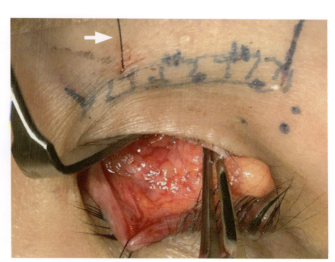

図14 ▶ 眼窩脂肪移動
プルアウト糸（矢印）を引くとスムーズに眼窩脂肪が凹み部に移動する。

結膜圧着

　眼窩脂肪が剥離腔に予定通りに入っていること，出血がないことを確認して閉創する。縫合による閉創では糸の不快感や眼球に対する影響が問題となる。**粘膜断端同士を有鈎攝子で所々つまむと餃子の襞のように固定され，安全で確実な閉創ができる**（図15）。

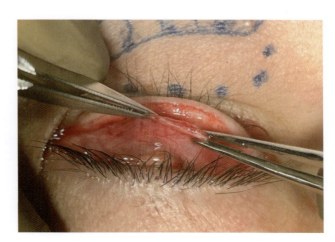

図15 ▶ 結膜圧着
有鈎攝子で結膜同士をつまんで圧着させる。

プルアウト糸固定

頬に出した糸は見苦しく邪魔となる。肌色のテープで皮膚にしっかり固定する（図16）。テープ固定は術後の腫れ予防にもなり，内出血を隠してくれる。

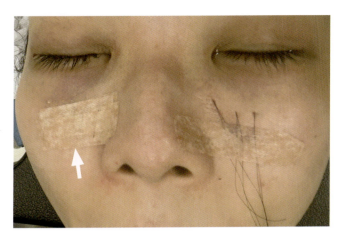

図16 ▶ プルアウト糸固定
プルアウト糸をテープでしっかり固定する（矢印）。

よくある質問 Q&A ③

Q：眼窩脂肪の剥離，移動のコツはありますか？

A：ハムラ法・裏ハムラ法の本質は"適切な量の眼窩脂肪を適切な場所に移動させる"ことであり，眼窩脂肪を適切に剥離して移動させることは非常に重要です。
　眼窩脂肪は柔らかいので脂肪そのものを無理に引き出そうとすると容易にちぎれてしまい，出血で術野が見えなくなり危険です。攝子で眼窩脂肪を把持し，もう一方の手で持ったバイポーラ攝子でバナナの皮を剥くように突っ張った被膜を止血しながら剥がすと安全です。ただし，剥きすぎると脂肪がばらばらになって固定しにくくなります。骨膜下のスペースに緊張なく脂肪を置ける程度に適切に剥きましょう。

7-2 手術法：ハムラ法

デザイン

下眼瞼の凹凸と皮膚切除範囲をマーキングする。睫毛側の切開ラインは睫毛から1～2mmとし，明らかに余っている皮膚の範囲を描く。**通常は目頭側の皮膚の伸びが強いため，目頭側が広い紡錘形となることが多い。**切除幅は3～4mm程度となることが多い（図17）。

局所麻酔

裏ハムラ同様，眼窩下神経ブロック後，1%エピネフリン含有キシロカイン®を下眼瞼皮下，眼窩縁の骨膜剥離範囲に注射する。針を骨に当たるまで深く入れ，眼窩縁の骨膜にしっかりと効かせる。さらに瞼板にも注入し，牽引のために5-0黒ナイロン糸を通す。

皮膚切除

牽引糸を頭側に引き，頬部皮膚を尾側に引いて皮膚に緊張をかけた状態で皮膚を切開する。**睫毛は術後に傷を隠し目立たなくさせるので可及的に温存する**（図18）。

眼輪筋下剥離

露出した眼輪筋を筋線維に沿って切開すると黄色の眼窩隔膜が見えてくる（図19）。眼輪筋と眼窩隔膜間を鈍的に眼窩縁まで剥離する。眼輪筋下は疎なので鋭的な剥離や電気メスでの剥離は不要である。眼輪筋の裏面には運動神経が見えるが，鈍的に剥離すると損傷することはない（図20）。

眼窩縁露出

スキンフックで眼輪筋を尾側に，攝子で眼窩隔膜を頭側に牽引すると疎な組織が露わになる。ガーゼでクモの巣のような疎な組織を押し分けるときれいに眼窩縁の骨膜が白い筋として現れる。眼窩縁から立ち上がる血管はバイポーラで焼灼する。

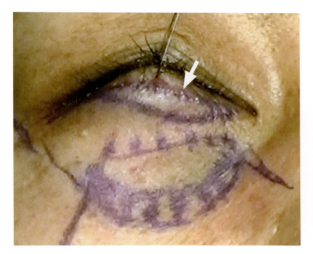

図17 ▶ デザイン
皮膚の余剰がある目頭側を広くデザインする（矢印）。最大幅は3〜4mm程度となる。

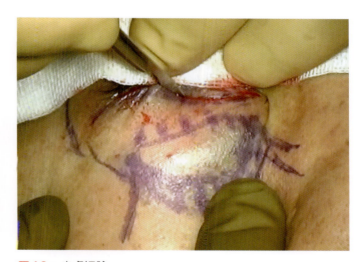

図18 ▶ 皮膚切除
反膚を緊張させて切開する。睫毛は可及的に残す。

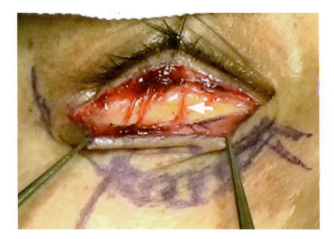

図19 ▶ 眼輪筋切開
眼輪筋を全層で切開すると眼窩隔膜とその上を走る血管（矢印）が見える。

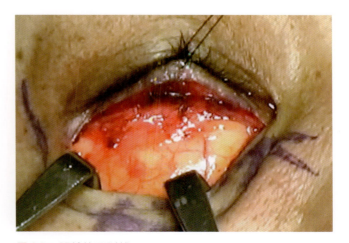

図20 ▶ 眼輪筋下剥離
眼窩縁まで眼輪筋下を鈍的に剥離する。裏ハムラ法と比べてかなり広い術野である。

骨膜下剥離

眼窩縁尾側には目頭側で眼輪筋，目尻側でSOOFが見える。鉤でこれらを尾側に牽引し，骨膜までバイポーラで切開して骨膜下を剥離する（図21）。**骨膜剥離子よりもガーゼツッペルでの剥離のほうがきれいに剥がせ，骨から立ち上がる血管の同定も容易である。**

眼輪筋部分切断

目頭側で剥離した眼輪筋の緊張が強いと固定した眼窩脂肪が押し出されて凹凸が残存する原因になる。眼輪筋に数mm割を入れて緊張をゆるめ，脂肪の固定性を確実にする。**目頭側には眼角動静脈があり止血に難渋するので切りすぎに注意する。**

眼窩脂肪剥離，下斜筋同定

眼窩隔膜を眼窩縁付着部近くで横切開し，眼窩脂肪を露出させる（図22）。眼窩脂肪を包む膜を切開してツッパリを解除し，無理なく骨膜下の剥離腔に移動できるようにする。内側と中央の眼窩脂肪の間にある下斜筋は色の違いで容易に同定できる。脂肪剥離の際は傷つけないようにする（図23）。

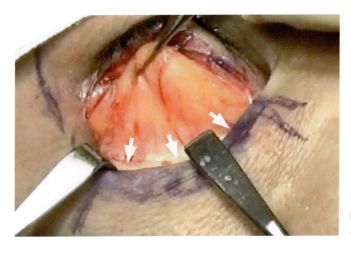

図21 ▶ 骨膜下剥離
凹みの範囲で骨膜下を剥離し，脂肪を入れるスペース（矢印）を作成する。

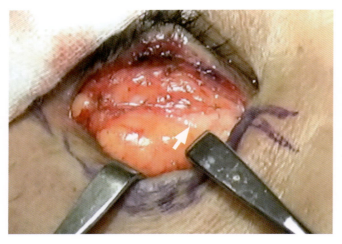

図22 ▶ 眼窩脂肪剥離
隔膜を切開し眼窩脂肪を露出させる。内側脂肪（矢印）は中央脂肪より白色調である。

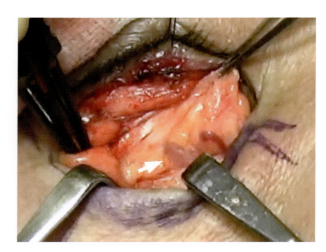

図23 ▶ 下斜筋同定
内側脂肪と中央脂肪の間の下斜筋（矢印）を確認する。内側脂肪表面の太い血管が見える。

眼窩脂肪固定

5-0PDS®で移動させた眼窩脂肪を固定する(図24)。ちぎれて後戻りしないよう眼窩脂肪に大きめに糸をかけ，それを剥離した骨膜に固定する。眼輪筋下に脂肪が入り，確実に凹みが補正されていることを確認する。

隔膜固定

眼窩脂肪を覆っていた隔膜ができるだけ元の位置に近くなるよう眼輪筋もしくは眼窩脂肪に固定し，壁としての下眼瞼の強度を可及的に温存させる。

皮膚トリミング

下眼瞼の皮膚を置いて戻した状態とし，明らかに余っている目尻側の皮膚を追加切除する(図25)。牽引により皮膚が伸びていることを考え，最低限の切除量とする。皮膚の切除によってちりめん皺をなくすことは不可能なので欲張らないことが肝要である。

眼輪筋弁作成

snap back testで下眼瞼の緊張が不十分と判断された症例には眼輪筋弁によるつり上げを行う。局所麻酔を目尻側皮下に注入して厚みを増加させ，スキンフックで緊張をかけた状態として皮膚と筋肉を慎重に分離する(図26)。

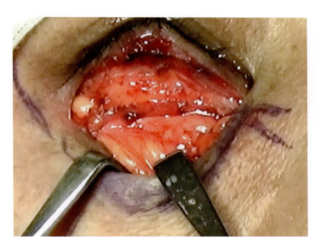

図24 ▶ 眼窩脂肪固定
凹みの部分に眼窩脂肪を広げるように移動し固定する。

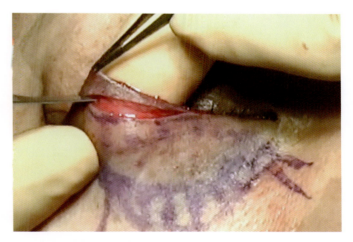

図25 ▶ 皮膚トリミング
目尻側の余剰皮膚を控えめに切除する。

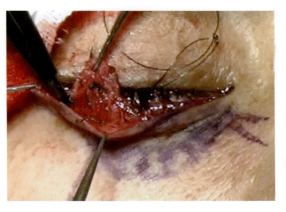

図26 ▶ 眼輪筋弁作成
皮膚と眼輪筋の間を慎重に剥離し，目尻側に眼輪筋弁を作成する。

眼輪筋弁固定

外眼角よりやや頭側の眼窩縁骨膜に適度な緊張となるよう固定する（図27）。**緊張させすぎると瞼の可動性の悪化，目尻側の瞼板の浮きや下眼瞼の尾側への移動による下三白眼などの不具合が起きるので注意する。**

皮膚縫合

傷が凹まないよう6-0PDS®で眼輪筋を1，2箇所で縫合して密着させ，皮膚を7-0黒ナイロンで縫合する（図28）。眼瞼の皮膚は非常に薄いので内反しないよう小さめのバイトで縫合する。術直後の時点で外反や複視がないことを必ず確認する。

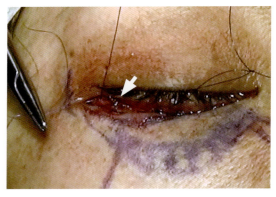

図27 ▶ 眼輪筋弁固定
外眼角の骨膜に眼輪筋弁（矢印）を適度な緊張で固定する。

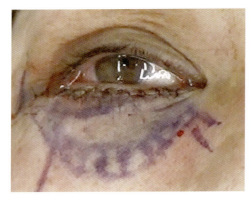

図28 ▶ 皮膚縫合
皮膚が薄いので内反に注意して縫合する。凹みに脂肪が入り軽く膨らんでいることを確認する。

よくある質問 Q&A ④

Q：眼輪筋弁つり上げ固定は必ずやるべきでしょうか？

A：ハムラ法の文献は眼輪筋弁つり上げ固定を併用するように書いているものがほとんどですが，筆者は"必要な症例のみ"に行えば良いと思っています。

眼輪筋弁固定の目的は引き締めによる皺の改善と多くの文献で記載されていますが，ちりめん皺の原因は皮膚の弾力性の低下なので皮膚を引っ張って解決する問題ではありません。皺に対しては外科的治療よりもCO_2フラクショナルレーザーなどの皮膚科的治療のほうが安全で効果的だと感じています。また，眼輪筋は柔らかい上にきわめて薄いので強く引いて緊張させても長期的に維持するのは困難と考えます。

一方，筋弁つり上げは外反の予防としては有効だと考えます。ただし，強く引きすぎると眼球の丸みによって下眼瞼が下がって下三白眼になる，つり上げる方向によってはつり目になるなどの弊害もあり絶妙なさじ加減が求められます。もともと，下眼瞼が眼球に密着するのは薄い水の膜が両者の間に入り込んでいるためであり（コンタクトレンズが眼球に密着する状態），下眼瞼を強く引っ張り固定した状態では可動性も少なくなり決して生理的な本来の姿ではありません。

よって，眼輪筋弁つり上げ固定は外反が予想されるときにのみに行い，外反する要素がないときは省略してかまわないと考えています。

8 後療法

術後3日ほど下眼瞼は強く腫れて目が小さくなるが，それ以降は1日ごとに腫れが引くのを実感できる。 1週間目に裏ハムラ法ではプルアウト糸の抜糸，ハムラ法では睫毛縁の抜糸を行うが，そのときは"多少むくんでいる"状態で内出血も黄色く目立たなくなっている。

睫毛下の瘢痕は2～3カ月は赤いが化粧で十分に隠せる。半年ほどで白色の成熟瘢痕となりほとんどわからなくなる。

症例1　裏ハムラ法

33歳，女性。「小学生の頃からある目の下のクマをなくしたい」との希望で来院。

術前評価	膨らみは軽度だが凹みが強いORLタイプである。
手術	裏ハムラで内側，中央眼窩脂肪を移動させてプルアウト固定した。
術後3カ月	下眼瞼は平坦でクマはなくなった。術前より涙袋がはっきり見えてにこやかな目元になった。

術前
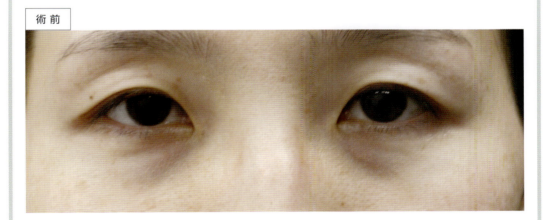

術後3カ月
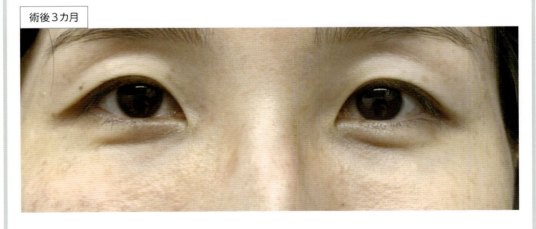

症例2	ハムラ法

50歳，女性。「下まぶたの膨らみをなくしたい」との希望で来院。

術前評価	目頭から下眼瞼中央にかけて膨らみがあり，ちりめん皺や亀裂も多い。snap back testは問題なし。
手術	ハムラ法で内側，中央眼窩脂肪を凹んだ部分に移動させて固定。最大4mm幅で皮膚を切除。眼輪筋弁つり上げ固定はせず。
術後3カ月	下眼瞼は平坦でクマはなくなった。睫毛下の瘢痕は目立たなく若々しい印象となった。

術前

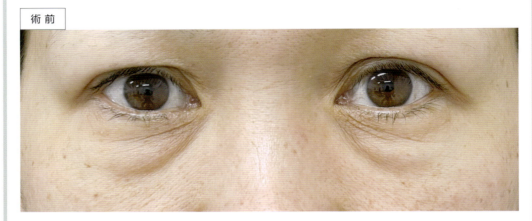

術後3カ月

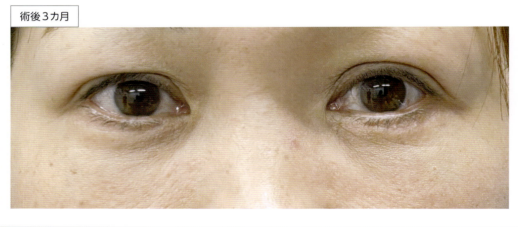

――――――写真・動画撮影：飯田菜穂（Global Medical Supply）

参考文献

- Hamra ST：Arcus marginalis release and orbital fat preservation in midface rejuvenation. Plast Reconstr Surg. 1995；96(2)：354-62.
- Goldberg RA：Transconjunctival orbital fat repositioning：transposition of orbital fat pedicles into a subperiosteal pocket. Plast Reconstr Surg. 2000；105(2)：743-8.

08 隆鼻（鼻すじ）

住田公亮

1 手術を行うにあたり，注意すべきこと・心構え

　日本人の鼻背部は，欧米人と比較すると低く平坦で，幼い印象につながりやすい。一方で，整容的には高くスッと通った鼻筋が好まれやすいことから，鼻背部の隆鼻は日本人の鼻整形の中でも需要の高い手術である。

　また，**手術手技は比較的容易で低コストであるのに対し，整容面の変化では高い効果を得られるため，広く普及していると言える**。

　隆鼻の方法としては，人工素材（alloplastic implants）または自家組織を選択する。人工素材としては，シリコーン（silicone）またはポリテトラフルオロエチレン（expanded polytetrafluoroethylene；ePTFE）を，自家組織としては，耳介軟骨，側頭筋膜，肋軟骨などを使用するのが一般的である。どちらも，メリット・デメリットがあるが（表1），ここでは最も簡易で一般的な，シリコーンインプラントによる隆鼻について述べる。

表1 ▶ 鼻背部の隆鼻に使用する素材一覧

	材料	メリット	デメリット
自家組織	耳介軟骨 側頭筋膜 肋軟骨	感染に強い 露出のリスクが低い	材料の採取に侵襲がある（耳や肋軟骨など） 形成や仕上がりの予測がやや難しい
人工素材	silicone ePTFE porous polyethylene	材料の入手が用意 形成が容易	感染，露出のリスクが比較的高い

それぞれ長所と短所があるため，よく考慮して使い分ける。

現在，使用されるシリコーンインプラント（図1）は，I型プロテーゼが主流である．以前はL型プロテーゼを使用することが多く，それにより鼻尖部まで高さを出すことができていた．しかし長期的に，皮膚の菲薄化，発赤，インプラントの露出，拘縮などの合併症が問題となり，現在使用されることはほとんどない．

図2のようにL型プロテーゼでは鼻根から鼻尖までトータルで高さを出し，鼻筋を通すことが可能であるが，I型プロテーゼでは鼻根部からupper lateral cartilageまでの高さを出し，鼻筋を通すにとどまることに注意する．

鼻尖部の変化を求める患者に対しては，septal extension graftやcolumellar strut graft，onlay graftなどを併用するのが一般的である．

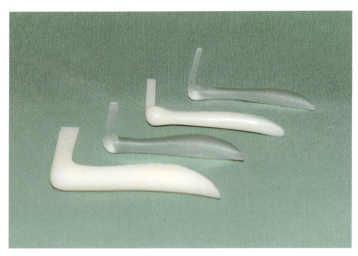

図1 ▶ 色々な種類のシリコーンインプラント
これらを加工して，I型プロテーゼとして使用することが多い．

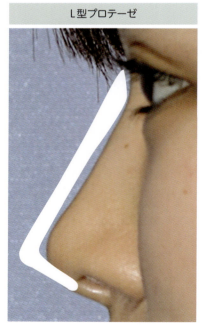
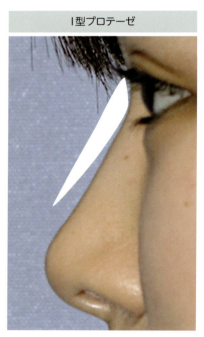

図2 ▶ L型プロテーゼとI型プロテーゼの比較
L型プロテーゼでは，鼻尖の高さまでカバーできることがわかる．一方，I型プロテーゼでは鼻尖の変化は出せないため，septal extension graftやcolumellar strut graft，onlay graftなどの手術を併用することも多い．

2 手術進行（図3）

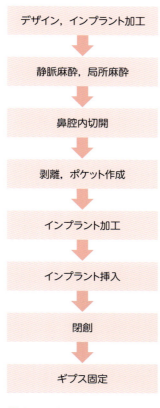

図3 ▶ 手術進行

一連の手術進行は，習熟した医師で15〜30分，これから手術を習得する医師で60分を1つの目安とする。

インプラント加工のタイミングであるが，慣れるまではデザインの時点であらかじめ行うのがよい。または，あらかじめ加工しておき滅菌して使用することも考える。局所麻酔で多少の浮腫が生じ，仕上がりの予測がやや困難になるからである。

実際にインプラントを挿入した際に過剰な部分があれば追加で削り，適宜調整を加える。

麻酔に関しては，患者の不快感を軽減するために静脈麻酔を併用するのがよい。その際は，舌根沈下や出血・分泌物の垂れ込みによる気道閉塞に十分注意を払う。

3 手術適応

整容面で鼻筋を通したい，鼻を高くしたい，幼い印象を改善したい，顔の印象にメリハリをつけたいという患者が対象となる。

隆鼻術においては，鼻自体のバランス，顔全体のバランスが重要なポイントになる。鼻背部のインプラントでは，その中でも特に額と鼻先のバランスに注意しなければならない。

顔の側面像，額から鼻にかけてのカーブで，鼻根部の最も凹んだ点をsellionと言い，その点を中心として額と鼻のラインでできるカーブをnasofrontal angleと言う（図4A）。

目安として，もともとこのnasofrontal angleが150°を超える（図4B）患者の場合，インプラントを挿入することで額から鼻にかけて直線的となり，不自然な印象や違和感を与えうる（図5）。

また，ヒアルロン酸注入歴がある場合は，手術1週間前までにヒアルロニダーゼによる溶解を推奨する。ヒアルロン酸以外の注入物で遺残がある場合は，そもそもの適応に対して慎重にならなければならない。

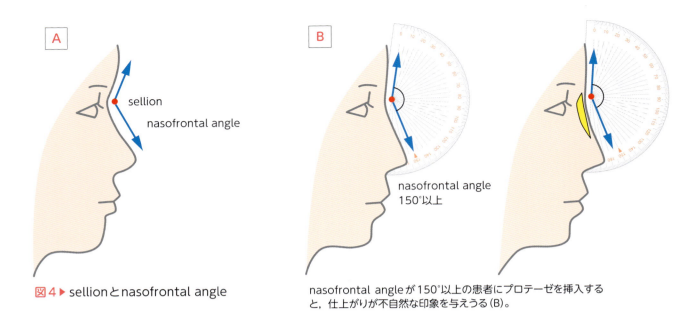

図4▶ sellionとnasofrontal angle

nasofrontal angleが150°以上の患者にプロテーゼを挿入すると，仕上がりが不自然な印象を与えうる（B）。

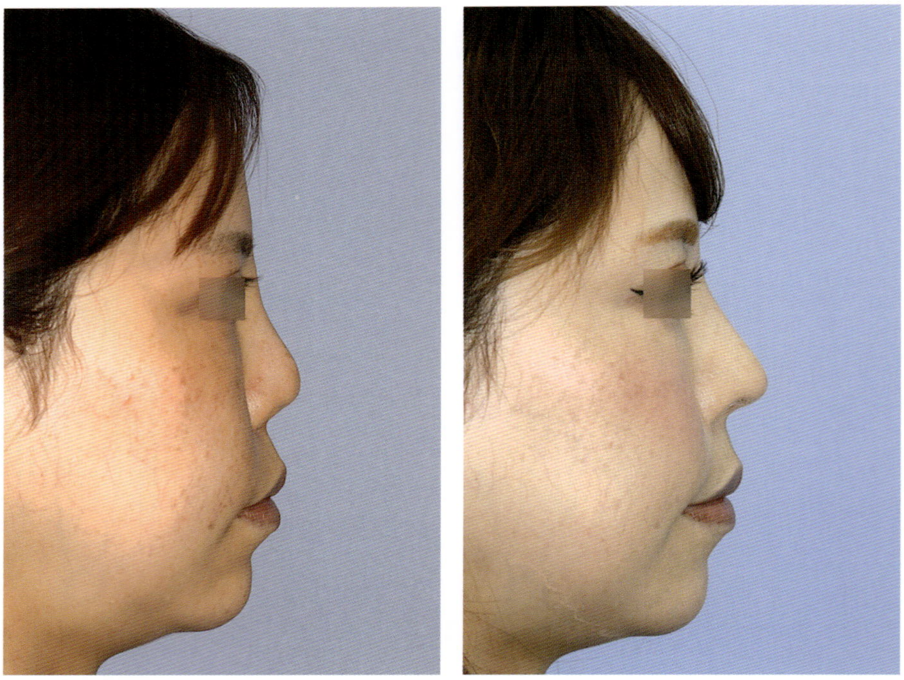

図5▶ 不適切なデザインで手術が行われ，いわゆるアバター鼻を呈している症例
眉間から鼻根まで一直線で，sellionが消失してしまっている。肋軟骨を使用して修正手術を行った。右の写真は術後3カ月。

4 気を付けるべき合併症

感染

人工素材による感染は約3〜4％との報告がある。腫れが長引く，増強する，痛みを伴う，発赤がみられる，具体的に排膿や滲出液を伴う場合に感染を強く疑う。**基本的には直ちに抜去を行い，また厳密に経過観察を行うことを推奨する。**

偏位

剥離操作が左右に偏るなど，適切に行われなかった場合や，斜鼻・ハンプなど，元の骨格に歪みがある場合に，インプラントが正中から偏位することがある。特に，土台の鼻骨に対してインプラントが大きすぎる場合に偏位が起きやすいと考えられる。**骨格の歪みに関しては，術前にしっかりと診断し説明しておく必要がある。**

動揺

インプラントが鼻骨骨膜下に正しく挿入されない場合や，剥離の範囲が広すぎる場合に，術後インプラントの動揺がみられる。解剖をきちんと理解し，適切な手術手技を身につけることが重要である。

露出

L型プロテーゼだけでなく，I型プロテーゼでも露出のリスクはある。骨膜下を適切に剥離し，インプラントを挿入することを心がける。

低矯正，過矯正，不適切なデザイン

美容手術全般に言えることであるが，患者本人の希望に対し，仕上がりの過不足や不満足を生じることがある。最初に術前のカウンセリングで本人の希望をしっかり汲み取り，仕上がりのイメージをしっかり共有しておくことが大切である。インプラントの入れ替えは可能だが，難易度やリスクは上がるので注意する。

5 問診・患者情報

どんな鼻にしたいのか？

「鼻を高くしたいのでシリコーンインプラントを考えている」という患者は多いが，実際にイメージができている人は意外と少ない。まず，患者の理想としている変化を知ることが重要である。

その上で，I型プロテーゼで出せる変化は，鼻根部から鼻筋にかけての高さに限定されるということをしっかり共有しておく必要がある。

手術歴

これまでに受けた鼻の手術歴をしっかり把握しておく。ヒアルロン酸などの注入剤や，糸で行う鼻中隔延長や鼻筋の形成，鼻尖縮小なども，手術を行うにあたってしっかり把握しておくべきである。また，鼻に限らず，これまでの美容手術歴はすべて問診しておくのが好ましい。

鼻の機能

通常，プロテーゼ単独の手術で鼻の機能に影響を与えることはないが，鼻閉症状の有無や，鼻炎・副鼻腔炎の有無などもしっかり把握し，カルテに記載しておく。

観察項目

鼻骨の性状
インプラントの主な土台となる鼻骨の形状は重要である。歪みや，太さを診察でしっかりと確認しておく。仕上がりの予測や，プロテーゼの加工に役立つ。

側面像
前述の通り，sellionとnasofrontal angleはインプラントのデザインに重要な役割を果たす。正面だけでなく，側面の形状もしっかり確認しておく。

6 手術に必要な器具，準備（図6）

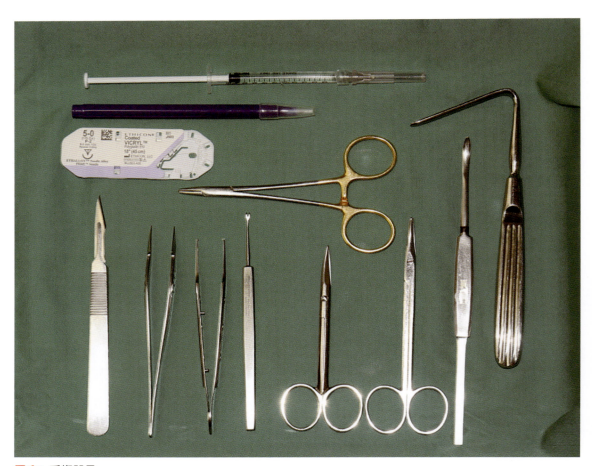

図6▶手術器具

- スキンマーカー
- 27G注射針
- ペアン鉗子
- キルナー剪刀
- 二双鈎または単鈎
- エレバラスパ等の剥離子（アウフリヒト）
- オルフィットやデンバースプリント等のギプス
- 1mL注射器
- 11番メス
- 持針器
- メッツェンバウム剪刀
- キシロカイン®
- マイクロポア™等のサージカルテープ
- 5-0バイクリル®等の縫合糸

7 手術法（動画1）

デザイン（図7）

インプラント挿入の頭側端および尾側端は，坐位でマーキングしておく。臥位と坐位では見え方が変わるためである。頭側端のデザインでは，不自然にならないよう額から鼻根にかけてのカーブを残すように注意する。

鼻腔内切開ラインのマーキングが必要な場合は，静脈麻酔後に行えばよい。

インプラントの加工は，麻酔前に行っても挿入ポケット作成後に行ってもよい。筆者は麻酔の腫れを考慮して，麻酔前に行っている。加工する形は術者によって様々だが，術後に段差が生じないように鼻尖部にかけてはテーパリングする。

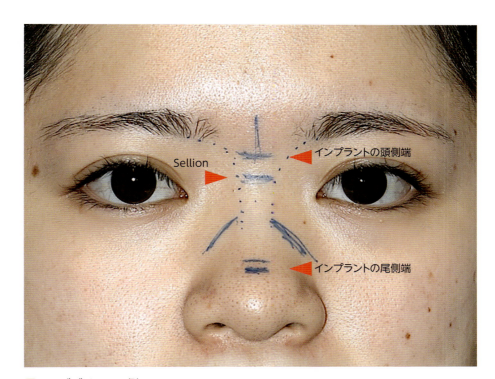

図7 ▶ デザインの一例
インプラント挿入予定箇所の，頭側端および尾側端をマーキングしている。

麻酔（図8）

血液が咽頭に垂れ込むのを防ぐため，切開部位である右鼻腔内に綿球を留置するとよい。手術終了後の取り忘れには十分注意する。

患者の不安や恐怖心，痛みに配慮して，手術は静脈麻酔下で行うのがよい。ただし，呼吸状態や低血圧などバイタルの変動には十二分に注意を払い，常にモニタリングを行う。呼吸停止など，万が一の場合には即座に対応できるようにしておく。

実際の麻酔では，まずミダゾラムやプロポフォールなどの静脈麻酔で鎮静を図った上で，局所麻酔を行う。鼻腔内の切開ライン，インプラント挿入箇所を中心に，1%エピネフリン含有キシロカイン®で3〜5mL，十分な局所麻酔を行う。

鼻腔内切開（図9）

二双鉤や指で術野を展開し，メスにて，軟骨下縁切開（marginal incision もしくは infracartilaginous incision）または軟骨間切開（intercartilaginous incision）を行う。切開創が小さいと，剥離やインプラント挿入の際に傷を損傷して不整に広げてしまうため，インプラントの大きさに対して必要十分な切開を心がける。

軟骨間切開の場合，剥離範囲を最小限に抑えられるメリットがある一方で，軟骨の連結部位であるscroll areaを一部切離することになる。内鼻弁や外鼻形態に影響を与えうるため，手術操作は十分注意が必要である。

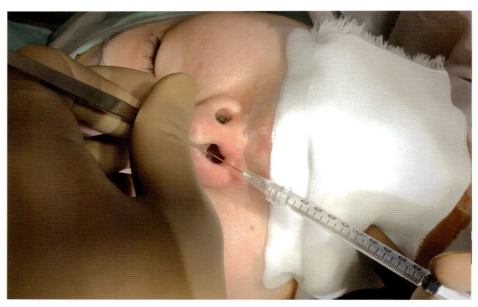

図8 ▶ 局所麻酔の様子
左手で術野をしっかり展開するのがポイントである。

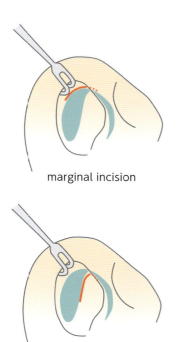

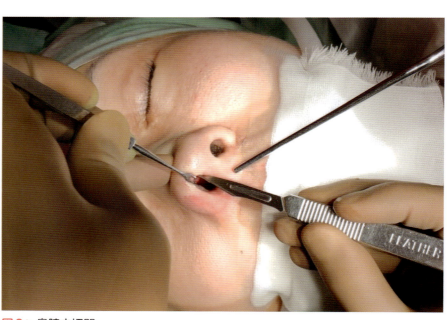

図9 ▶ 鼻腔内切開
鼻腔内切開は，lower lateral cartilage下縁に沿ったmarginal incision，または，upper lateral cartilageとlower lateral cartilageの間を切開するintercartilaginous incisionを選択する。

剥離，ポケット作成（図10）

メッツェンバウム剪刀やエレバラスパで軟骨膜上を丁寧に剥離し，鼻骨下端まで進める。軟骨膜上の剥離は，器械の先端で軟骨の硬さを感じながら進めると，より確実である。鼻骨下端に触れ，到達したら，エレバラスパで骨膜下剥離へと層を乗り換える。骨膜を破り骨膜下に到達したら，そのまま頭側へと剥離を進める。**ポケットはインプラントの大きさに合わせて必要十分となるように努める。術後の出血を抑え，また，インプラントの動揺を防ぐためである。**

インプラント挿入（図11）

ペアン鉗子でインプラントを把持し，剥離したスペースに挿入する。鉗子を抜く際にインプラントも一緒に抜けてしまうことがよくある。このときのコツとして，左手は皮膚越しにインプラントをしっかり押さえ，鉗子はしっかり開いて小刻みに揺らしながら抜くよ

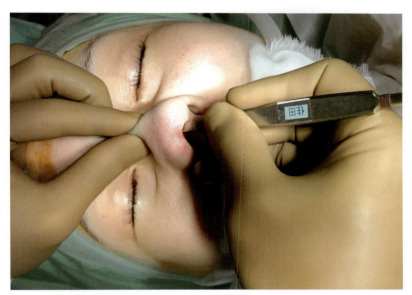

図10 ▶ 剥離，ポケット作成

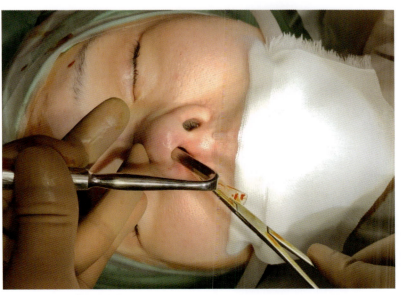

図11 ▶ インプラント挿入

うにするとよい．それでも一部抜けてしまうことはあるので，その際は折れ曲がりのないよう気をつけながら，丁寧にインプラントを押し込んでやる．インプラントが大きすぎる場合，ハサミやメスを使って適宜加工し，予定したデザインに近づける．

閉創（図12）

5-0バイクリル®にて切開創を縫合閉鎖．結節で3～4針ほど縫合する．表面からは見えないところではあるが，段差が生じないよう層を意識して丁寧に行う．

ギプス固定（図13）

テープおよびギプス固定（オルフィットやデンバースプリント）する．筆者は，マイクロポア™およびオルフィットを使用している．

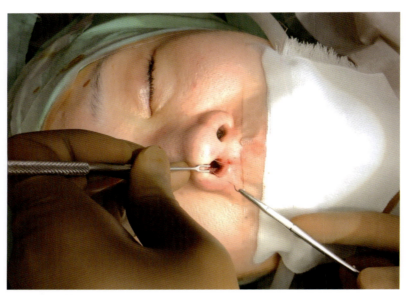

図12 ▶ 閉創

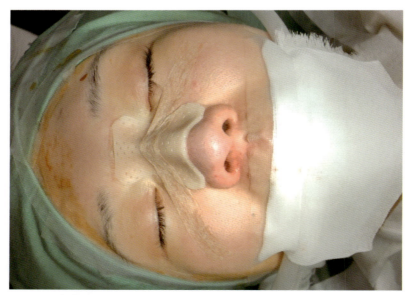

図13 ▶ ギプス固定

8 後療法

　鼻腔内には綿球やガーゼなどを留置し，血液の垂れ込みに対応する。24時間以内に，自己抜去としている。術後は最低3日間のギプス固定を行う。これは，腫れの予防と挿入したインプラントを安定させる目的である。鼻腔内を吸収糸で縫合する場合，抜糸はしなくてもよい。

症例1

男性。トータルでの整鼻術は希望なく，シリコーンインプラント挿入のみ。
術後1週間と3カ月の経過。より自然でバランスの取れた顔立ちになった。

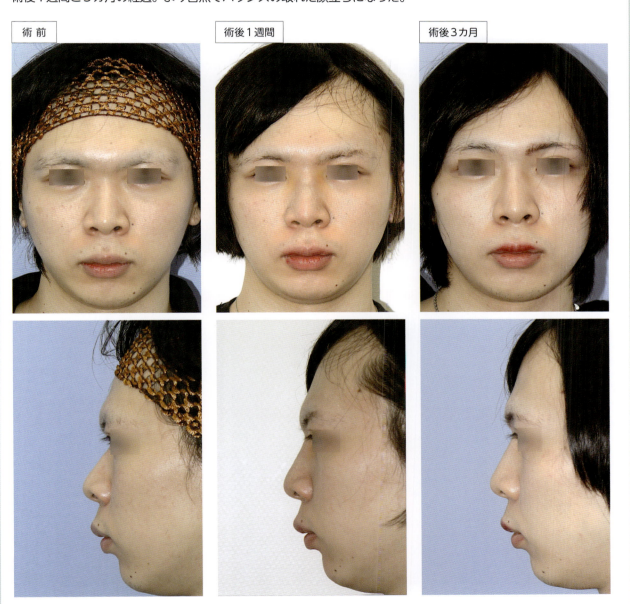

症例2

女性。トータルでの整鼻術を希望。
オープンアプローチにてシリコーンインプラント挿入，鼻尖形成，鼻翼縮小を行った。術後3年，安定している。

術前

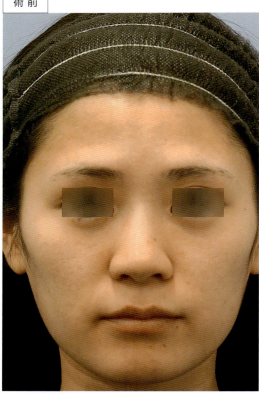
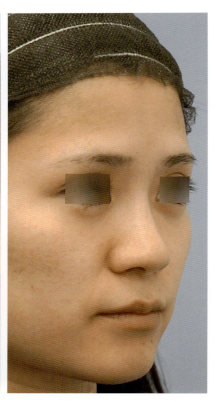

術後3年

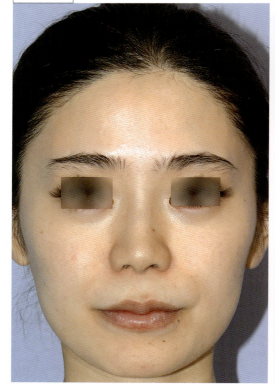
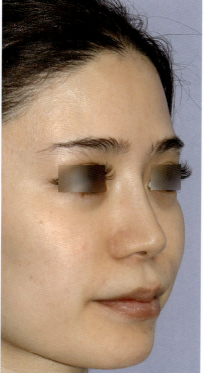

09 鼻尖形成術

相澤勝喜

1 手術を行うにあたり，注意すべきこと・心構え

はじめに

まず，美容医療を行う医師はゼロからプラスを求めている患者を相手にしているという点を常に頭に入れ，ゼロからマイナスになることのないように精進していただきたい。

術前に患者情報のすべてを見きわめるのが困難であることも多いため，できる限りの情報を集めて精査し，それでも予想外のことは起こるものと認識して手術に挑む心構えが大切である。

鼻尖部の手術について

鼻尖部は鼻の手術で最も難度が高い部分のひとつとなるが，一言で鼻尖部といっても挙上，下降，縮小，隆鼻と多岐にわたり，その難しさには適応患者の判断〜術式の選択までこれといった正解がいまだに示されていないところにあるのではないかと考える。

鼻尖部の高さが定まると，それを基準に鼻根部の高さを決めることができるという点で鼻の手術を行う際に最も優先すべきは鼻尖部であることが多い。

一番の難敵となりうるのが左右差であるが，骨格構造・軟骨組織・皮下組織の違いを術前にしっかりと認識し，患者とこれらを共有することが必要となる。手術によって改善できる左右差もあれば，手術を行うことによって悪化する場合もある。

> **Point & Pitfall**
> 現在までに様々な自家組織以外の素材が使用されているが，合併症が少なく安定した結果を残しているのはやはり自家組織である点もふまえ，それ以外の素材を使用する場合は十分にリスクを理解することが必要となる。
> また，術直後にある程度の仕上がりの形が予想できるので，時間がかかっても納得のいく形になるまでしっかりと調整をしていくことが大切である。

2 手術進行

手術のフローチャートを図1に示す。

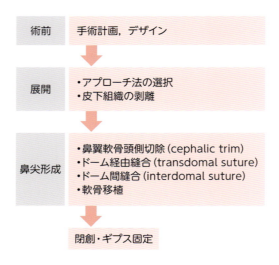

図1 ▶ 手術進行

デザイン

デザイン時には，必ず眉間の中心，目と目の中心，鼻尖点，人中を確認し**顔の中心を認識する**ためのマーキングを行う（図2）。ナジオン，リニオン，tip defining point，supratip breaking pointなども参考にする。

経鼻柱切開を行う場合は鼻柱に，鼻腔内切開を行う場合は鼻腔内に切開ラインのマーキングを行う。その後，鼻尖点をどの位置に持っていくか，膨らんでいる位置はどこか，左右差が出ている部位はどこかをマーキングしていくと術中に参考となる。

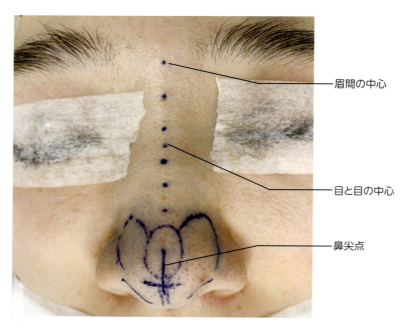

図2 ▶ デザイン

展開

鼻尖形成術に用いられるアプローチ法には，経鼻柱切開を加える**オープンアプローチ**，経鼻柱切開を加えない**クローズドアプローチ**に大きく分けられ（図3A），鼻腔内切開は大きく**鼻翼縁境界切開**（alar rim incision），**軟骨下切開**（infracartilaginous incision），**軟骨間切開**（intercartilaginous incision）等に分けられる。

当院では鼻尖形成時にはオープンアプローチで軟骨下切開を行うことが多い。経鼻柱切開の際は，**逆V字**でデザインすることが多い（図3B）。

A	オープンアプローチとクローズドアプローチの相違点	
	オープンアプローチ	クローズドアプローチ
	鼻柱／鼻腔内／切開部分	切開部分
手術方法	鼻柱部分を横に渡りながら鼻腔内を切開して，大鼻翼軟骨が直視下で手術ができるように術野を展開する方法。鼻中隔延長術などの鼻中隔をくり抜く作業や鼻骨骨切り術，肋軟骨を用いた鼻尖形成などでは，基本的にこのアプローチ方法が適用となる。	左右の鼻腔内の切開のみで，大鼻翼軟骨を露出して，フレームワークを行う方法。
メリット	鼻尖の形を評価しながら，しっかりとフレームワークができる。適した位置に軟骨移植などを行うのに優れている。	鼻柱に切開がないため，傷が表に出ない。

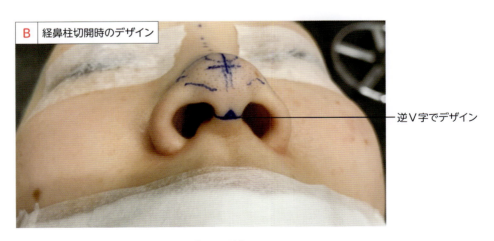

B 経鼻柱切開時のデザイン　　　　　逆V字でデザイン

図3▶鼻尖形成術に用いられるアプローチ法

皮下組織の展開剝離

脂肪中間層もしくは軟骨直上で剝離を行い，大鼻翼軟骨を露出する．皮下浅層は術後の血行不良，凹凸変形の原因になる可能性があるため傷つけないようにする．

鼻翼軟骨上の軟部組織を必要に応じて切除し，バイポーラで止血を行ったら**左右の鼻翼軟骨の大きさ，形，変形，左右差**を確認する（図4A）．外側脚のが大きく張り出しが強い場合は頭側切除（cephalic trim）を行い，鼻尖の大きさを調整する．（図4B）．

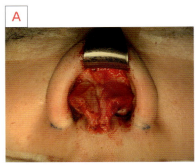

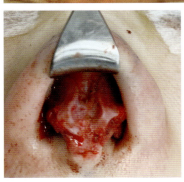 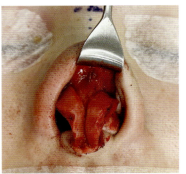

様々な形の鼻翼軟骨がある．

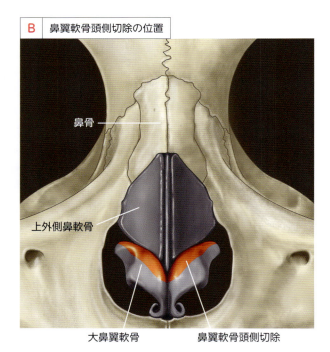

図4 ▶ 皮下組織の展開剝離

鼻尖形成

鼻翼軟骨を軟骨間縫合する場合は左右差を考えた上で外側脚に及ぼす影響を考慮して糸をかける位置を決める（図5A）。必要に応じてinterdomal suture（ドーム間縫合），transdomal suture（ドーム経由縫合）を使い分ける（図5B）。

内側脚の強度が弱くprojectionを出せない場合には**鼻柱支柱移植（columella strut）**を行う場合があるが，素材には頭側切除を行った軟骨，耳介軟骨，耳珠軟骨等を用いる（図5C）[1]。

また，鼻尖部の縮小効果をより強くするために**tardy法**を行うことがあるが，合併症を理解した上で行うことが重要である。鼻尖の縮小効果を出した後には軟骨移植を行うことが多いが，単純にonlay graftを行うだけでなく，状況に応じてumbrella graft, shield graft等を使い分ける（図5D）。

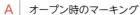

A　オープン時のマーキング

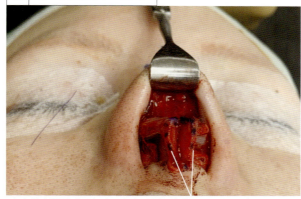

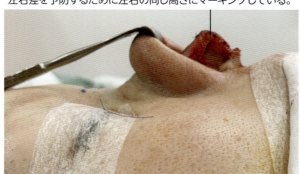

左右差を予防するために左右の同じ高さにマーキングしている。

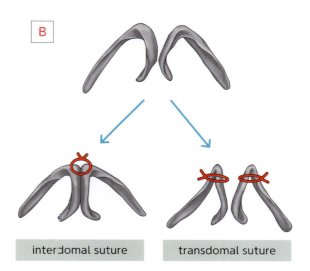

interdomal suture　　　transdomal suture

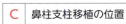

C　鼻柱支柱移植の位置　　　D　Onlay graft, shield graftの挿入位置

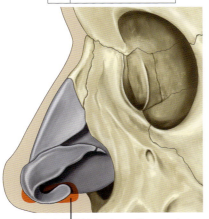

鼻柱支柱移植（columella strut）

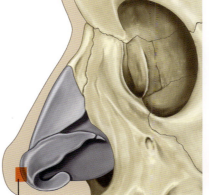

onlay graft

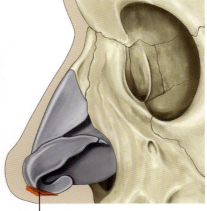

shield graft

図5 ▶ 鼻尖形成

鼻尖部のより強いprojectionを出したい場合や鼻唇角の変化を求める場合には**鼻中隔延長**を行う必要がある。

閉創

止血を確認したら，丁寧に閉創する。

3 手術適応[2]

鼻尖部の悩みの多くは「**鼻の高さが低い**」「**鼻先が丸く大きい**」「**鼻の穴が丸く大きい**」等である。これらの悩みに対して鼻尖部の解剖学的な構造の違いをしっかり理解した上で理想に近づけるには何が必要かを判断して手術適応を決めていく。

鼻先の丸みは，**皮膚・軟部組織の厚さ**と**軟骨の開き具合や形**によって丸く見えていることが多いため，interdomal suture，transdomal sutureにより軟骨構造を変化させて軟部組織を減量する鼻尖縮小術の適応を考えることとなる。

皮膚・軟部組織が薄く，軟骨強度が強い場合には鼻尖縮小の効果は出やすい傾向にある。逆に皮膚・軟部組織が厚く軟骨強度が弱い場合には鼻尖縮小の効果を出しにくいため，鼻尖部の丸みを減らす助けとして**高さ**を出してあげるというのも1つの手段となる。

また，皮膚・軟部組織が厚く外側脚が小さかったり，強度が弱かったりする場合に**ピンチノーズ**になりやすい傾向にあるため注意が必要となる。

高さという悩みに対しては軟骨強度がとても重要となるため，しっかり触って判断する必要がある。内側脚の強度が強い場合は軟骨移植で変化を出しやすいが強度不足で軟骨移植のみを行うと術後の後戻りが強い傾向にある。これは支柱となっている鼻翼軟骨がonlay graftで乗せられた軟骨を支えられず下に沈むためと考えられる。この場合，耳介軟骨等を使用してcolumella strutを立てるのも1つの手段である。

onlay graftのみの場合は**耳珠軟骨**で必要量を満たせることが多いが，その他に軟骨を使用し，必要量が多くなる場合は**耳介軟骨**を使用する。軟骨移植を検討する場合には耳の軟骨の大きさと強度を知るため必ず**耳の触診**をしておく。既往手術で軟骨が欠損していたり，想定外に大きなピアスや複数のピアスが開いていることも稀にある。

また，高さや向きに対して大きな変化を希望する方は鼻中隔延長の適応となる。鼻中隔延長を計画する場合は使用する**軟骨の強度**と**皮膚の伸び**をしっかり診察し，鼻中隔軟骨の強度，変形や湾曲がないかを見ておく必要がある。

鼻の手術歴がないかもしっかり問診しておく。複数回の手術歴がある患者はどの程度の瘢痕形成をしているかが術後の仕上がりに大きな影響を与える。

患者との術後のイメージの共有を行うことが難しいのも鼻の手術の難しいところなのですが，過度の変化や無理なイメージを持っている患者には注意をしたい。

イメージ共有の助けとなるように写真加工ソフトを使うのも助けとなる。

4 気を付けるべき合併症

出血

鼻根部〜鼻背部横に眼角動脈があり，基本的に傷つけにくい位置にあるが，その位置は頭に入れておく．経鼻柱切開では必ず鼻柱動脈の出血があるが，止血が難しい．局所麻酔を打ってエピネフリンが効いてから切開すると，容易に止血できる．その他の部位からじわじわと出血するのでこまめに止血する．皮膚側の止血にバイポーラを多く使用すると術後血流障害のリスクがあるため，圧迫止血にとどめる．

瘢痕形成

複数回の手術を行うと強い瘢痕形成をし，変形をきたすことがあるため注意する（図6）．また，著しく皮膚の伸展が阻害されている症例での修正は困難となる．

polly beak変形

鼻尖縮小術を行った後に鼻尖上部（supratip）の膨らみが起こることをpolly beak変形という．これは軟骨間縫合や鼻尖部の支持力の低下による鼻尖のprojection低下による余剰皮膚の膨らみ，瘢痕組織形成などが考えられる．術中必要に応じて皮下組織の減量を行う，術後適度な圧迫をすることで予防をする必要がある（図7）．

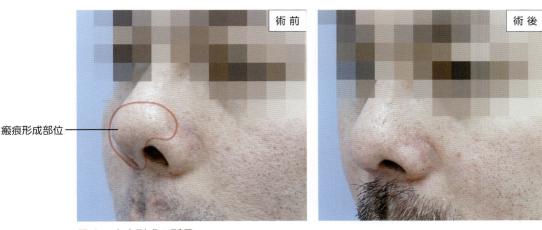

図6 ▶ 瘢痕形成の所見

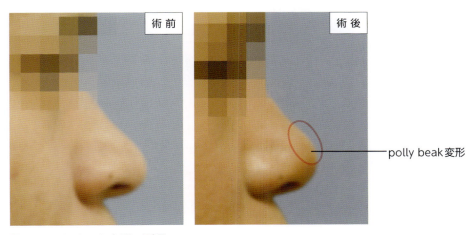

図7 ▶ Polly beak変形の所見

鼻孔縁の変形

術後拘縮，鼻翼軟骨の移動，alar rim incision，鼻腔内の縫合のズレ等が原因となり，術後に鼻孔縁に変形が生じることがある。

ピンチノーズ

鼻翼軟骨の過度の縫合や切除，術後の過度の圧迫，皮下組織の減量により鼻先がつまんだように変形することをピンチノーズ変形という（図8）。

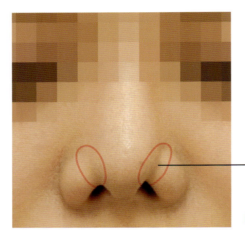

この影がピンチノーズの特徴である

図8 ▶ ピンチノーズの所見

皮膚の変形・壊死

複数回の手術，展開時に剥離層が浅すぎたり，術後の過度の圧迫により血流障害が原因となり，皮膚の変形や壊死が起こることがあるため注意しなくてはならない。

移植軟骨触知

軟骨移植を積み重ねすぎたり，辺縁の加工をせずにonlay graftをすることで時間の経過とともに軟骨が浮き出てくることがある。

よくある質問 Q&A 1

Q：polly beak変形はなぜ起こるのでしょうか？

A：鼻尖縮小術の術後に鼻尖上部が丸みを帯びてしまうpolly beak変形を起こしている症例をよく見かけます。原因のひとつに鼻尖部の**projectionの低下**が挙げられます[1]。筆者は患者さんに軟骨間縫合を説明するとき，よく紙を鼻翼軟骨の形にして凹ませたい部分を押して見せています。すると当然ですが押した部分以外も動き，鼻翼軟骨の頂点にあたる部位の高さも落ちます。これが軟骨間縫合によるprojectionの低下で，onlay graftやstrutの必要性を簡易的に説明しています。色々と試してみましたが，この方法が最も簡単で患者さんに鼻尖縮小時に軟骨移植が必要な点をご納得頂ける方法です。

また，軟部組織や皮膚の厚さや皮膚の余りもpolly beak変形の原因，過度に形成された瘢痕組織も原因となります。鼻尖部のprojectionをしっかり出すこと，テーピング等で瘢痕形成部を圧迫することが予防となります。場合によってはステロイド注入等も有効であると考えています。

5 問診・患者情報

背景

術前の情報では，年齢，性別，既往歴，鼻の手術歴，職業をしっかり聞いておく必要がある。このときに精神的に幼い，男性，手術への過度な期待，理解力が乏しい患者には注意が必要となる。

要望

鼻の手術では患者のイメージと術者のイメージのすり合わせが難しいことがある。少しでも明確にすり合わせを行うために問診ではどのように変わりたいかを患者自身の言葉で表現してもらい，理想像を写真等で持ってきてもらうことをお勧めする。

診察初見

上記をふまえた上で触診・視診にて評価を行う。「木を見て森を見ず」という状態になることがないように，顔全体の中でのバランスを常に考えて適応を判断していく必要がある。その点で患者は自己を客観視できていることが少なく，顔のバランスを崩すような高さや無理な尖った細い鼻先を要求してくることが多々ある。この点は医師が客観的にバランスを見た上での患者教育が必要となる。

鼻の形状の観察では，鼻尖部は鼻翼軟骨の輪郭が出ているか，隆起が離れて2分されているか，軟骨の大きさ，強度，進展度，押したときの支持性，弾力性をみる。また，同時に鼻柱や鼻孔形態と鼻翼軟骨の状態も確認する。

視診では正面，側面だけでなく**斜位，底面からの診察**も必ず行う。診察を行う上で皮膚の厚さ・硬さ・伸縮度，鼻翼軟骨の強度，鼻中隔軟骨の偏移は手術結果を左右する最も重要な要因の1つとなる。機能面で**鼻の通りに左右差**があるかどうかも診察しておく。

質感も重要である。皮膚の質感，厚さ，薄さ，硬さ，可動性も評価する。皮膚が厚い場合は軟骨などの変化が表面に現れにくく，薄い場合は逆に変化が出やすい。皮脂腺の発達度合い，皮脂腺が発達している場合は，皮脂腺からの感染や血行不良のリスクが高くなる。

情報を分析したら鏡や写真を使い，患者自身の持っている自己像と実際の鼻の形態の違いを理解してもらえるように結果を伝える。

皮膚の厚さと大鼻翼軟骨の形状によって必要になってくる手技が変わってくる（図9）。

皮膚が薄いタイプ（図9A）

軟骨の形状変化が外形の変化として表れやすい。

皮膚が厚いタイプ（図9B）

軟骨の形状変化が外形の変化として表れにくく，無理に細くしようとするとピンチノーズ変形やpolly beak変形などが生じやすいため注意を要する。脂肪が多いなら除去して厚みを減らす必要がある。

大鼻翼軟骨が大きくドーム間が広がっているタイプ（図9C）

interdomal sutureが効果的である。逆にドーム間が狭いと，interdomal sutureがあまり効果的ではない。

大鼻翼軟骨が大きくドームが膨らんでいるタイプ（図9D）

ドームの膨らみをtransdomal sutureによってコントロールすることで，鼻尖縮小効果を出しやすい。

外側脚が大きいタイプ（図9E）

外側脚の一部を切除するcephalic trimが効果的な場合が多いが，大鼻翼軟骨自体の切除がdomal sutureでのコントロールを難しくし，修正を困難にするという側面があることを理解しておく必要がある。

外側脚が小さいタイプ（図9F）

domal sutureによる鼻尖縮小効果が出しにくい。鼻尖部の高さを出す等の方法と組み合わせることで効果を出すことを考える。

曲がり丸まっているタイプ（図9G）

修正や鼻翼軟骨上の軟骨移植が必要な場合がある。

- **内側脚の場合**

    内側脚の周辺の組織剥離により，鼻の支柱の強度が落ちることは念頭に置いておく。

- **鼻尖に対する支持力が弱い場合**

    columella strutだけでは強度不足なことがあるので，鼻中隔延長等の強い支柱を必要とすることがある。

- **鼻尖に対する支持力が強い場合**

    columella strutで強度を補うことが有用な場合が多い。

大鼻翼軟骨が小さいタイプ（図9H）

大鼻翼軟骨の変化では鼻先を細くするのは困難であることが多い。脂肪を除去したり，高さを出したりといった工夫が必要である。

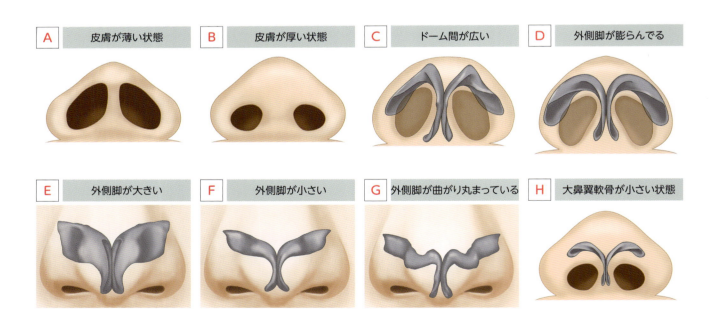

図9 ▶ 皮膚の厚さと大鼻翼軟骨の形状

よくある質問 Q&A 2

Q：多様な形態の鼻に対して，どのように術後のイメージをしていますか？

A：鼻の手術後の形は複雑な因子によって決まり，完全に予想することは困難を極めます。しかし，できる限り想像し，術後の形態をコントロールしなくてはなりません。そのためには術後経過をしっかり見ることが重要になってきます。

術前の測定，術後経過における因子の効果判定，術後最低半年の経過観察，正確に撮影した写真の経時的な変化の観察と，術者の地道な努力のみが術後のイメージをもたらしてくれるでしょう。

よくある質問 Q&A 3

Q：鼻と一緒に他部位の手術も行う際，順番に考慮すべき手術はありますか？

A：鼻の手術を行う際，順番に考慮すべき手術は目頭切開と上顎骨の骨切りです。

目頭切開において，鼻根部の隆鼻は優先して行うようにしましょう。

上顎骨の移動を伴う手術においては，鼻の手術は後に行うようにしてください。

また，鼻の手術内においては鼻尖部を最優先として，その後鼻根部や鼻翼を行うようにしましょう。

6 手術に必要な器具，準備

当院での手術器具を図10に示す。

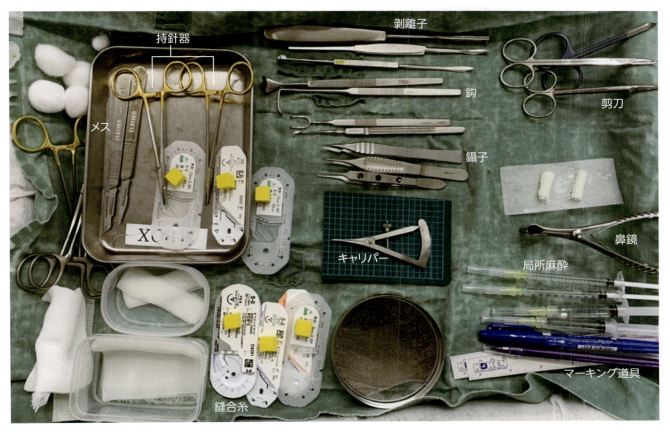

図10 ▶ 手術器具

- デザインペン，スケール，キャリパー

　　正確に測定したりデザインを行うためにあると便利である。軟骨移植等を行う場合は目盛り付きの台を使用するとよい。

- ロックシリンジ

　　局所麻酔に使用するとバーストのリスクが軽減する。鼻腔内がしっかり見えるように鼻鏡があるとよい。

- メス（11番，15番）
- 鑷子（有鈎，無鈎）
- 吸収糸，非吸収糸

　　軟骨等中に残す糸は極力吸収糸で行うが，ここぞという場面だけは非吸収糸で行うようにしている。また，縫う場所に応じて糸の太さや針の大きさを使い分けるとよい。

- 牽引器（有鈎，無鈎，長さの違うもの）

　　鼻の展開後に牽引を行うための道具としていくつか用意しておくとよい。

- 剪刀

　　曲や直など使いやすいものをいくつか用意しておくとよい。

- その他

　　術中に鼻にや耳に詰めておくガーゼや綿球，出血を抑えるためにボスミンを含んだものを用意しておく。

7 手術法

マーキング

　　正中線と鼻尖の頂点を作りたい部分，膨らみを青でマーキングする（図2参照）。

経鼻柱切開

　　経鼻柱切開は逆Ｖ字型でデザイン（図11A）をし，11番メスで切開をする。この際に鼻をつまみ上げるように少し上に引っ張ると鼻柱の皮膚が進展し，メスが入りやすくなる（図11B）。鼻柱の側面に近づくにつれて鼻翼軟骨の**内側脚は一般的に浅い位置にある**ため傷つけないように浅くメスを入れる（図11B）。

　　鼻柱を切開したのちに鼻腔内をsoft triangleまで切り上げるが筆者はここまでを11番メスで行っている。

　　鼻柱に曲剪刀を優しく入れて広げるように剥離する（図11C）。この際に強い力で剥離をすると内側脚を傷つけることがあるため注意する。

　　曲剪刀を入れた状態で内側脚を保護しながらメスで剥離範囲とつなげるように切開する（図11D）。

　　鼻柱動脈を切断することとなるためここは出血をしやすい。

　　止血が難しい部位となるため，エピネフリン含有キシロカイン®を入れてから止血するとよい（図11E）。

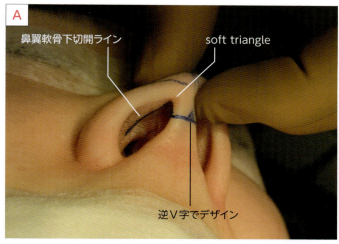

鼻柱および鼻腔内の切開ライン。経鼻柱切開のラインと軟骨下切開のラインをマーキングする。

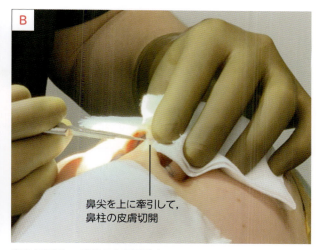

鼻尖を牽引し，鼻柱を皮膚切開する。

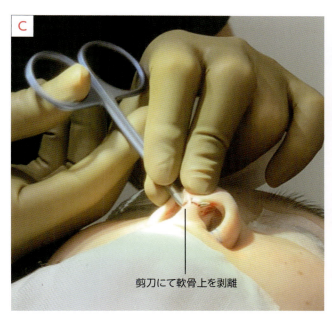

剪刀で軟骨上を剥離する。

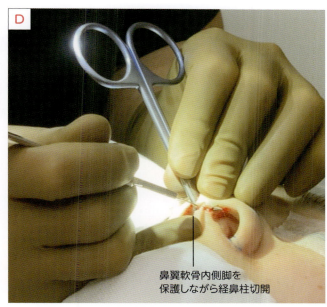

鼻翼軟骨内側脚を保護しつつ経鼻柱を切開する。

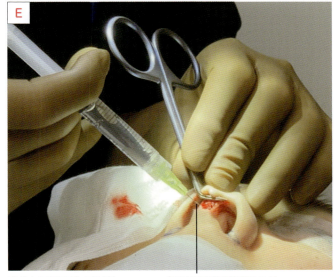

鼻柱に局所麻酔を追加し，止血しやすくする。

図11 ▶ 経鼻柱切開

皮下組織の展開剥離

切開した鼻柱を牽引し，鼻翼軟骨下を15番メスで切開する。鼻柱を牽引することによって，先ほどの切開線と鼻翼軟骨下の切開線がスムーズなラインとなるため容易に切開できる（図12A）。

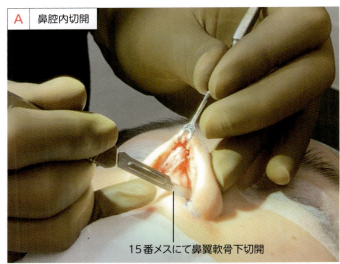
A 鼻腔内切開
15番メスにて鼻翼軟骨下切開

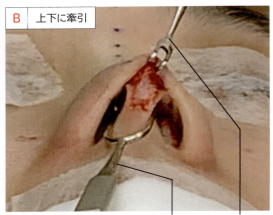
B 上下に牽引
大小二爪鉤にて上下に牽引

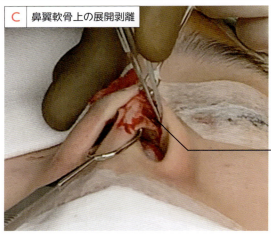
C 鼻翼軟骨上の展開剥離
鼻翼軟骨上の剥離

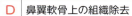

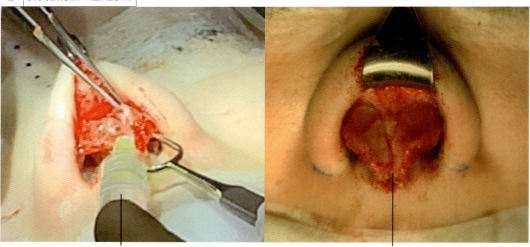
D 鼻翼軟骨上の組織除去
軟骨上に局所麻酔を入れ，hydrodissectionを行う
展開された鼻翼軟骨

図12 ▶ 皮下組織の展開剥離

上下に牽引を行い脂肪中間層で剥離展開を行う。この際吸引器で血液を吸引してもらうのもよいが筆者はガーゼで拭くのみであまり行っていない（図12B）。

左右の軟骨上の剥離展開を行った後に中心の展開を行う（図12C）。

軟骨上で展開をしたのちに軟骨をきれいに出すために余分な脂肪・軟部組織を切除するが，このときも局所麻酔等を軟骨上に入れてhydrodissectionを行うときれいに切除しやすい（図12D）。

マーキング

鼻翼軟骨が露出した後に軟骨間縫合を行う場合には軟骨の左右差をしっかり見きわめて，鑷子等でどのような形にしたいかを動かして確認する（図13A）。

形が決まったらどの部位を縫合するかをピオクタニン等でマーキングをしてから糸を通すとより正確になる（図13B）。

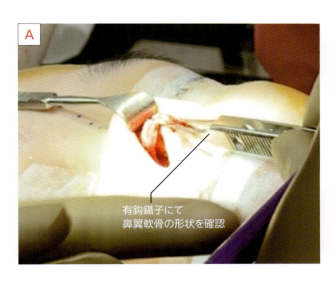
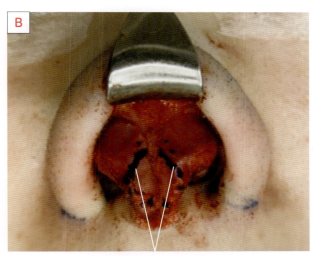

図13 ▶ マーキング
A：鼻翼軟骨の形状を確認する。
B：上から見た軟骨のマーキング位置。

鼻翼軟骨頭側切除／軟骨縫合

鼻翼軟骨頭側切除を行う場合には残す鼻翼軟骨の大きさをキャリパー等で測定し，ピオクタニン等でマーキングをする。鼻翼軟骨が薄くペラペラだと感じたらあまり鼻翼軟骨頭側切除は行わない。

必要な部位にマーキングを終えたら，鼻翼軟骨頭側切除，transdomal suture, interdomal suture による軟骨間縫合を行う。

筆者は軟骨間縫合を吸収糸で行っている。鼻翼軟骨のドームの丸みが減るように水平マットレス縫合を1糸ずつ行い，次に左右の軟骨の先端同士を寄せるように縫合する。軟骨同士を寄せすぎると自然な鼻尖の形態を失うので少し三角形のように開く形で残すとよい（図14）。

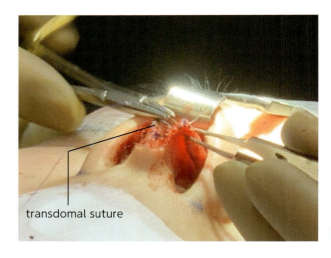

図14 ▶ 軟骨間縫合

軟骨移植

onlay graftを乗せる場合は丁寧に1つずつ乗せるのがよい（図15）。

2枚目以降は針などで固定をすると軟骨が縫うときにずれにくい。

この際に軟骨辺縁が術後浮き出して見えるのを予防するために軟部組織で覆ったり，軟骨に切れ込みを入れる等の工夫をする。

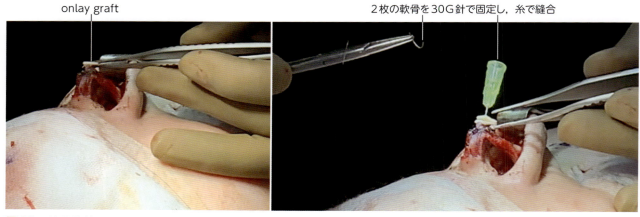

図15 ▶ 軟骨移植

耳珠軟骨

耳珠軟骨は耳介軟骨と比べると小さく強度が弱い（図16）。しかし曲がりが少ない傾向にあること，採取が容易であるために使用されることが多い。採取後に変形することはあまりないが，イヤホンなどが落ちやすくなったりすることがある。

採取方法

耳珠の傷が目立ちにくい位置に10～15mmほどの切開を加える（図17A，B）。軟骨裏面を剥離し，止血する。軟骨の上端を残してメスで切開し，表側を剥離したら剪刀にて丁寧に採取する（図17C）。縫合をナイロン糸で行って耳に綿球を詰めて内側から圧迫を行う（図17D）。

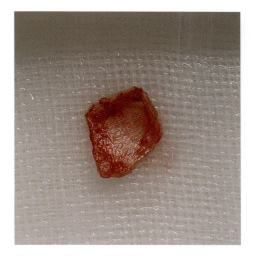

図16 ▶ 採取した耳珠軟骨

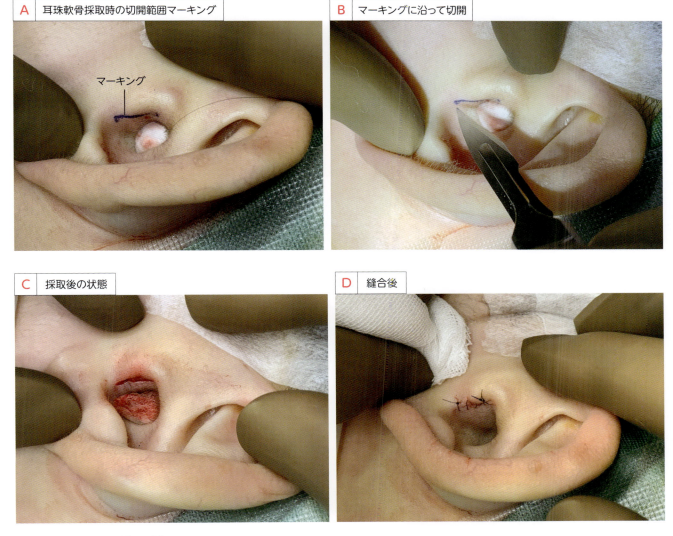

図17 ▶ 耳珠軟骨の採取手技

09 鼻尖形成術

145

耳介軟骨

耳介軟骨は耳珠軟骨に比べて強く，大きいため十分な量を採取することができる（図18A）。しかし，曲がりがあることが短所であり，しっかりした量を採取するのにある程度の慣れが必要となる。

耳介軟骨は前面からの採取，後面からの採取ともに可能であるが，前面からの採取では瘢痕を隠しにくいため基本的に筆者は後面からの採取を行っている（図18B）。採取部は耳甲介舟，耳甲介腔とし，変形を防ぐために耳輪脚はできる限り残すことが望ましい。

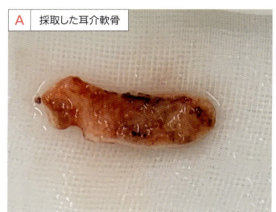
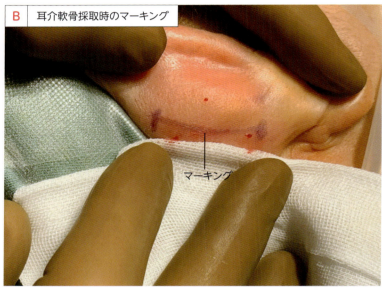

図18 ▶ 耳介軟骨

採取方法

局所麻酔を行い，耳介後面を15番メスで切開し採取範囲を剪刀で剥離する（図19A）。このときに軟骨側に軟骨膜を残しておくことで，割れやすい耳介軟骨を保護する効果がある。

耳輪脚を残すように後面に採取範囲をマーキングする（図19B）。慣れるまでは後面と前面の位置関係を把握しやすいように30Gの針等を刺して位置確認をするとよい（図19C）。マーキング位置に正確にメスで切れ込みを入れるが深くなりすぎないように注意する（図19D）。軟骨の前面側は皮膚穿孔を起こしやすく注意が必要になるため，筆者は軟骨膜下近辺での剥離を行うようにしている。

軟骨内での剥離にはならないように注意をする。剥離後の皮膚は透けて反対が見えるくらい薄い（図19E）。耳介前面側からの局所麻酔を多めに入れてhydrodissectionと皮膚の保護をする。

採取後

丁寧に止血を行い，閉創する（図20A）。その後ソフラチュール®を丸めて，前面後面に置きボルスター固定を行う（図20B）。

閉創

止血を確認し閉創する。閉創は鼻柱から行い，創のズレが起こらないように丁寧に行う。閉創後テーピング固定をし，その上から熱可塑性素材のオルフィットで固定する（図21）。

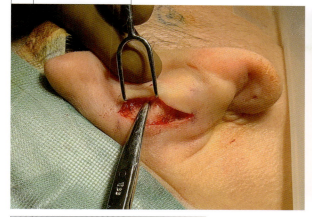

A 耳介軟骨上の剥離

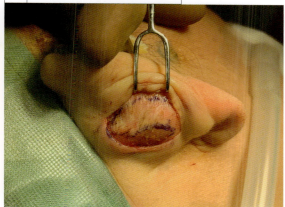

B 耳介軟骨採取部位のマーキング

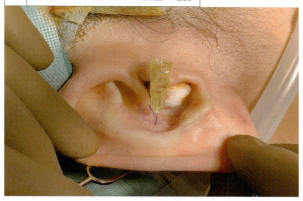

C 前側から針を刺している位置を確認

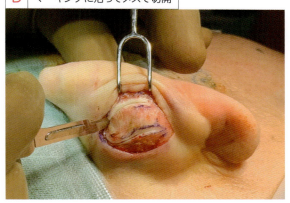

D マーキングに沿ってメスで切開

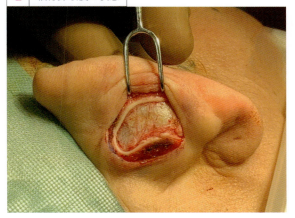

E 軟骨採取後の状態

図19 ▶ 耳介軟骨の採取手技

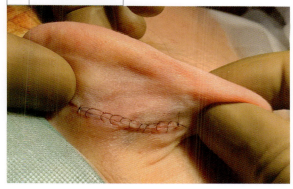

A 切開部位の縫合後

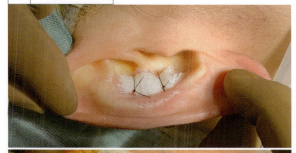

B ボルスター固定

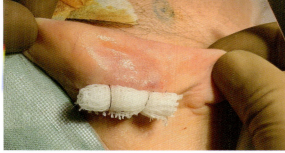

図20 ▶ 耳介軟骨採取後の固定

テーピング固定　　　　　　上からオルフィット(熱可塑性プラスチック)で固定

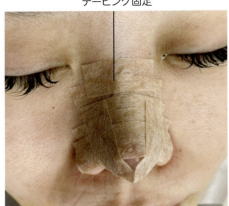
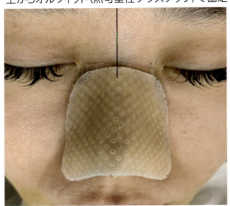

図21 ▶ テーピング・固定

よくある質問 Q&A ④

Q：鼻尖部の手術がうまくなるにはどうすればいいでしょうか？

A：鼻尖部の理解のためにも初心者ほどopen法を行うべきです。その上で自分がどの部位を変化させたいかを考えながら手術を行いましょう。術中に何度閉じて確認してもよいので，自分が触っている部位が外皮のどの部位の下にあるのかを少しずつ把握してくことが重要です。わかりにくければ鼻柱を仮閉創した後，鑷子を入れて確認したい位置に鑷子を置いたまま開創すると位置が明らかになります。そして，術後数カ月での変化を把握しましょう。

これらのことをしっかり行っている医師とそうでない医師では，上達の速度がまるで違ってきます。

8 後療法

テーピング，ギプス

図21にテーピングとギプス固定の例を示す。テーピングは腫れや血腫を予防する目的で行うが，鼻尖上部のテーピングをしっかりしておくことでpolly beak変形の予防に効果があると言われている。固定には皮下組織を切除したことによってできた空間をなくし，鼻翼軟骨と皮膚を密着させる効果，過度の腫れを予防する効果と手術部位の保護効果がある。デンバーなどの硬い素材での過度の圧迫固定は術後の虚血，壊死などを起こすことがあるため注意が必要である。

再手術について

術後の再手術は形が気に入らない，変形してしまったなど様々な理由があるが，術後感染等がない限りは基本的に半年以上の期間をあけていただくのが無難である。感染等を起こしてしまった場合は，人工物があるとコントロールが難しくなるため，できる限り早急に取り除く。この際にできれば他の移植組織も取り除き，半年以上経ってから再手術を行うほうがよい。

症例1

20歳代，女性。「鼻筋を通して団子鼻をスッキリさせたい」との主訴で来院。

術前評価	軟骨の強度は中等度からやや硬め，皮膚の厚さは薄く，鼻の手術歴はなし。
手術	鼻尖形成と耳珠軟骨を利用した軟骨移植，I型プロテーゼを併用した。
術後3カ月	鼻筋にストレートラインが形成され，鼻先の団子鼻が解消された。

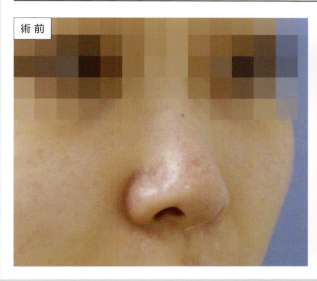
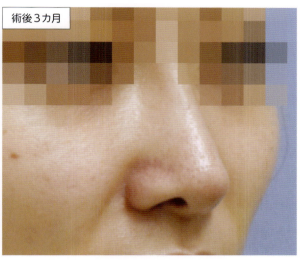

症例2

20歳代，女性。他院でヒアルロン酸とGメッシュを入れる施術を行ったが，効果があまり認められず，ナチュラルにしっかりと変化が欲しいと希望して来院。

術前評価	面視で鼻尖中央部からやや頭側の部位は丸みが強く膨らんでいる，それより尾側はやや細くなっている。軟骨強度はやや弱く，皮膚の厚みは少し厚めである。
手術	鼻中隔延長，鼻尖形成，軟骨移植，鼻翼縮小，I型プロテーゼを併用した。
術後1カ月	鼻根部から鼻先まで自然でしっかりと鼻筋が通り，鼻先の丸みが改善した。

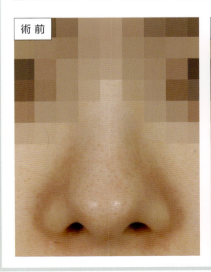
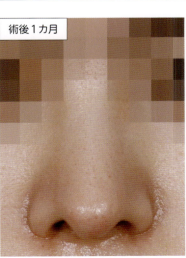

症例3

20歳代，女性。鼻先の丸みと高さを気にされて来院。しっかりとした高さとアップノーズの形を希望して来院。また，鼻背部の膨らみを同時に改善したいとの希望もあった。

術前評価	皮膚はやや薄く，軟骨強度はやや強い。鼻背部にhumpを認める。
手術	鼻中隔延長，鼻尖形成，軟骨移植，わし鼻修正，Ⅰ型プロテーゼを併用した。
術後1カ月	正面視で鼻尖の膨らみの改善が認められ，斜位でhumpの改善と鼻尖部の前方移動を認める。

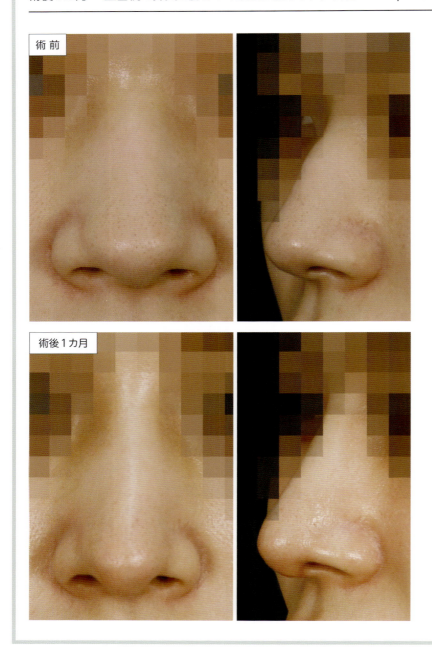

文献

1) 鄭　載用：鼻尖形成術の概要．鼻形成術．三恵社，2017．p212-44．
2) 小室裕造：整鼻術はなぜ難しいか．形成外科，2018；61(12)：1471-9．

10 鼻翼形成術

前田　翔，飯田秀夫

1 手術を行うにあたり，注意すべきこと・心構え

　鼻翼の形態は幅や大きさなど二次元ではなく，鼻孔を形作る立体的な構造物として見なければならない。表面の解剖としてはサブユニットとそれらを分ける定義点と線を理解しておくとよい。また，鼻尖，鼻柱，上口唇，法令線等の隣接部位の状態も考慮して手術の適応を決める必要がある（図1）。

　鼻尖部近くを除く鼻翼の大部分は，軟骨を含まない軟部組織のみで構成され，皮膚・皮下組織は分厚く皮脂腺・毛包を多く含む。鼻孔縁，鼻腔底に近づくにつれて皮膚は薄くなり，皮脂腺は減少していく。アジア人の鼻翼形態は左右に広がり鼻孔が丸く膨らんだように見えるのが特徴であり，鼻翼の切除縮小術により大きな鼻孔を目立たなくさせたいとの希望で受診する患者は多い。しかし，そのような患者の大部分は，**鼻中隔軟骨・鼻翼軟骨内側脚の発達不全による支持性の不足や，厚く硬い皮膚・皮下組織の圧力で短鼻やアップノーズを伴っており，美しい鼻を作るためには鼻中隔延長術や鼻柱下降術，鼻尖形成術などを組み合わせた複合手術が必要であることも多い。**

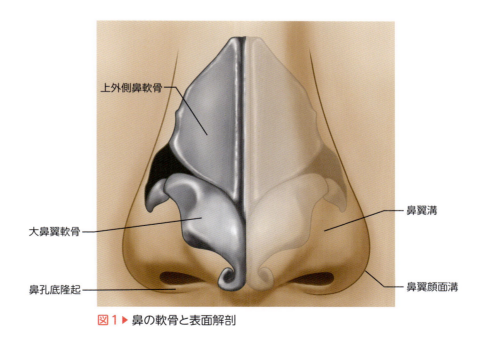

図1 ▶ 鼻の軟骨と表面解剖

日本人は大きな変化を避け，軽い手術を望む傾向があり，鼻尖の方向や形態を変えずに鼻翼のみの施術となることも多いが，その場合もカウンセリング時に上記を説明し，予想される結果を理解していただいた上で手術に望むべきである。

鼻翼の切除縮小術は不可逆な変化をきたすものであり，戻すことは容易ではない。さらに鼻翼部の傷跡は鼻の美容を目的とした手術の中では比較的目立ちやすい。これらを説明した上で，施術を希望する患者は適応とする。また，施術に慣れるまでは控えめなデザインを心がけることで大きな失敗を避けることができる。

2 手術進行

手術進行のフローチャートを図2に示す。

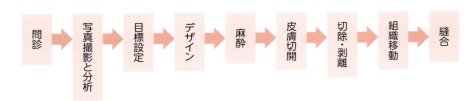

図2 ▶ 手術進行

3 手術適応

鼻翼縮小は鼻のどの部分で組織を切除するかにより，内側法と外側法に分けられる（図3）。内側法は主に鼻腔底の皮膚を切除・縫合するのに対し，外側法は鼻翼顔面溝に隣接した鼻翼を切除・縫合する。

内側法の適応（図3A）

内側法は鼻翼そのものの大きさは変わらないが，鼻翼基部を正中に寄せることで鼻翼幅を縮小させる。鼻翼基部が外側にあり鼻孔が横長のときは内側法が適している。

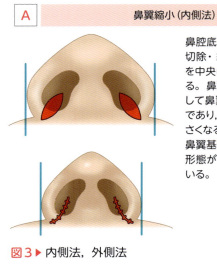

A 鼻翼縮小（内側法）

鼻腔底の皮膚・皮下組織を切除・縫合することで鼻翼を中央に寄せ，幅を狭くする。鼻翼基部の位置を動かして鼻翼幅を減少させるのであり，鼻翼そのものが小さくなるわけではない。鼻翼基部が外側にあり鼻孔形態が横長のものに適している。

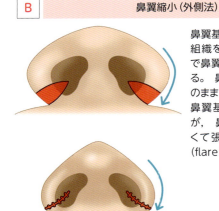

B 鼻翼縮小（外側法）

鼻翼基部近くの皮膚・皮下組織を切除・縫合するので鼻翼そのものが小さくなる。鼻翼基部の位置はそのままである。
鼻翼基部は離れていないが，鼻翼そのものが大きくて張り出しが強いもの（flare型）に適している。

図3 ▶ 内側法，外側法

内側法は鼻孔縁部の鼻翼が最も動くため，正面からみて「八」の字で末広がりになっている鼻翼に効果的で，正面から見て「V」字の鼻翼に行うと絞られた形状が強調されボーリングのピンのような不自然な形態になる。また，鼻翼の厚みが薄く鼻腔が横に大きいほど効果が出やすく，鼻翼の厚みがあり，鼻孔が小さい場合は呼吸障害の原因となるので過度な縮小は注意が必要である。張り出しの強いflare型も鼻翼基部が内側に移動することでより張り出しが協調されてしまうので適応となりにくい。

　内側法では，瘢痕の大部分は鼻腔内に隠れるので目立たない。鼻翼基部に一部が露出するが影になる部分であり，鼻翼顔面溝の延長としてカモフラージュしやすい。

外側法の適応（図3B）

　外側法は鼻翼基部の位置は変わらないが，鼻翼そのものを減量させることで鼻翼幅を縮小させることを目的とする。鼻翼基部がさほど外側にはなく，鼻翼そのものが大きく張り出しが強いとき（flare型）は外側法が適している。

　外側法を張り出しの強くない鼻翼に対して行うと鼻翼が直線的となり，鼻翼顔面溝が浅いテントのような鼻となる。また，鼻翼が極度に大きい症例では鼻翼下垂（hanging ala）となっているために鼻翼縮小外側法のみでは改善しきれないことも多く，鼻翼挙上術や鼻柱下降術などの併用も考慮する。

　外側法の瘢痕は鼻翼顔面溝に沿うので比較的隠しやすい場所ではあるが，露出部なので光の当たり方によっては目立つこともある。また，皮脂腺が発達している場所なので炎症の遷延によりニキビ跡のような陥没ができたり，縫合糸跡が目立つこともあるので注意が必要である。

日本人の理想の鼻翼幅，鼻翼の大きさ

　文献によって異なるが，日本人女性の理想とする鼻翼幅は正面から見て33～37mmで，**内眼角間距離と大きく差がないと良いとされている**（図4A）。また，側面から見た鼻翼の大きさの理想値は，中央部で幅約15mmである（図4B）。

　正面，側面，あおりからの鼻翼の形態や周囲とのバランスを観察し，適切な術式を選択することが重要である。

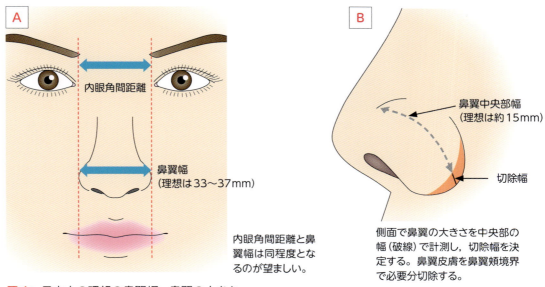

図4 ▶ 日本人の理想の鼻翼幅，鼻翼の大きさ

Point & Pitfall 1

すべての手術において最も大事なポイントは手術適応である。診察で現状と理想像を十分に把握し，最適な施術法を考える。常に手術の結果をフィードバックし，次の手術に生かすことでおのずと手術結果は向上する。

顔や鼻の大きさ・各パーツのバランスによって基準は変わる（図5）。また，予算面での制限のため，術式の選択を含めた調節が必要となることも多い。各々の医療機関により異なるであろうが，鼻翼の縮小術を希望し受診した患者の半分以上は鼻翼縮小以外の手術適応もある。多くは鼻尖部の前方進展をきたす施術で鼻翼の皮膚を鼻尖部に引っ張ることで，よりバランスの良い鼻となることが多い。患者が希望する鼻翼部の施術のみを行うとかえって鼻尖部が大きく見え，不自然になることもありえる。

しかし，実際は前述のリスクを理解した上で施術すれば，明らかに不自然になる例以外は患者の意思を尊重すれば問題になることは少なく，満足度も高い場合が多い。患者の嗜好や状況を理解した上での術式選択が重要であり，施術者の理想のみを押し付けるべきではない。

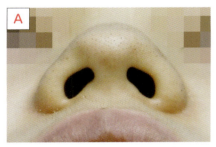

A: 東洋人に多い鼻尖・鼻翼の形態で，鼻翼は厚く，鼻孔は比較的小さい。鼻翼軟骨内側脚が発達していないので鼻柱は太く短い。皮脂腺は発達しており，角栓を有する。鼻尖は丸くて大きく，高さは不足気味である。鼻孔が小さく鼻翼縮小だけでは限界があるので，鼻尖形成や鼻尖増高などを併用し，立体感を出すのが望ましい。

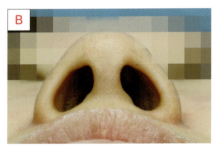

B: 鼻翼軟骨内側脚がしっかりしており，鼻翼の皮膚は薄くて皮脂腺は目立たない。鼻孔は大きいので鼻翼縮小内側法のみで縮小効果を見込めるが，さらに鼻尖形成を行い，鼻孔上半分を狭くするといっそうバランスが良くなる。比較的稀なタイプである。

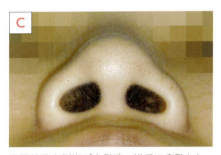

C: 鼻翼軟骨内側脚が未発達で横長の鼻孔となっている。鼻柱は短いが鼻尖は比較的高さがある。鼻腔底が広いので鼻翼縮小内側法の良い適応であり，鼻孔の横長感の改善が期待できる。鼻中隔延長で全体的に高さを出すとさらに良い形となる。

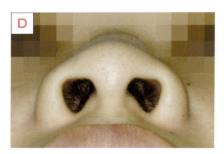

D: 鼻翼基部は厚く幅広であり，鼻柱は短い。鼻翼は大きく張り出して逆三角形の鼻孔になっている。鼻翼縮小外側法の適応である。

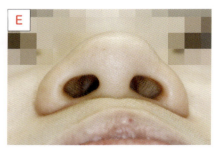

E: 鼻翼軟骨，鼻中隔軟骨が小さく弱いために全体的に高さが乏しく小さい鼻である。鼻翼幅があるように見えるが内眼角間距離とほぼ等しい。鼻翼縮小ではより小さい鼻になってしまうので適応にはなりにくい。鼻中隔延長と鼻プロテーゼで鼻尖・鼻筋を高くして鼻全体の立体感・ボリューム感を出すことが望ましい。

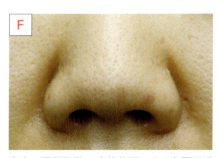

F: 鼻尖の頭側移動，鼻柱後退による鼻翼下垂（hanging ala）があるために正面から見て鼻孔が目立つタイプである。鼻翼幅があるため目立っているわけではないので鼻翼縮小は有効ではない。鼻中隔延長による鼻尖・鼻柱の尾側移動，鼻尖形成による鼻尖の減量が望ましい。

図5 ▶ 様々なタイプの鼻尖・鼻翼の形態

よくある質問 Q&A ①

Q：患者さんが笑ったときの鼻翼幅が大きくて気になっている場合，どれくらい幅を狭くするべきでしょうか？

A：表情の変化，特に笑ったときの鼻翼の広がりに対して単純に希望幅まで縮小術を行うと，笑っていないときの鼻翼幅が不自然に小さくなり違和感が生じます。縮小の程度はあくまで自然な範囲にとどめるほうがよいでしょう。

表情による変化を抑える方法としては，下記の方法があります。

- 鼻筋鼻翼部（鼻孔開大筋）の力を弱める目的で，鼻翼外側にボトックス注射を打つ。
  口角挙筋や小頬骨筋にボトックスが効いてしまうと口角が上がらなくなり，笑えない等のトラブルになるので注意しましょう。
- 鼻翼外側の皮下を剥離し，上唇鼻翼挙筋や上唇挙筋の鼻翼成分を分離する。
- 筋肉に拮抗するように，左右鼻翼基部を非吸収糸で縫合する。
  以上の対策を施した上で，残る表情変化は受容していただきましょう。

4 気を付けるべき合併症（図6）

醜状瘢痕（図6A, B）

鼻翼部の傷は面の変わり目に位置するので比較的隠しやすいが，通常の平らな皮膚面における切開や縫合とは異なる注意点や技術が必要になる。創縁が段差とならないような丁寧な縫合はもちろん，切開の位置や角度に気を付けることで醜状化を防ぐことが重要である。

皮膚切開は皮膚に対して垂直に入れて創縁を挫滅させない，血流を妨げないよう必要最低限の真皮縫合を行い創部の緊張を除去する，内反しないよう正確に皮膚面を合せわて縫合するといった基本的な技術が必要とされる。

オプションとして，術前術後のボツリヌストキシン注射で皮脂腺の活動を抑制し，創部の炎症の遷延を防ぐことも有用である。瘢痕の赤みがなくなった後も目立つ場合はフラクショナルレーザーを複数回照射することで目立たなくさせることもある。

鼻孔縁の切れ込み（ノッチ変形）（図6C）

内側法では鼻腔底の皮膚を切除，縫合するので鼻孔縁の段差や切れ込み（ノッチ）が発生しやすい。特に鼻翼基部の強いカーブの部分を切除縫合すると鼻翼と鼻腔底が鋭角に隣り合うこととなり目立ってしまう。強いカーブの部分はできるだけ温存し，鼻腔底近くを切除するとノッチになりにくい。

また，逆三角形の切断面では縫合に際し内反してノッチとなりやすい。ホームベース型の断面となるようにメスを皮膚に対して直角に入れて組織切除を行う。

感染や縫合糸の露出

縫合不全や皮下組織を過剰に切除することで死腔が生じると感染しやすくなる。鼻翼周囲に毛包炎やヘルペス病変を認める場合は手術を延期する。

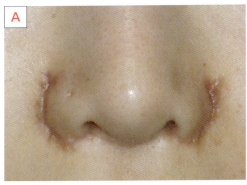
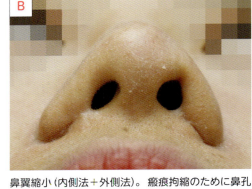

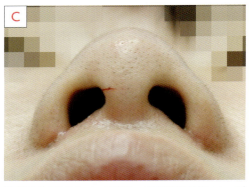
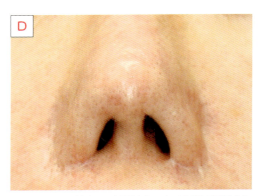

A：鼻翼縮小（内側法＋外側法）。外側法の瘢痕が目立っている。

B：鼻翼縮小（内側法＋外側法）。瘢痕拘縮のために鼻孔の狭小化が起きている。

C：鼻翼基部の生じたノッチ変形。鼻翼基部の強いカーブの部分を切除することで生じる。鼻腔底の平らな部分を切除するようデザインする。

D：過剰な内側・外側での鼻翼縮小により鼻翼は扁平化し鼻孔はコンセント状になっている。鼻孔縁へのfree composite graftや局所皮弁が有効ではあるが，美容的には良い結果とならないことも多い。

図6 ▶ 合併症

鼻翼皮膚は皮脂腺が多いので真皮縫合した糸の露出や縫合糸膿瘍が起きやすい。深めの縫合を心がけ，抜糸や切開排膿で対応する。

左右差

鼻孔の大きさや形は左右非対称な場合が多く，鼻翼軟骨の大きさや上顎骨前壁の高さの差が原因として考えられる。鼻翼縮小術を行うことで左右差が強調されることがあるので術前に左右差の有無を評価し，必要に応じて対称となるようにデザインを調整する。

後戻りや不十分な効果

内側法で鼻腔底の皮膚を切除・縫合する際，鼻柱側の組織が外側に移動することで縮小効果が予想よりも減弱することが多々ある。また，顔の表情が豊かな人は鼻翼が強く引かれることで後戻りしやすい。

両側の鼻翼基部を皮下縫合で寄せる，あるいは鼻腔底の組織を皮弁として縫い寄せることで縮小効果を最大限とし，術後の後戻りを弱める（図7）。

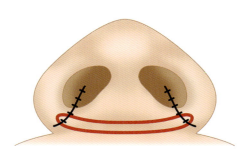

図7 ▶ 皮下締め付け縫合
皮下で両側の鼻翼を縫合し，締め付けることで鼻柱組織の外側移動と術後の後戻りを抑制する。

過剰な組織の切除による違和感や機能不全（図5D）

内側法で切除量が過剰であると鼻孔が細長い，いわゆるコンセント鼻となり呼吸障害をきたすことがある。また，鼻翼外側皮膚を過剰に切除すると鼻翼が平坦化し，取ってつけたような不自然な鼻になる。両方とも修正が難しいため避けなければならない。

よくある質問 Q&A 2

Q：化粧で傷跡を目立たないようにすることは可能でしょうか？　また，傷跡が目立つ原因は何でしょうか？

A：化粧で色味や毛穴等の多少の凹凸は緩和できますが，大きな凹凸はファンデーションを塗ることで色むらとなり，余計にはっきりと見え目立つこともあります。
鼻翼部の傷跡が目立つ理由は，皮脂腺の豊富な皮膚を切開したことで起こる凹凸で，化粧で目立つことがあります。鼻翼部の皮膚を切開縫合することで皮脂腺出口の連続性が断たれて閉塞します。これにより医原性の脂腺生毛包炎（ニキビ）を起こすこととなり，脂腺の出口が安定するまで炎症を繰り返します。割部断面に沿って炎症が遷延し瘢痕化することで凹凸，段差の原因となります。

5 問診・患者情報

美容医療における初診時の問診では，事前に簡単な問診票を記入してもらい，医師によるインタビューを行う。可能ならカウンセラーが事前に聴取を行い，同じカウンセラーに同席してもらうとよい。医師の診察後にカウンセラーのみで再度聴取することで緊張や遠慮で言いにくかったことを聞き出せる場合もある。

まず手術歴や既往歴，喫煙の有無，アレルギー歴等の基本情報と，鼻や法令線への注入剤やその他異物の留置，歯科治療歴なども詳細に聴取する。背景をある程度理解した後に，希望の形を自身の言葉で話してもらう。参考となるイメージ画像があればなお良い。この時点では具体的な変化は定まっていないことが多く，また希望の変化と手術法が決まっている場合でも，適切な手術法とは異なることが多い。患者の気分を損ねることなく，詳細な背景と欲求を得るための対話能力が必要とされる。

Point & Pitfall 2

過去に鼻手術歴がある場合は手術の条件が悪くなることが多く，修正手術を希望されている場合は過度の期待を抱かせないよう注意が必要である。どのような手術をしたのか，また前の手術に対してどのような感情を抱いているかを聞き取り，本人からの情報だけではなく可能なら前医に問い合わせて手術の詳細な情報を集め，総合的に手術の可否を決定する。

> **よくある質問 Q&A ③**
>
> **Q**：鼻翼部の手術歴がある場合，再手術は可能でしょうか？ また，その注意点を教えてください。
> **A**：鼻翼部の手術歴がある場合，再度同じ部位を切開し効果を追加することは可能です。
> 　再手術では前回手術の瘢痕を切除できれば，比較的きれいな手術創となります。しかし，鼻翼手術では切除する組織の位置や量の関係で瘢痕を切除できない場合もあります。その場合，初回手術より瘢痕は厚く目立ちやすくなります。
> 　また，前回と術式が異なる場合，弁状となる鼻翼組織の血流を確保できるかを考慮して術式を選択しましょう。鼻孔縁や鼻翼挙上を組み合わせると鼻翼先端の血流はとても不安定になるため，前回手術から3カ月以上経過するまでは再手術を避ける必要があります。

6 手術に必要な器具，準備

本手術に使用する器具を図8に示す。

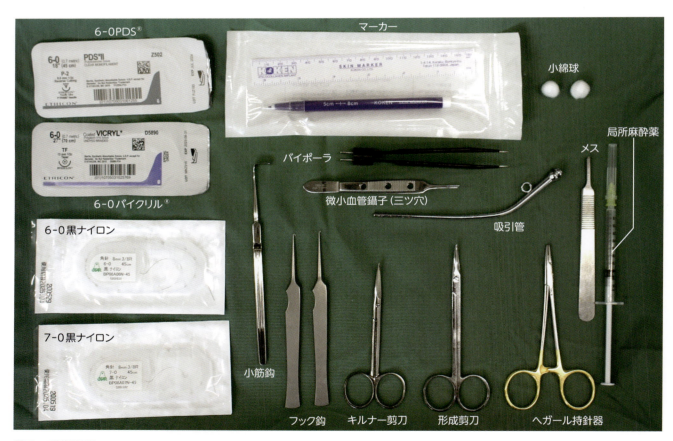

図8 ▶ 手術器具

・メス（11番，15番）	・メス柄	・形成剪刀
・キルナー剪刀	・ヘガール持針器	・フック鈎
・小筋鈎	・微小血管鑷子（三ツ穴）	・マーカー
・局所麻酔薬	・小綿球	・バイポーラ
・吸引管	・6-0黒ナイロン	・7-0黒ナイロン
・6-0PDS®	・6-0バイクリル®	・18G針，4-0ナイロン

7 手術法

症例数の多い鼻翼内側法を中心に，内側法＋外側法の手術手順について説明する。

術前

手術1週間前に鼻翼部の皮下にボツリヌストキシンを適量注射する。手術前日までに鼻毛処理を行ってもらう。当日は手術直前の飲食は禁止する。

デザイン

デザインは坐位で行う。まずは基準点となる人柱窩，人柱稜，鼻翼と頬の境である鼻翼顔面溝，鼻翼基部等をマーキングし，特に左右差の有無を把握する。鼻翼内側法として鼻腔底の粘膜切除幅は2～5mmとし，鼻孔底隆起部分は直線にならないようゆるいカーブ状にデザインを工夫することでノッチ変形を予防する（図9）。

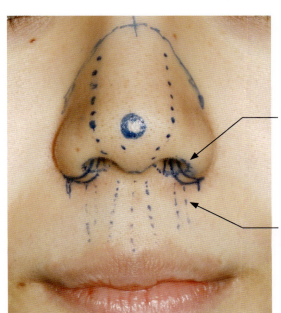

nostril sillと鼻孔縁に対して切開線が直行しないようデザインする

左右の鼻翼顔面溝，鼻翼基部，人柱稜等の基準点をマーキングする

図9 ▶ デザイン
鼻孔縁をマーキングし（矢印），切開ラインをデザインする。

Point & Pitfall 3

手術開始時にピオクタニンでnostril sillに沿ってマーキングすることでズレは少なくなる。外側法のデザインは鼻翼頬境界から必要なだけ切除するようデザインする。鼻翼溝から鼻翼顔面溝までの距離が13mm以下になると鼻翼が不自然に平坦化するので気をつけよう。

麻酔

静脈麻酔で入眠後，眼窩下神経ブロック麻酔，局所麻酔を行う（図10）。麻酔後15分経過してから皮膚切開を始めることで出血を抑えることができ，余計な止血を行わなくてよい。

切開，剥離

メスで皮膚全層をデザインに沿って切開する（図11A）。鼻翼外側の皮膚は分厚く特に端の部分で脂腺を取り残すことが多いので注意する。鼻腔内は粘膜を脱上皮する程度で十分なことが多い。

鼻翼外側，内側ともに皮下組織を過剰に切除しないように心がける。過剰に切除すると皮下に死腔が生じてトラブルの原因となる。切除する組織を牽引しながら切除すると過剰切除になりやすい。

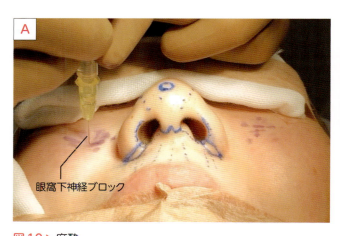
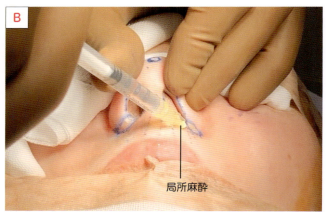

図10 ▶ 麻酔
A：左右の眼窩下神経をブロック。
B：Aの神経ブロックの後，直接局所麻酔を行う。

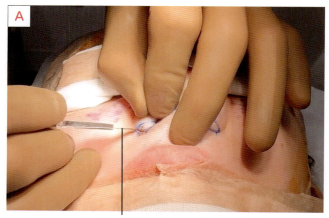
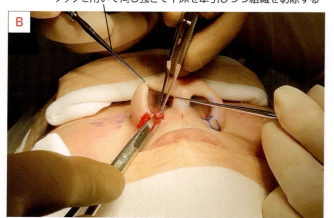

図11 ▶ 切開，剥離
A：端まで皮膚全層で切開する。
B：組織切除時はフック等で牽引展開する。

展開のために牽引が必要な場合は必ず同じ強さで下床を牽引することで過剰切除を防ぐことができる（図11B）。周囲の皮下を十分に剝離し鼻翼が自在に移動することを確認する。

縫合

　鼻翼基部の皮下組織に4-0ナイロン糸をかける（図12A）。18G針を用いて糸を対側に引き出し，対側の皮弁や鼻翼基部と縫合し希望の幅まで寄せる（図12B）。皮膚縫合は鼻孔底隆起が縫合の基準となるため，まず手術開始時のマーキングが一致するように皮下縫合する。

　鼻腔内を吸収糸で粘膜縫合し，皮下は6-0PDS®で，皮膚は7-0ナイロン糸で縫合する。鼻翼部の創はズレや内反をきたしやすく，創部離開や醜状瘢痕の原因となるため細心の注意を払い縫合する。皮膚縫合の終盤で締め付け縫合により鼻翼幅を調整する。

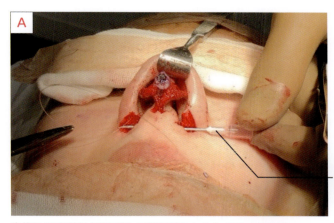

鼻柱に18G針を水平に通して反対側に4-0ナイロン糸を通す。
― 鼻翼基部の皮下組織に4-0ナイロン糸を通す

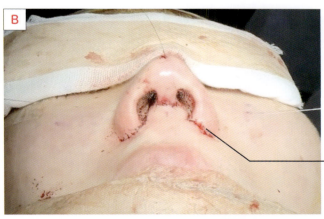

― 皮膚縫合しつつ鼻翼幅を調整

皮膚縫合の終盤で締め付け縫合により鼻翼幅を調節する。

図12 ▶ 縫合

8 後療法

術後24時間は鼻腔内に小綿球を詰めて圧迫する。露出部は6日目以降，鼻腔内は10日目以降に抜糸する。抜糸までの期間は創部乾燥予防のためにワセリン塗布も有効である。術後しばらくは創部安静のため大きな表情変化を控えていただくよう指示する。後戻り最小限にしたいときは術後2カ月以上経過した時点で再度ボツリヌストキシンの皮下注射を行う。

術後3カ月は固く赤い瘢痕となるが，半年ほどで白色の成熟瘢痕となり目立たなくなる。赤みがなくなったあとも傷跡が気になるようならフラクショナルレーザーで傷をぼかす。

症例1

37歳，女性。鼻翼の広がり，大きさを主訴に来院。

術前評価	鼻翼幅は41mm。ややflare型で鼻孔は横に長い。
手術	鼻翼縮小内側法を中心として鼻孔縁の外側に5mmを超える範囲まで，最大幅4mmの皮膚を切除することとした。
術後3カ月	瘢痕は目立たず，鼻腔形態の歪みやノッチ変形もない。

術前
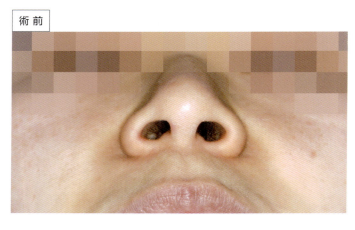

術後3カ月
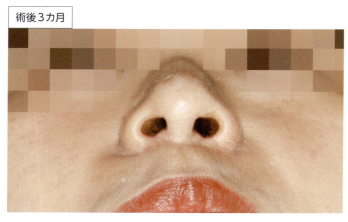

症例2

25歳，女性。鼻翼の幅を縮めたいとの希望で来院。

術前評価	鼻翼幅は39mm，末広がり感が強い。鼻孔は横長である。
手術	鼻翼縮小内側法と締め付け縫合を行った。皮膚切除幅は4mmとした。
術後3カ月	鼻翼幅は34mm。後戻りはなく，瘢痕は目立たない。

術前

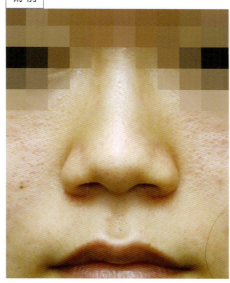
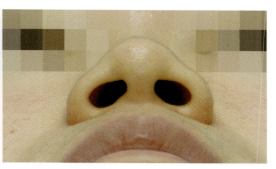

術後3カ月

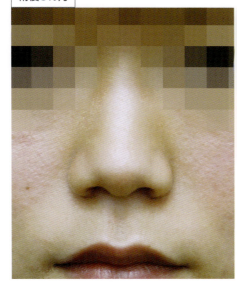
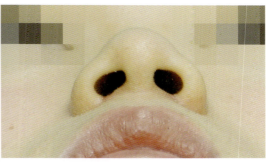

11 人中短縮術

円戸　望，飯田秀夫

1 手術を行うにあたり，注意すべきこと・心構え

　人中短縮術とは上口唇の皮膚と口輪筋の一部を切除し人中を短縮する手術である。生来人中の長さが長い方や，加齢による軟部組織のたるみによって人中が長くなった方が適応になる。

　加齢により顔面の軟部組織は下垂する。特に口周囲の軟部組織は骨格に直接付着していないので容易に下垂しやすい。また，加齢による歯槽骨の吸収も加わり鼻の下は長く間延びし，上口唇は薄く平坦化して，寂しそうな特有の口元となる。**人中短縮術で鼻の下の皮膚を切除して口唇までの距離を短くし，上口唇も厚みと立体感を与えることで若々しい口元へと変わる。**下眼瞼から上口唇にかけての中顔面も短くなり童顔に見えるようにもなる。

　人中を短縮することで上口唇や鼻の変形も少なからず発生するので適切な診察とデザインを行い，仕上がりのイメージを予測して患者と共有しておくことが重要である。極端に短い人中を要望されることも多いが，その通りの手術をすると口唇全体のバランスが崩れてイメージの不和や口が閉じにくいなどの合併症を生じることもある。**実際に人中を押し上げてシミュレーションをすることでどの程度の切除が適しているかを慎重に判断する必要がある。**

　人中の長さだけではなく，周囲とのバランスを見て手術適応を判断することも重要である。人中短縮術を希望する患者の中には上歯槽部の骨の長さが原因である方も一定数含まれており，そのような方はルフォーⅠ型骨切り術が適応となる。また，鼻尖が上を向いていて実際の長さ以上に人中が長く見えることもある。このような場合は鼻中隔延長で鼻尖を下向きにすることで人中を短く見せることができる。

　人中を短くする方法としては鼻孔底隆起周辺で切開する方法と赤唇の直上で切開する方法があるが，ここでは鼻孔底隆起周辺で切開する術式について述べる。

2 手術進行

　人中短縮術の手順を図1に示す。

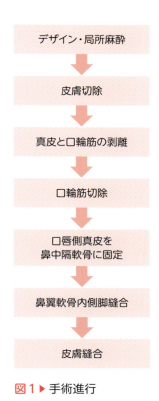

図1 ▶ 手術進行

人中短縮術は鼻の下の皮膚を短くする手術であり，簡単に言うと皮膚を切り取って縫合するという単純な作業である．しかし，患者が満足するような良い結果を出すためには，デザイン・切開・縫合といった基本的な外科手技を高いレベルで行う必要がある．

デザインは最も重要であり，間違ったデザインでは切開，縫合技術が優れていても不満足な結果となる．**必ず坐位で鼻の下の影の位置，鼻孔や鼻柱の形態，鼻毛の生えている範囲などから鼻と口唇の境界を見きわめ，最も目立たない位置に傷ができるようにデザインする．**鼻と口唇の境がわかりにくいときは用手的に鼻尖を動かす，あるいは口を動かしてもらうなどをすると境界が見えてくる．

切開した皮膚断面はシャープな角が温存できるように心がける．角が丸くなると上皮で覆われていない部分が露出しやすくなり，幅のあるスジ状の瘢痕となり目立つ傷跡になる．出血が多い部位でもありガーゼによる頻回の擦れや電気メスによる皮膚の過度の凝固・収縮は角が崩れる原因であり，ピンポイントでの確実な止血操作が求められる．

口唇側の真皮・口輪筋の鼻中隔軟骨への固定は後戻り防止と傷への緊張を避けるために行う．術後の人中の長さもこれにより決定されるので非常に重要な操作である．

口唇側と鼻側の切開の長さや皮膚の厚みは異なる上に立体的な傷となるので皮膚縫合は容易ではない．**ひずみや段差ができないよう適宜全体を見渡し，一針ごとに微調整をしながら丁寧に縫合することでどこから見てもきれいで目立たない傷跡にする．**

3 手術適応

鼻の下が長く，上口唇が薄く平坦な方が手術適応となる（図2）．一般的には鼻柱基部から赤唇までの距離が20mm以上で適応となるが，顔全体の大きさ，オトガイとのバランス，患者自身の好みなども考慮して適応を決めるのが良い．実際には，"鼻の下が間延びして老け感がある""寂しそうな，幸薄そうな口元"で，5mm程度上口唇を押し上げた状態が気に入れば適応と考えてよい．

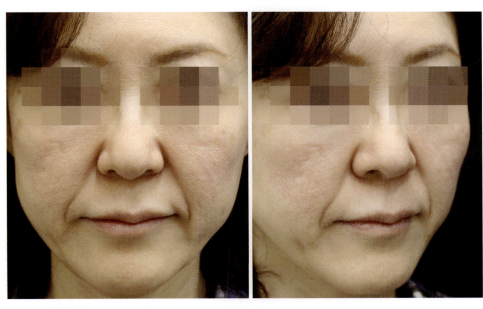

図2 ▶ 手術適応
鼻の下は長く，口唇は薄く，立体感に乏しい"寂しげ"な口元が適応となる

逆に，適応となりにくいのは以下のタイプである。

> ・口がいつも開き気味
> ・ガミースマイル
> ・赤唇中央部が両端部より著明に厚い
> ・上口唇が下口唇より厚い
> ・鼻翼が横に広い
> ・ほうれい線基部が深い

人中短縮後はこれらの特徴が強くなるのでシミュレーションをして適応を慎重に判断し，短縮量も控えめにする必要がある。

また，十分に適応と考えられても10mm近く短縮するとこれらの傾向は必発であり元に戻すのはきわめて困難である。安静時では問題がなくても口を動かしたときにこれらの欠点が著明に表れることもあり，笑顔で不満足な結果となってしまう。**過度の短縮を希望する患者も適応とはなりにくい。**

4 気を付けるべき合併症

閉口不全

皮膚切除量が過剰であった場合および口唇皮膚の鼻中隔軟骨への固定が強すぎる場合に生じる。鼻中隔軟骨へ固定する際に切歯が完全に露出する状態であると術後に閉口不全になる可能性が高いので，張力を減らして半分程度見えるようにする。

閉口不全は術後の改善が困難なので手術に不慣れな段階では変化量を控えめにすることを勧める。元の鼻下の長さにもよるが，**切除量が5mmを超えると閉口不全が起きやすくなるので注意する。**

醜状瘢痕（図3）

デザインの段階で鼻腔側と上口唇側の辺の長さが合っていないと縫合時に傷が整って見えても術後に瘢痕形成しやすくなる。また，創の断面が皮膚に対して垂直になっていない場合も創部皮下に微小な空間を生じ瘢痕形成の原因になりうる。創縁の皮膚の角を温存することも重要である。上唇動脈の枝から出血しやすい部位であるので，出血をガーゼで拭いている際に創部皮膚の角を挫滅させないことが重要である。

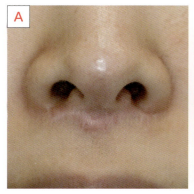 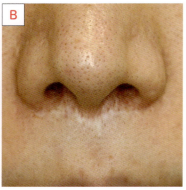

図3 ▶ 醜状瘢痕
創部の過緊張により肥厚性瘢痕（A）や幅のある成熟瘢痕（B）となる。

口唇は会話や食事などで良く動く部分であり創部に緊張がかかりやすい。真皮縫合によって隙間がないように縫合することはもちろん重要だがそれだけでは創部への緊張を避けることは困難である。鼻中隔軟骨や前鼻棘などの硬くて動かない組織への固定が醜状瘢痕予防に対しては非常に有効な手段であり必須と考える。

上口唇の変形

人中短縮はデザイン上，中央部の皮膚は多く切除できるが口角側は少量にせざるをえない。よって，皮膚切除量が多くなるほど口唇中央のみが厚く目立つようになり，富士山のような形となり違和感のある上口唇となる。また，下口唇より厚くなり口唇全体としてもバランスが悪くなる。

鼻翼の変形

鼻翼の変形は水平方向に広がる場合と垂直方向に広がる場合がある。皮膚切除量が大きい場合は中央部で移動した軟部組織が両側部分を横に押し出すために鼻翼が水平方向へ広がることがある。また，鼻中隔軟骨または前鼻棘への固定がゆるい場合は術後数カ月経過すると後戻りのために垂直方向に鼻翼が間延びして鼻孔の形が縦長になることがある。

切除部位の隆起

切開創を鼻腔の奥に隠すような切開デザインの場合，鼻腔底に厚みのある上口唇の皮膚が移動するために切除部位が隆起したように見えることがある。口輪筋の除去量が少ない場合も隆起が生じやすい。

短縮の後戻り

鼻中隔軟骨または前鼻棘への固定がゆるい場合，または固定されていない場合は時間とともに皮膚が伸びて鼻下が長くなる。固定の張力が適切であっても，術直後に対して1～2mmの後戻りが生じる場合もあるので術前の説明を必要とする。後戻りを考慮した過矯正となるデザインは閉口不全となる可能性があるので経験を積むまで避けることを勧める。

鼻腔底隆起の消失（図4）

鼻腔底隆起が発達している患者に人中短縮術を施術する場合，切開創を目立たなくさせるために鼻腔内に切開線を設定すると鼻腔底隆起が消失し，鼻翼から鼻腔底隆起にかけての立体感が減少して鼻翼の印象が変化する。一方，鼻腔底隆起を残すために鼻腔底隆起より口唇側に切開線を設定すると切開創が目立ちやすくなってしまう。鼻腔底隆起が発達している場合はどこに創部を設定するか，それぞれのデザインのメリット・デメリットについて把握し患者と相談する必要がある。

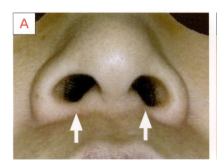 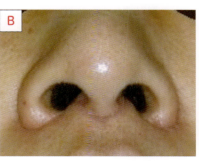

図4 ▶ 鼻腔底隆起の消失
手術前（A）には鼻腔底隆起（矢印）があるが，術後（B）は鼻腔底は平坦化している。

知覚神経麻痺

皮膚と口輪筋の剥離が広範囲である場合，あるいは口輪筋の切除量が過剰な場合に生じやすい。肉眼で確認できる神経は温存できてもある程度の知覚異常は完全には避けられない。

鼻柱の変形

鼻中隔への固定が不十分であると鼻柱が下方に伸展され，アップノーズに見えることがある。

よくある質問 Q&A ①

Q：口輪筋の固定が強すぎて口が閉じにくいときはどうすればよいでしょうか？　また，逆に固定がゆるんで肥厚性瘢痕となってしまったときはどうすればよいでしょうか？

A：口輪筋の鼻中隔骨への固定は後戻りや醜状瘢痕の防止には有効ですが，やりすぎると口が閉じにくくなってしまいます。特に手術中に静脈麻酔で鎮静すると口が開き気味となり"適切な固定"が判断しにくくなり，悩ましい問題となります。術後2週間ほどは口の閉じにくさを感じることがありますが，若干の後戻りがあるのでまずは経過を見るのがよいでしょう。2週間ほど経っても明らかな閉口不全がある場合は口腔内の小切開から鼻中隔に固定した糸を切断して口唇の緊張を緩めます。軽度の閉口不全であればマッサージやステロイドの注入を1カ月おきに2～3回注入して柔らかくなるのを助けるのも有効です。過剰な注入は皮膚の陥没や皮膚の菲薄化による皺の原因となるので注入量と濃度には注意を払いましょう。

口輪筋の固定が不確実だと創部に緊張がかかり肥厚性瘢痕となりがちです。過度の口唇の動きを控えるように指導するとともに，疑わしいときはリザベン内服や瘢痕内へのステロイド注入で半年ほどは経過を見ましょう。それでも軽快しないときは瘢痕を切除し，鼻中隔軟骨もしくは前鼻棘骨膜へ口輪筋を確実に固定して創部への緊張を和らげるようにしましょう。

---

5 問診・患者情報

問診すべき内容

人中短縮術でどのように顔の印象が変化することを望むのか？

人中を短縮することに対して患者が期待する変化は様々である。漠然と人中の長さを短縮したい方もいれば，口が突出している印象を改善したい方，顔貌の童顔化や若返りを希望する方もいる。人中短縮術に対する情報の普及によって単に上口唇の距離を短縮すること以外の変化を望む患者が増加している。手術によってどのような印象になりたいかを問診し，その希望に対して手術適応を検討する必要がある。

術後の上口唇の安静

術後は口周辺の表情筋の過度の運動を控えることが望ましい。日常会話程度は問題ないが，麺類やストローなどを使用した飲食や歌唱，吸引を必要とする行動などは控えることができるかを問診しておく。直近の歯科矯正や鼻手術の予定の有無なども把握する。

観察項目

鼻柱基部から赤唇までの長さ（図5）

手術適応となる明確な数値はないが，デザイン時の目安や術後経過を観察するために計測することを勧める。20mm以上であれば適応と考えてよい。

赤唇の厚み，形

人中短縮をすると赤唇は厚くなる。赤唇が全体的に薄くボリューム感がない方は良い適応である。逆に，赤唇（特に中央部）が厚いときは適応を慎重に決める必要がある。

ガミースマイルの有無

笑ったときに歯肉粘膜が見える患者はガミースマイルが増強されるので適応になりにくい。3～4mm程度の短縮であれば顕著にガミースマイルが増強されることは稀なので，患者が妥協できるのであれば手術が不適となるとは限らない。上唇鼻翼挙筋へのボツリヌストキシン注入の併用も有効である。

上顎骨の突出の程度

"口元を引っ込める"という効果を人中短縮術に期待する患者もいるが，そのような効果を期待できる症例は稀である。特に上顎骨が突出している場合（いわゆるゴボ口）は注意が必要で，皮膚の余剰が少ない患者の場合は閉口不全を生じやすい。

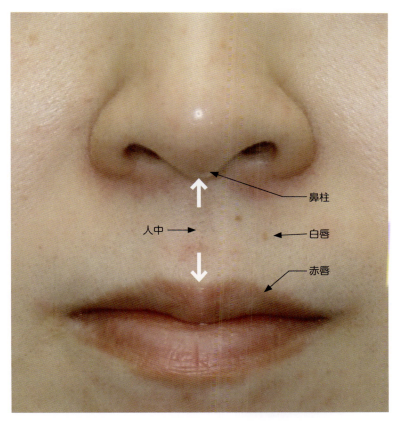

図5▶ 鼻柱基部から赤唇までの長さ

よくある質問 Q&A ②

Q：計測しても長くないのに，鼻の下を縮めたいという方はどうすればよいのでしょうか？

A：人中が長くないのにさらに縮めたいという方は一定数あり，それらの口元を観察すると実際の長さ以上に長く見える要因がいくつかあるようです。

① 人中の立体感が乏しく平面的なために上口唇が広く見える
② 上歯槽の突出があり目立っている
③ オトガイが後退して短いために鼻下が長く感じる

などです。

②は上顎分節骨切りで上歯槽を後退させる，③はオトガイ水平骨切やプロテーゼでオトガイを大きく見せるなどが根本的な治療ですが，骨の手術は侵襲が大きいので二の足を踏むことが多々あります。

長く見える原因を十分に理解してもらった上で人中短縮術のシミュレーションを行い，納得できるようであれば控えめに行うのもよいと考えます。それでも十分な納得が得られないようであれば根本的な原因を治療するように勧めましょう。

6 手術に必要な器具，準備

本手術に必要な器具は，それぞれ下記の通りである（図6）。

- スキンフック×2
- 細部有鈎攝子
- ヘガール持針器
- バイポーラ
- 形成剥離剪刀（曲）
- キルナー剪刀（曲）
- 15番メス
- 1mL注射器
- 30G注射針
- スキンマーカー
- スケール
- 5-0PDS®
- 4-0黒ナイロン
- 7-0黒ナイロン

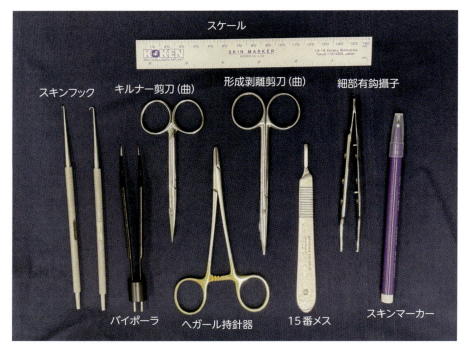

図6▶ 手術に必要な器具

7 手術方法

デザイン（図7）

デザインは坐位で行い，鼻柱基部からマーキングを始め鼻腔底隆起から鼻翼の外側までの切開ラインを決める。傷が鼻の影に隠れるように配慮しながらマーキングをする。鼻側の切開線は直線よりも蛇行させたほうが創は目立ちにくくなるので口唇と鼻腔の皮膚の境に沿って適度に蛇行させて滑らかに曲線を描く。蛇行させすぎるとトラップドア変形によって皮膚が盛り上がることがあるので注意する。

口側の切開線は鼻柱と白唇の境から短縮距離だけ離して鼻側のマーキングと同様の曲線を描く。**鼻柱と白唇との境が不明瞭なときは鼻尖を押すと境が凹みとなってはっきり見える**。鼻側と口側のマーキングは外側にいくにつれて接近させてつなげるが，鼻翼の外側まで伸ばすと傷が目立つ上に鼻翼が外側や下方に拡大する可能性があるので鼻翼の範囲内に収める。

鼻翼近くの鼻腔底隆起は原則的に保存して鼻翼が滑らかに残るようにデザインをする。縫合時の目安となるよう鼻柱と白唇の正中に印をつけておく。

局所麻酔

1%エピネフリン含有キシロカイン®を用いて眼窩下神経ブロックとデザイン周囲に皮下注射をする。過量の局所麻酔は軟部組織や口輪筋が膨張し，適切な切除量を把握しにくくなるので必要な量のみを注入する。通常は2～3mLで十分である。

皮膚切開・皮膚切除（図8）

エピネフリンで皮膚が白色調になるのを待ち，15番メスでデザインに沿って皮膚を切開する。醜状瘢痕形成を避けるためには皮膚切開の際に皮膚の断面が整っていることが重要である。口側のデザイン線に沿って真皮深層まで切開し，口輪筋付近の真皮は電気メスで切開すると出血を抑えることができ，術野が確保しやすい。特に鼻側は鼻柱動脈から出血すると止血に難渋するので，鼻側の切開はメスで口輪筋まで一気に切り込むのは得策ではない。口側の切開線から皮膚と口輪筋を頭側に剥離した後，鼻側のデザインに沿ってメスで浅く切開を加えてから断面が整うようにテルナー剪刀で深層の皮膚切開をして皮膚を切除する方法を勧める。

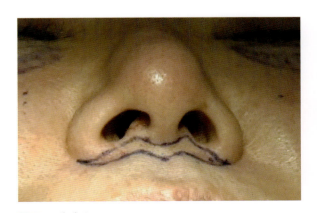

図7 ▶ デザイン
鼻翼・鼻柱と白唇との境界線が傷跡になるようにデザインする。

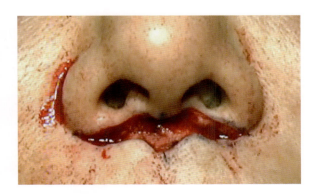

図8 ▶ 皮膚切除
皮膚断端が直角となるようメスの角度に注意しながら正確に皮膚を切開する。

最初の皮膚切開が最も出血が多い工程であり，ガーゼで擦りすぎて皮膚を挫滅させる，皮膚の浅い層を電気メスで焼いてしまうなどは醜状瘢痕の原因となる。スキンフックと有鉤鑷子で適度な緊張を与えてwoozingを抑えつつ，電気メスの先端で丁寧に剥離するときれいな皮膚断面が温存できる。

皮膚と口輪筋の剥離（図9）

皮膚欠損部をそのまま縫合すると皮膚の厚みの差や下床の凹凸のために段差が生じることがあるので，**口側の皮膚を口輪筋から剥離して可動性をつけることで皮膚面をそろえる。**介助者にスキンフックで牽引してもらいつつ真皮と口輪筋の間で剥離する。皮膚側に浅く剥離すると皮膚の挫滅や瘢痕形成を生じやすく，逆に口輪筋の中を剥離すると神経麻痺が生じやすいので適切な層で剥離することが重要である。ある程度剥離が終了した時点で口側と鼻側の切開断面を寄せることで適切な剥離範囲を確認する。剥離範囲が広すぎると知覚麻痺を生じやすくなるので必要な範囲にとどめる。

口輪筋の除去（図10）

切開創の断面を合わせたときに口輪筋が一部隆起するので，その部分をスキンマーカーでマーキングし切除する。切除する厚みの目安としては口輪筋の半分程度に抑える。切除が深すぎると粘膜が露出し，その範囲に拘縮が生じて口の運動障害となりうるので注意する。

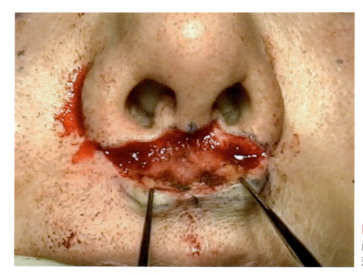

図9 ▶ 皮膚と口輪筋の剥離
口側の皮膚を剥離して可動性を持たせ，縫合時に段差ができないようにする。

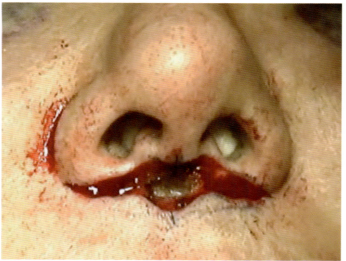

図10 ▶ 口輪筋の除去
鼻柱基部の口輪筋を減量して盛り上がりを防止する。

鼻中隔軟骨への固定

口輪筋切除部から鼻中隔軟骨を露出する（図11）。鼻全体を頭側に徒手的に牽引しながら鼻唇角付近から鼻中隔軟骨と前鼻棘の境目辺りを目安に切開を進めると露出させやすい。鼻中隔軟骨が露出したら4-0ナイロンで鼻中隔軟骨と口側中央の真皮深層・口輪筋を縫合する。術後は口の運動によりある程度の張力がかかるので固定が外れないよう2～3mmの幅で軟骨に糸をかける。真皮側も同様に張力によって組織がちぎれないようやや多めに口輪筋を含めて縫合する（図12）。**この固定は上口唇の位置を決めるためのものなので必ずしも口唇と鼻柱の皮膚を強く密着させる必要はなく，切歯が半分ほど露出するくらいを目安にする**（図13）。

人中短縮を希望する患者は鼻中隔延長や鼻柱下降術の既往がある方が比較的多い。鼻中隔延長の既往がある患者は鼻柱から元来の鼻中隔軟骨までの距離が遠く鼻中隔軟骨の露出の難易度が高くなる。ただし，元の鼻中隔軟骨に移植された耳軟骨や肋軟骨に固定源として十分な強度があればそれに固定してもよい。

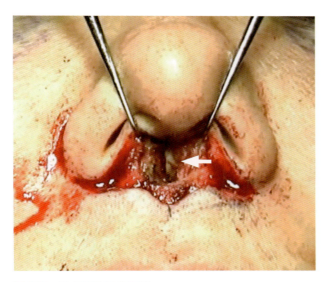

図11▶ 鼻中隔軟骨の露出
口輪筋切除部から鼻中隔軟骨（矢印）を露出させる。

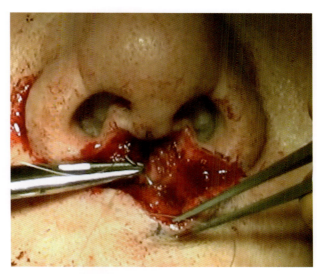

図12▶ 鼻中隔軟骨と口輪筋の縫合
鼻中隔軟骨と口輪筋に4-0ナイロン糸を通す。

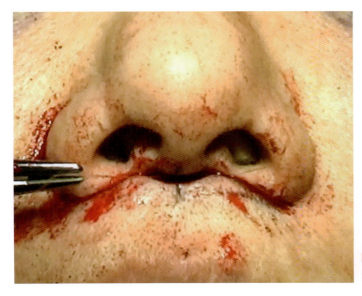

図13▶ 口輪筋・上口唇皮膚固定
口輪筋・上口唇皮膚を頭側に移動させて固定する。

鼻翼軟骨内側脚 (foot plate) 縫合

上口唇の組織が頭側に移動すると鼻翼軟骨の内側脚が押されて外側に開き，鼻柱基部が太くなり鼻孔の変形が起きることが多い。術前の状態より明らかにfoot plateの広がりが目立つようであればその近辺の口輪筋同士を軽く縫合し，元の状態に近い鼻孔，鼻柱とする。

皮膚縫合（図14）

術前に印をつけた正中を目安に，10針ほど5-0PDS®で真皮縫合を行う。**両側の皮膚の長さの差が明らかな歪みとならないよう，全体を見渡しながら適切な縫合位置や深さを決めていく。真皮縫合の段階で正面・側面から見て歪みや段差のない縫合をめざす。**

皮膚縫合は7-0ナイロンを使用する。真皮縫合によって皮膚が接してはいるが陥凹気味の場合は真皮縫合の糸が切れない程度に真皮浅層に切れ込みを入れてから皮膚縫合をすると術後の仕上がりがきれいになる場合もある。

手術に不慣れな時期は1針ずつ皮膚の高低差を調節しやすい単結節縫合を勧めるが，操作に慣れてくれば連続縫合でも良い。

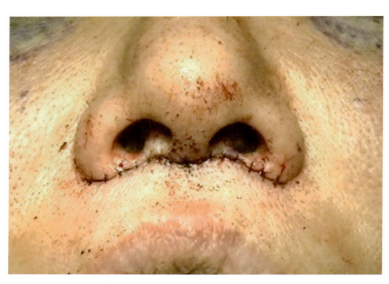

図14 ▶ 皮膚縫合
歪みや段差ができないよう真皮縫合，皮膚縫合を行う。

8 後療法

術後1カ月程度は長時間の会話，歌唱や吸引を伴う口の運動を避け安静を心がける。創部を気にして観察しようとすると鼻の下が伸びるので習慣的に創部を鏡で観察しないように助言する。通常，瘢痕は3カ月ほど赤みが目立つが徐々に薄くなり，半年ほどで成熟瘢痕となり目立たなくなる。赤みのある時期は紫外線をできるだけ避けるとともに，軟膏を1日に数回塗布して保湿するのも良い。

テープ圧迫が早期の腫脹改善に有効な場合もあるが，適切な手術操作ができていれば過度の腫れ，血腫や瘢痕を形成する可能性は低いので重要性は少ない。テープの貼り直しを繰り返すうちに傷に負荷がかかる場合もあるのでコンプライアンスの個人差を考慮すると不要な場合が多い。

症例1	
	20歳代，女性。幼少期からの人中の距離を縮めたいという主訴で来院。
術前評価	人中の距離は18mmと女性の平均値よりは長い。赤唇はやや薄めで，わずかに厚みが増す分には問題ないとのこと。
手術	皮膚を5mm切除し，唇への形態変化の影響が少なそうであったため鼻中隔へはやや強めに固定。
術後3カ月	人中の距離は切除分短縮して13mmとなった。口唇と鼻の形態は問題なく，創も目立たない。

術前
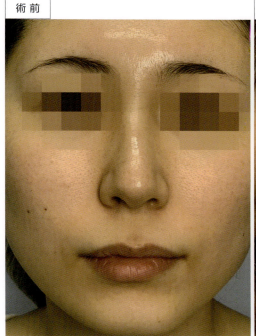

術後3カ月
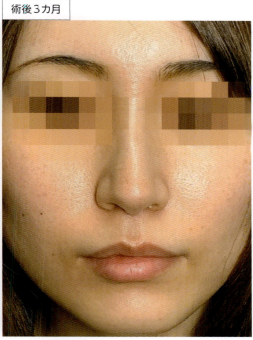

症例2

20歳代，女性。面長な印象を改善したいとの主訴で来院。

術前評価	人中の距離は20 mm。上唇は厚くしたいとの希望もあり。ガミースマイルではなく，むしろ笑ったときに歯が見えにくい。
手術	皮膚を6 mm切除し鼻中隔軟骨へ強めに固定。面長な印象を改善し童顔化させるために頬，こめかみへの脂肪注入と糸リフトを同時に施術した。
術後3カ月	人中の距離は皮膚切除通りに短縮した。唇の厚みが顕著に増して本人の希望には沿うことができ，主訴であった面長な印象も改善した。

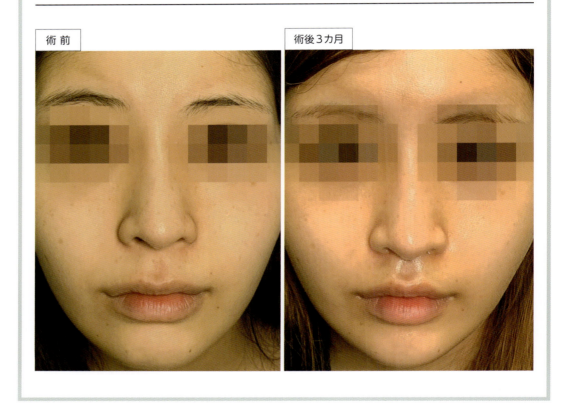

術前　　　術後3カ月

写真・動画撮影：飯田菜穂（Global Medical Supply）

参考文献

- 前田 翔：側面位を意識した人中短縮術．PEPARS．2023；195：150-60．

12 ホホ（下頬部）＋アゴ下（顎下部）の脂肪吸引とbuccal fat（頬脂肪体）除去術

新明康宏

1 はじめに

　フェイスラインをシャープにスッキリさせたい，小顔にしたいという要望から美容外科を受診される方は比較的多い。要望に応える施術手技として，大きくは下記の5つに分類できると考える。

> ① 脂肪の減量により効果を得るもの
> ② 筋肉の減量により効果を得るもの
> ③ 骨の減量やプロテーゼを含む形態変化などにより効果を得るもの
> ④ 糸による引き上げなど，皮膚・皮下組織の位置移動により効果を得るもの
> ⑤ フェイスリフトなど皮膚・皮下組織の位置移動とともに，余剰組織の除去を行うことにより効果を得るもの

　手術適応により各々が単独で行われることもあるが，複合的に行われることも多い。
　ここでは，上記①によって効果を得る，「ホホ（下頬部）＋アゴ下（顎下部）の脂肪吸引」と「buccal fat（頬脂肪体）除去術」に焦点を当てて解説する。
　脂肪吸引は対象エリアの皮下脂肪の減量を目的にし，buccal fat除去術は体表から見て，頬骨体と咬筋の間に柔らかく触れる領域で咬筋前縁に近い部分の減量を主な目的とする。

必要な局所解剖

ホホ＋アゴ下の脂肪吸引
　皮下浅層の脂肪を吸引するものではあるが，顔面頸部の筋肉，血管，神経の一通りの把握はしておく。特に顔面神経下顎縁枝は障害しやすい位置にあるので，口角下制筋付近の吸引時には，吸引操作が深めにならないように気を付ける（図1）。

Buccal fat除去術
　体表面，口腔内からの位置の把握が必要である。また，頬動脈，耳下腺管，顔面神経頬筋枝，頬筋，咬筋との位置関係の把握は必須である（図2）。

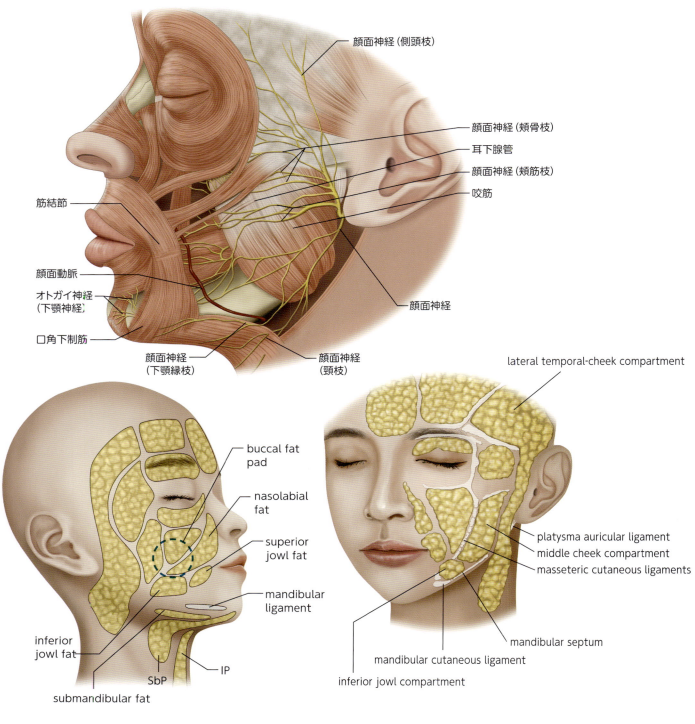
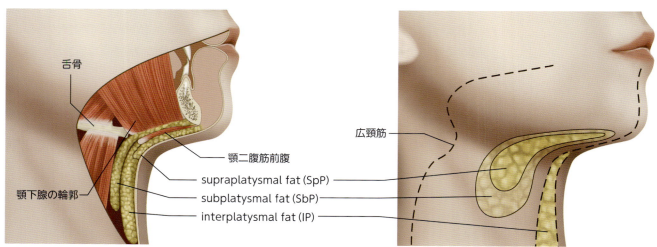

図1 ▶ ホホ＋アゴ下の脂肪吸引でおさえておきたい周囲との関係

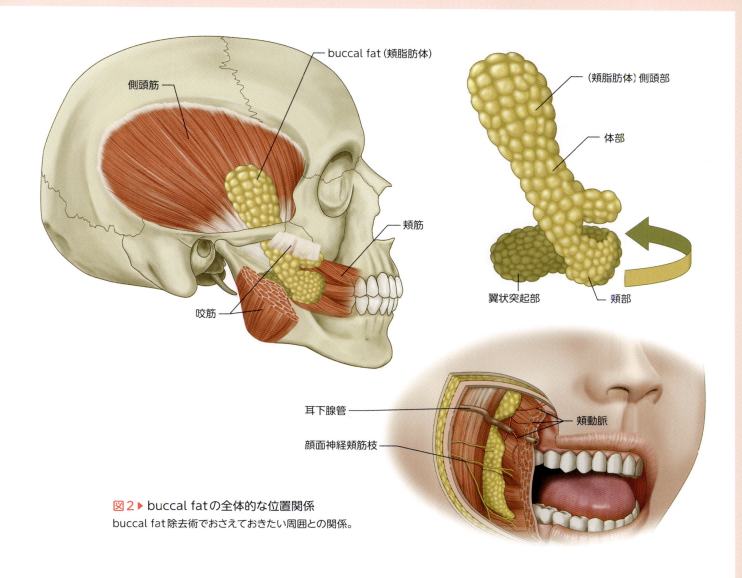

図2 ▶ buccal fatの全体的な位置関係
buccal fat除去術でおさえておきたい周囲との関係。

2 手術適応

　脂肪のボリュームにはもちろん個人差があり，施術によって誰でもわかりやすい結果が得られるものではない。医師個人の技術や裁量，患者の要望の強さによっても手術適応の範囲に変化はありうるので，1つの目安として筆者なりの適応を以下に述べる。

　結果を求めすぎて無理をすると思わぬ結果につながることもあるため，リスクとのバランスが大事である。また，感染，顔面神経麻痺（特に下顎縁枝）も稀に生じることがあるため，経過観察時に念頭に置く必要がある。

ホホ＋アゴ下の脂肪吸引の手術適応

下頬部，顎下部の組織をつまみ上げたときの厚みが1cm程度はあること

　絶対的な目安ではないが，つまみ上げた状態は，皮膚－脂肪組織－広頸筋等を，2枚重ねにした状態に近いので，最低でもこの程度の厚みがないと減量効果が期待できないと考えている。

　例外的ではあるが，組織の厚みが少なく脂肪吸引による減量効果は期待できない人でも，瘢痕による引き締め効果を狙って，患者同意の上，手術適応とすることはある。この場合はスレッドリフト単独の適応，または併用も一手である。

初回手術であること

2回目以降は厚みがあっても，瘢痕の影響でほとんど吸引できないことが多いので，経験が少ないうちは積極的に手術を避けることが望ましい。

ホホ＋アゴ下の脂肪吸引のリスク

手術の説明に際し，効果とともにリスクも伝えなければならない。医療従事者側からすると当たり前のことでも，患者側からすると説明されなければわからないことも多くある。その温度感の差が後々の不満につながることがあるので注意されたい。

ほぼ100%生じるが経時的に改善する症状

①術後疼痛，②腫脹，③内出血，④皮下の手術瘢痕の拘縮，⑤知覚鈍麻，知覚異常，⑥切開部の瘢痕（表1）。

生じることがあり，改善しにくい症状

①凹凸，②たるみ，③色素沈着，④皮膚壊死（表2）。

表1 ▶ ホホ＋アゴ下の脂肪吸引でほぼ100%生じるが経時的に改善する症状

①術後疼痛	小範囲手術なので著しい疼痛を生じることは稀であるが，その他一般の術後同様，術後2日程度は強めの疼痛が発生し，3日目頃から軽減してくる。
②腫脹	術後1週間程度で大きな腫れは改善することが多い。
③内出血	これが最も目立つものになる可能性が高く，回復までに比較的長期間を要することが多い。2週間程度で暗赤色～暗青色の濃い目の色調が改善，その後1週間程度で薄い黄色の色調が改善する。出血の量は目立ち方には関わってくるが，量にはあまり関係なく吸収までに2週間程度は要することが多い。
④皮下の手術瘢痕の拘縮	脂肪吸引により皮膚表面からは視認できないが皮下に多くの瘢痕が生じる。それに伴い，引きつれ感や硬さを感じ不安になる患者も多いので，通常の経過であることをあらかじめ説明しておくとよい。3週目前後から症状を強く感じることが多いが，3カ月以内には，ほぼ自覚しなくなる。
⑤知覚鈍麻，知覚異常	吸引操作により当然末梢の知覚神経もダメージを受ける。通常は「知覚はあるが鈍い」程度であり，VB$_{12}$製剤の投与を必要とせず，3カ月程度の経過観察で回復する。筆者は知覚脱失を訴えられた経験はないが，程度が強い場合はVB$_{12}$製剤の投与を考慮する。
⑥切開部の瘢痕	目立ちにくい部位の小切開なので問題になることはほぼないと考えるが，「通常は目立たなくなるが傷跡は残る」と説明すると「傷跡がなくならないんですか?」と返されることは意外と多い。「美容手術での傷跡はなくなる」と思い込んでいる患者はそれなりにいるので注意されたい。

表2 ▶ ホホ＋アゴ下の脂肪吸引で生じることがあり，改善しにくい症状

①凹凸	脂肪吸引は脂肪組織を除去し凹ませていく作業である。滑らかに連続した変化を与えると「きれいに痩せる」につながるが，吸引ムラなどが生じると当然凹凸ができる。
②たるみ	脂肪吸引による内部のボリューム減少に対し，表層の組織の収縮が追いつかない場合，余剰を生じ，たるみにつながることがある。
③色素沈着	浅すぎる層の吸引は皮膚の炎症を惹起し，色素沈着を生じることがある。改善はするものの数カ月間を要し，残存することもある。
④皮膚壊死	フェザーリングバーなどで皮膚直下をダメージしすぎると起きる可能性がある。また，超音波等を用いて加熱し，脂肪溶解や組織の引き締めを併せて行うタイプの脂肪吸引法もあるが，熱傷による皮膚壊死を起こすことがあるので，過度のダメージには配慮を要する。

気道閉塞のリスク

変化をより求めて手術を行うことで，より危険な状態を生じさせることになりうる。

頸部の吸引

持続圧迫が困難な場所であり，血腫による気道閉塞の危険性を伴うため行わない。

広頸筋下脂肪の過度の吸引

顔面動脈，その分枝のオトガイ下動脈の損傷により，止血困難な出血につながる恐れがある。また，オトガイ頸部角(cervicomental angle)を明瞭に出そうとして舌骨周囲の吸引ダメージが大きくなると，直接的な喉頭浮腫，声帯浮腫につながる(図3)。

脂肪吸引自体が盲目的操作であるため，明確な線引きは行えないが，双方とも気道閉塞を生じ生命にかかわる可能性があることに留意すべきである。

万が一急性の頸部腫脹，嗄声などの症状を認めた場合，高次救急病院への搬送をためらわないことが重要である。

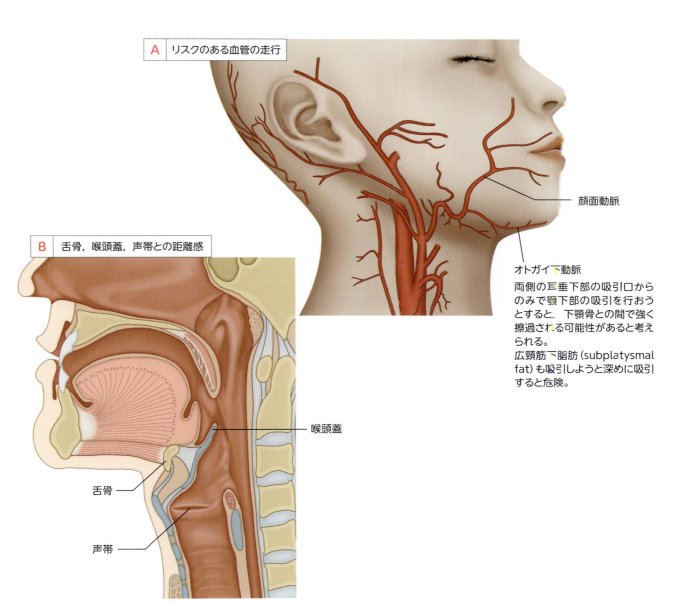

A リスクのある血管の走行

顔面動脈
オトガイ下動脈

両側の耳垂下部の吸引口からのみで顎下部の吸引を行おうとすると，下顎骨との間で強く擦過される可能性があると考えられる。
広頸筋下脂肪(subplatysmal fat)も吸引しようと深めに吸引すると危険。

B 舌骨，喉頭蓋，声帯との距離感

喉頭蓋
舌骨
声帯

オトガイ頸部角をスッキリさせようと深いところを吸引しすぎると舌骨周囲で腫れる。喉頭浮腫≒窒息であるため，とても危険である。

図3 ▶ 気道閉塞へのリスク

buccal fat除去術の手術適応

咬筋前方で柔らかい頬のボリュームが多い症例に適応する。

口唇を軽く開けて頬をゆるめた状態で，体表面から咬筋前方の深部をつまむと，buccal fatがつまめる人は良い適応である。眼窩脂肪と同様，コロコロと可動性の良いmassが触れ，つままれると圧痛を感じることが多い。しかしながら，**buccal fat除去術単独では，表面上視認できる大きなボリュームの変化にはつながらないこともある**ので，単独手術で患者に過度の期待を持たせることは禁物である。

もともと頬がこけている人，頬がこけることに抵抗がある人には適応しないほうがよい。

buccal fat除去術のリスク

①血腫，②感染，③耳下腺管損傷，④顔面神経麻痺（**表3**）。

表3 ▶ buccal fat除去術のリスク

①血腫	血腫を生じた場合，頬部から側頭部の著しい腫脹を生じることがある。見た目の変化が著しいので患者の大きな不安につながる。不十分な止血は厳禁である。頬筋裏面を頬筋動脈が走行するため，これを傷つけないように鈍的にbuccal spaceへアプローチするのがよい。術後の側頭筋の動きや口腔内陰圧でも出血が促される可能性もあるので，術後の食事には気を付けてもらうよう注意を促す。
②感染	稀ではあるが，発赤・腫脹・圧痛を生じ，おおむね3〜7日程度で顕在化してくる。血腫や唾液腫を生じた場合に併発することが予想される。
③耳下腺管損傷	不適切な切開や強く牽引してのbuccal fat padの除去で生じる可能性がある。Buccal fat padの除去時は自然に引き出される程度の量を除去することを推奨する。術後の腫脹が長く続き，液体の貯留がみられる場合は唾液の貯留も視野に入れ，穿刺にて血腫との鑑別をする。唾液の貯留がみられる場合，通常は口腔内へドレナージし，自然に唾液瘻が形成され安定化するのを待つことが多いが，耳鼻咽喉科専門医の受診を促すのがよい。
④顔面神経麻痺	非常に稀とは思われる合併症であるが，buccal fat padの表層を顔面神経頬筋枝が走行するため，留意する。

総合的な注意点

顔は比較的組織量が少ない部位であり，症例によっては単独手術では大きな変化が得られにくいため，高い満足度につながりにくいことがある。そのような場合は，脂肪吸引，buccal fat除去，咬筋ボトックス（通称：エラボトックス），スレッドリフト，顎のプロテーゼなど，**輪郭を変化させる他の手術を併用し，相乗効果により満足度を高めることを提案する**のも一手である。

また，脂肪吸引手術単独で「脂肪のボリューム＋余剰皮膚（たるみ）」を改善したいと受診する方も多いが，各々基本的な手術適応が異なり，逆に皮膚の余剰を助長することになるので脂肪吸引単独手術は避ける。その場合，余剰組織の改善も同時に行えるよう，「脂肪吸引＋フェイスリフト」等を考慮する。

3 手術進行

ホホ＋アゴ下の脂肪吸引のフローチャート（図4）

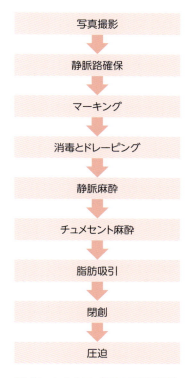

図4 ▶ ホホ＋アゴ下の脂肪吸引におけるフローチャート

術前の写真撮影

当然のことではあるが，術前の状態は術後には確認ができなくなるので，術前の状態を正しく記録しておく．主観，客観にかかわらず，術後に患者側と医療者側での認識の違いがトラブルを生ずる可能性があり，左右差など術前の状態が確認可能なように，写真やカルテ記載などで記録しておくことが望ましい．

静脈路確保

静脈麻酔下での鎮静，鎮痛により痛みが感じにくい状態でチュメセント麻酔などが行える．また，術中の想定外の急変など，必要時薬剤投与のため静脈路確保は必須である．

マーキング

吸引範囲，麻酔範囲，切開部位，主要な境界構造などのマーキングを行う．筆者はおおむね以下のようなマーキングを行っている（図5）．

立位と仰臥位では重力による下垂方向によって皮膚表面の位置が異なるので，立位または坐位でマーキングを行う．

切開部位，口角から耳垂基部を結ぶライン，下顎角から下顎辺縁のライン，下顎角からオトガイ頸部角正中を結ぶライン，鼻唇溝をマーキングして手術範囲を決定している．チュメセント麻酔の注入は，その1cm外側までを目安とする．

消毒とドレーピング

アレルギーなどがなければ通常手術に準じる．

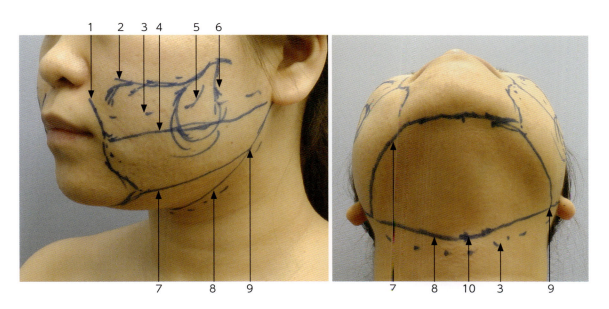

図5 ▶ ホホ＋アゴ下の脂肪吸引，buccal fat除去術の術前デザイン

1：法令線
2：頬骨下縁位置
3：チュメセント麻酔散布範囲
4：耳垂基部と口角を結ぶライン
5：Buccal fat padが触れる部位
6：咬筋前縁
7：下顎下縁
8：下顎角とcervical point（オトガイ頸部角正中）を結ぶライン
9：下顎角
10：cervical point（正中オトガイ頸部角点）

静脈麻酔

筆者は鎮静にプロポフォールやミダゾラム，チュメセント麻酔時の短時間鎮痛に主にケタミンを使用している。ペンタゾシンの使用も有用であるが，呼吸抑制には注意されたい。

チュメセント麻酔

脂肪吸引時の局所鎮痛と出血予防，凹凸防止のためのボリューム付加を目的に行う。

筆者は1％エピネフリン含有キシロカイン®を生理食塩水で0.2～0.3％程度に稀釈し，吸引範囲皮下浅層の脂肪組織内に同部位が緊満する程度に注入している。ホホ＋アゴ下の脂肪吸引ではおおよそ80～100mL程度の注入になることが多い。

上記の濃度でも十分に鎮痛作用は得られるため，局所麻酔中毒に留意し，高濃度局所麻酔薬の大量使用は避ける。また，高濃度麻酔液の使用は，顔面神経や筋肉への麻酔作用が，手術による顔面神経麻への刺激を隠してしまい，トラブルの早期の発見が困難になることが想定される。

チュメセント麻酔は，**キシロカイン®による鎮痛とエピネフリンによる血管収縮，出血予防作用を得るのと同時に，液体のボリュームを付加し脂肪組織を膨化させることにより，吸引する脂肪層を拡大，吸引作業を容易にする**。また，麻酔液のボリュームが吸収された後に組織が収縮するため，脂肪吸引により生じた組織欠損創も縮小する。これによって，「組織欠損創が小さい＝凹凸ができにくい」脂肪吸引を行える利点も併せ持つ。ターゲット層（皮下浅層の脂肪層）に十分にボリュームを付加し膨化させることがリスク回避の第一歩である。

脂肪吸引

チュメセント麻酔で膨化した皮下脂肪を太さ2～3mmの吸引管で吸引を行う。太めの吸引管は効率よく脂肪吸引が可能だが，一度に取れる量が多いため凹凸のリスクは上がる。浅すぎる吸引は脂肪吸引により生じた線状の皮下瘢痕が皮膚表面から引きつれて線状に視認されたり，凹凸も生じやすくなるため無理はしない。トラブル回避のため，皮膚直下の脂肪をある程度残して吸引するのが肝要である。また，頬部では吸引部位と非吸引部位の境界が明瞭にならないよう，グラデーションを付けた吸引を行う。

深すぎる吸引も顔面神経麻痺のリスクとなる。特に下顎縁枝は深筋膜浅葉下を走行するため，広頸筋深部の操作［広頸筋下脂肪 (subplatysmal fat) の吸引］を行うと損傷するリスクが高い。一般には末梢での吻合枝がないため，回復困難な場合もあり注意を要する。特に熱作用で脂肪溶解を併せて行う脂肪吸引法では，神経の変性により永久的な障害に陥る可能性もあるため十分に注意する。

脂肪吸引時は，吸引管を操作する反対側の手をセンサーとして用いて，吸引管の操作されている深さや微妙な凹凸を皮膚表面から注意深く触覚で確認する。その手に圧を加えるとその部分の脂肪を多く吸引することも可能であるが，均一な操作を心がけないと凹凸につながるので，優しく慎重に行うべきである。

慣れないうちは，まず吸引圧をかけずに吸引管を吸引範囲全体の皮下脂肪層に通し，吸引管上の組織の厚みが均一に残ることを確認後，吸引を開始するとよい。

一通り吸引を終了したら皮膚をつまみ上げ，厚みが均一かを確認。左右差などがあれば可能な限り整える。もし吸引のしすぎによる凹みなどが気になるようであれば，脂肪の注入で調整が必要になることもあるので，吸引開始段階で，少量の脂肪を清潔な状態で保存しておくと安心である。

閉創

切開創は小さいので表面の縫合のみでもよいと思われるが，念のため4-0，ミまたは5-0のモノフィラメント吸収糸で真皮縫合を行い，表面を6-0黒ナイロン糸で縫合している。

圧迫

皮下吸引創の密着と止血のためフェイスバンドによる圧迫を行い，手術終了とする。

buccal fat除去術のフローチャート（図6）

術前の写真撮影，静脈路確保

ホホ＋アゴ下の脂肪吸引と同様である。

口腔内の清浄化

術前の歯磨き，ポピドンヨードによるうがいを行う。

消毒とドレーピング

顔面の消毒を行い，ドレーピングにより術野を確保する。

開口器の装着と口腔内の消毒

開口器（アングルワイダー）を装着し，口腔内の消毒を行う。アングルワイダーによる口唇の裂創防止のため，ワセリン基剤の軟膏を口唇に厚めに塗布してから装着する。

耳下腺管開口部の確認と切開線のマーキング

まず耳下腺管開口部を確認し，それより後方に切開線を設定する。

筆者は耳下腺管開口部より1cm程度後方を目安にしているが，臼後部の頬粘膜で下顎枝前縁切開や咬合面での水平切開，第二大臼歯遠心の頬粘膜切開なども利用される。いずれも1cm程度の切開線をマーキングすれば十分である。

局所麻酔

筆者は1％エピネフリン含有キシロカイン®，片側3～5mL程度と，やや多めに使用することが多い。粘膜直下の浅い層に0.5～1mL程度，針を0.5～1cm程度深部（皮膚側）に進めて頬筋からbuccal space内に多めに注入するイメージで行っている。出血すると確認が困難になるので局所麻酔後15分程度は時間をおいて手術操作を始めるとよい。静脈麻酔を併用すると局所麻酔時の患者ストレスは減る。

生理食塩水で10万倍に稀釈したエピネフリンを適宜追加注入するのも出血予防によい。

切開・剥離

切開は浅く長さ1cm程度。頬筋が見える程度の深さで十分である。**筋層が確認できたら先端が鈍の剥離剪刀を押し広げるように使用し，鈍的な剥離を深部（皮膚側）にゆっくり進めていく。**剪刀を閉じるときは組織を巻き込み鋭的に切断しないよう，創外で行う。頬動脈を損傷すると視界が悪い中での止血作業となるので注意されたい。

頬筋表面（皮膚側）を覆う頬筋筋膜を穿破すると，この時点でbuccal fatの一部が確認できることも多い。頬筋筋膜を破るとbuccal space（頬隙，頬部隙）といわれるスペースがあり，穿破した剥離剪刀の先が抵抗なく頭側へと挿入できる。同腔内にbuccal fat padが存在する。

ちなみに，頬筋筋膜は比較的丈夫なことが多く，鈍的に穿破すると「プツッ」と突き抜ける感覚があることが多い。

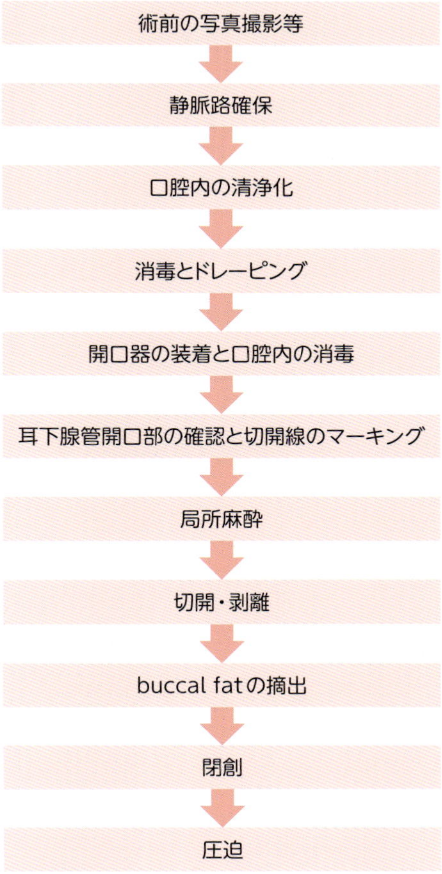

術前の写真撮影等
↓
静脈路確保
↓
口腔内の清浄化
↓
消毒とドレーピング
↓
開口器の装着と口腔内の消毒
↓
耳下腺管開口部の確認と切開線のマーキング
↓
局所麻酔
↓
切開・剥離
↓
buccal fatの摘出
↓
閉創
↓
圧迫

図6 ▶ buccal fat除去術のフローチャート

buccal fatの摘出

buccal fatは薄い皮膜に包まれており，これを開放すると創外に比較的容易に引き出せる。線維成分が多く伸展性に欠ける部分もあるが，出血させないように剥離しbuccal fatを口腔内に引き出し適量を切除する。血腫を生じると頬部の著しい腫脹として視認されるので，中枢側の切除断端は十分に止血する。

閉創

頬粘膜の切開創は縫合閉創する。筆者は5-0バイクリル®やエムソーブ等の柔らかい吸収糸を用いている。

圧迫

術後，口腔内は頬粘膜，歯槽間で濡れガーゼのパッキングを行い，皮膚側からはフェイスバンドで30分程度圧迫を行う。

パッキングのガーゼを除去し，出血がないようであれば帰宅させる。

4 問診・患者情報

現病歴，既往歴などの聴取は通常の診療通り必須である。また，稀ではあるが通院歴がなくても何らかの疾患が隠れていたり，患者自身が隠匿している場合もあり，採血等の検査は可能な限り行うことを推奨する。術後1週間程度経ってからの多量の再出血で，採血検査を行ったところ，慢性骨髄性白血病が見つかった症例を身近に経験している。

現病歴，既往歴，内服薬の有無の聴取

血栓性疾患の既往，出血性素因の有無

出血によるトラブルが想定される手術なので，抗凝固薬内服中は，基本的に手術適応はない。抗凝固薬を中止して手術を行う利点があるか，当該疾病の担当医と相談の上，適応を考慮する。また，稀に凝固障害を持つ患者も存在するので，易出血性がないかの聴取は必要である。

高血圧

出血のリスクではあるが，コントロールが不良な症例以外ではあまり問題にならないことが多い。しかし，buccal fat除去術では突然の出血により頬部の腫脹が生じてくる場合があるので慎重に検討する。

糖尿病

一般的リスクとして易感染性，創治癒遅延が挙げられるが，糖尿病関連合併症を生じていたり，コントロール不良な糖尿病を除けば問題ないことが多い。

精神疾患

意思疎通が難しい患者は避ける。多剤内服中の患者も多く，静脈麻酔薬やアドレナリンとの併用注意，禁忌薬剤も含まれることがあり，術前の確認は必須である。

その他

結合組織病，各臓器障害，手術部位における現在の感染など，一般的手術リスクは考慮する。

アレルギーの有無の聴取

　手術に際し主に問題となってくるのは使用薬剤に対するアレルギーである。局所麻酔，静脈麻酔，術後に使用予定の薬剤についてはアレルギーの確認が必要である。また，手術用手袋や換気バッグ等に使用されている天然ゴムによるラテックスアレルギーは，即時型アレルギー反応を生じるため注意が必要である。バナナ，アボカド，キウイフルーツ，クリ，トマト，パパイア，ジャガイモなどに対しアレルギーを持つ患者は，交叉反応を起こしやすく，ラテックスフリーの環境を整えて手術を行うほうが安全である。

5 手術に必要な器具

　下記はあくまでも筆者の推奨である。状況や好みに応じて適宜変更されたい。

ホホ＋アゴ下の脂肪吸引に用いる器具（図7A）

- 脂肪吸引器と吸引瓶，吸引用チューブ，チューブ接続グリップと脂肪吸引用カニューレのセット（このセットを使用しない場合はTulip medical®吸引用シリンジとカニューレセット。吸引した脂肪をためて計測するビーカーかシリンジ。ともに脂肪吸引用カニューレは凹凸を作りにくい径2〜3mm，単孔が推奨）
- マーカー　　　　　　　　・皮膚切開部局所麻酔用のシリンジと針
- 11番メス　　　　　　　　・皮膚保護用シース
- シース固定用縫合糸（3-0または4-0黒ナイロン）
- チュメセント麻酔散布用の多孔，または単孔カニューレ（径2〜3mm）
- チュメセント麻酔用シリンジ
- チュメセント液を入れておくビーカー
- 閉創用縫合糸（4-0または5-0のモノフィラメント吸収糸，6-0黒ナイロン）
- 鑷子類（閉創用には微小有鉤鑷子またはフック鑷子が推奨）

buccal fat除去術に用いる器具（図7B）

- マーカー　　　　　　　　・アングルワイダー
- 局所麻酔用のシリンジと針（針はカテラン針もあるとよい）
- 10万倍エピネフリン注入用のシリンジと針，ボスミンガーゼ
- 11番メス　　　　　・マッカンドー鑷子（有鉤，無鉤各1〜2本）
- 柄の長い剥離剪刀　　・曲がりペアン　　　　　・バイポーラ
- 口腔内の吸引システム
- 縫合用4-0または5-0吸収糸（筆者はバイクリル®かエムソーブ®を使用している）

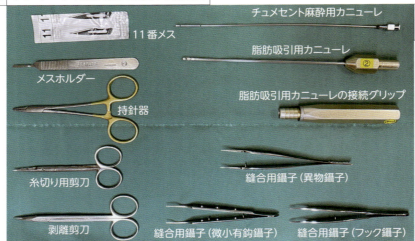

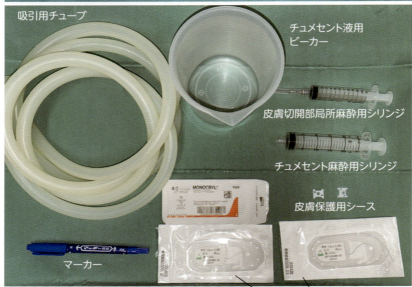

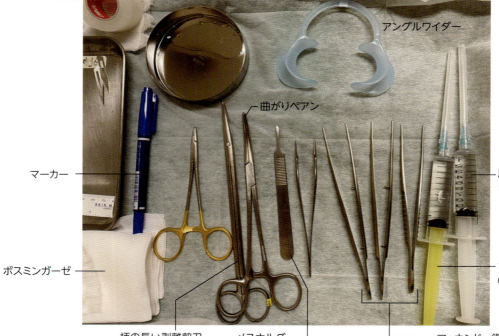

図7 ▶ 手術に必要な器具

6-1 手術法：ホホ＋アゴ下の脂肪吸引

吸引口の作成

局所麻酔後，吸引口を設ける耳垂基部に皮膚全層で小切開を加える（図8）。直径3mm程度の吸引管を使用する場合，5〜6mm程度の切開を加えることが多い。

皮下の小スペース作成

剥離剪刀で鈍的に皮膚保護用シースが収まる程度の小スペースを皮下に作成する（図9）。

皮膚保護用シースの装着

3-0や4-0ナイロン糸等で皮膚保護用シースを固定する（図10）。糸はやや長めに残したほうが，吸引の動きでほつれにくい。

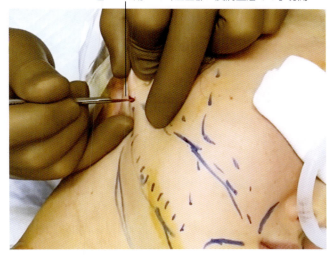

図8 ▶ 皮膚切開：吸引口の作成（耳垂基部）

11番メスを用いて耳垂基部に皮膚全層での小切開

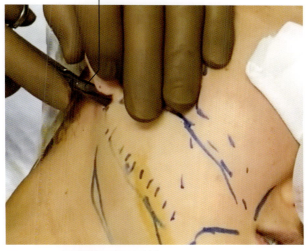

閉じた状態の剥離剪刀を皮下浅層の前方に抵抗が少なくなる部位（広頸筋−耳介靱帯を超えるところ）まで力強く押し進め，刃先を開大する

図9 ▶ 吸引口周囲の皮下剥離
皮膚保護用のシースが装着できるスペースを作成する。剥離剪刀で鈍的に創を開大するが，広頸筋−耳介靱帯（platysma-auricular ligament）が存在する部位なので比較的力が必要である。

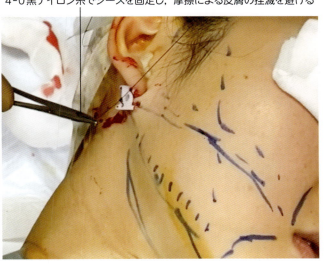

4-0黒ナイロン糸でシースを固定し，摩擦による皮膚の挫滅を避ける

図10 ▶ 皮膚保護用シースの装着

チュメセント麻酔

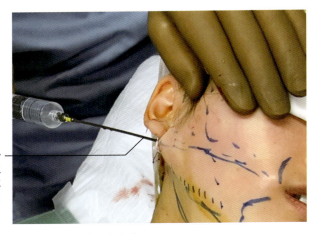

図11 ▶ チュメセント麻酔

プロポフォール，ケタミンによる静脈麻酔下に，チュメセント麻酔を皮下浅層に散布し，十分に緊満させる

脂肪吸引予定範囲に薄めた麻酔液を皮下浅層の脂肪層に散布する（図11）。吸引後の凹凸を予防する役割もあるので，吸引する層をしっかりと膨らませる。通常80～100mL程度使用することが多い。

よくある質問 Q&A 1

Q：神経麻痺を起こさない，または早めに発見するにはどうしたらよいですか？

A：まず，高濃度の局所麻酔液を使用しないようにしましょう。顔面神経や表情筋を直接麻痺させてしまうと，術中に刺激した場合の動きに気づけません。0.2～0.3％のチュメセント麻酔で鎮痛効果は十分得られるので，局所麻酔の濃度には気を付けましょう。また，チュメセント麻酔散布後，吸引直前に患者さんの意識がある場合は，局所麻酔の影響で口唇の動きが妨げられていないか確認しておくとよいでしょう。

よくある質問 Q&A 2

Q：チュメセント麻酔を散布する深さの目安はありますか？

A：皮膚直下の脂肪層になります。麻酔液を入れていくと皮膚がポコポコ膨らむ感じが目安です。全体的に膨隆する場合は，思ったより深い層に入っています。
浅層が緊満すると皮膚と深層がスライドする感じがわかりにくくなります。

片側の脂肪吸引の開始

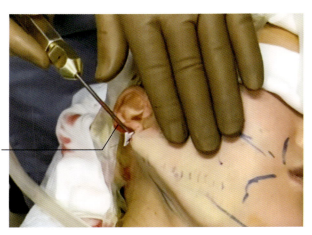

図12 ▶ ホホ（下頬部）皮下脂肪の吸引

脂肪吸引用のカニューレ（吸引管）を挿入し皮下脂肪を吸引していく

皮下の浅い層に均一に吸引管を通して脂肪を吸引していく（図12）。吸引管を押し進めるだけではなく，反対側の手で皮膚を引きカウンタートラクションをかけると吸引管を通しやすい。

最初は陰圧をかけずに吸引管の通る層を作ってから吸引を始めると凹凸につながりにくい。

Point & Pitfall 1
凹凸のできにくい吸引のコツ
- 指の間や，指に沿わせて吸引を行う（図13）。強く押すと凹みにつながる。
- チュメセントを十分に散布する。

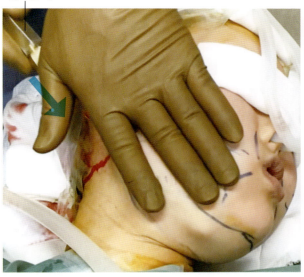
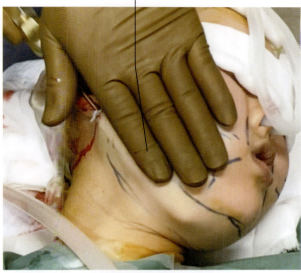

皮膚を固定，カウンタートラクションをかけながらカニューレを進める。

圧を高めすぎないように指間や示指に沿わせてカニューレを操作し，凹凸に注意する。

図13 ▶ 非吸引側の手の使い方

吸引時の組織厚の確認

時折吸引管を持ち上げて組織の厚みを確認する（図14）。このとき，吸引管上に残る組織の厚みが均一になるように心がける。

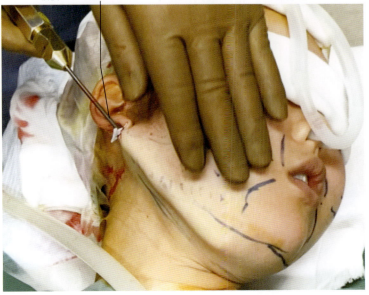

図14 ▶ 均一な吸引の確認

反対側の吸引

反対側も同様に行っていく（図15）。

左右差の確認

両側からの吸引が一段落したら，皮膚をつまみ上げて左右差がないかの確認を行う（図16）。

問題がないようならオトガイ下面の吸引に移行する。

顎下部に吸引口の追加

左右からの吸引後，顎下部に吸引口を追加する（図17）。

最初に皮膚保護用シースを装着すると，シースの皮下挿入部分の長さによっては，吸引の邪魔になることがある。

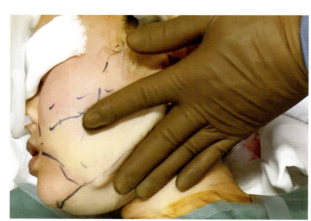
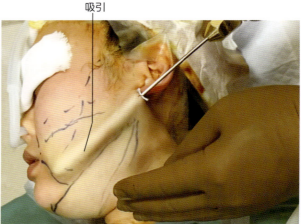

図15 ▶ 反対側ホホ（下頬部）の吸引
一方が終了したら反対側の吸引も同様に進める。

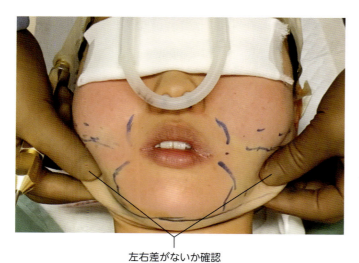

図16 ▶ 左右差の確認
両側の耳垂基部に作成した吸引口から左右差なくホホ（下頬部）の脂肪吸引できたのを確認後，アゴ下（顎下部）の吸引に進む。

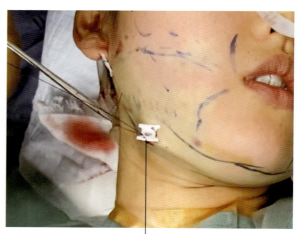

図17 ▶ 顎下部の吸引口作成，シース装着
アゴ下の吸引がしやすくできるだけ目立ちにくい位置に切開を置き，シースを装着する。先にこのシースを装着すると，シースの皮下埋入部分が耳垂基部からの吸引の妨げになることがある。

アゴ下（顎下部）の吸引

オトガイ下面の吸引も，ムラのないように確認しながら行う（図18）。

cervicomental angleを超えた吸引は，圧迫不十分による血腫，tentingなどの原因となることがあるので行わないほうが無難である。

境目の吸引ムラ等の確認

左右から吸引のムラや各パーツ間の段差ができていないかを確認しながら均していく（図19）。

最終チェック

指でつまんで左右差を確認し問題がないようであれば吸引を終了する（図20）。
この時点で周囲より凹みが気になるような場所があれば，脂肪の注入にて改善を図ることになるので，採取した脂肪を清潔な状態で少量残しておくと安心である。

閉創

貯留している液体等があれば排出し，閉創する（図21）。フェイスバンド等で圧迫して終了する。

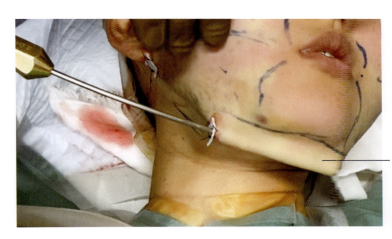

アゴ下（顎下部）もホホ同様，均一に吸引を行う

図18 ▶ アゴ下（顎下部）の吸引

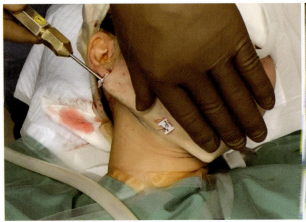 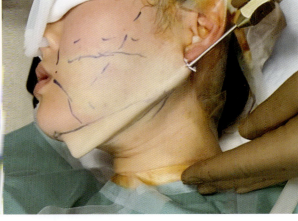

図19 ▶ 各吸引口からの確認，微調整
アゴ下の吸引を終えたら，両側耳垂基部からの吸引との滑らかな連続性が得られているかを確認しつつ微調整を行う。

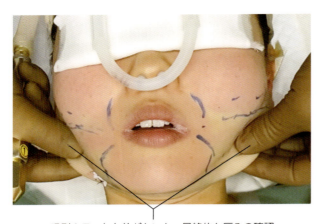

吸引ムラ，左右差がないか，最終的な厚みの確認

図20 ▶ 均一な脂肪吸引の最終確認

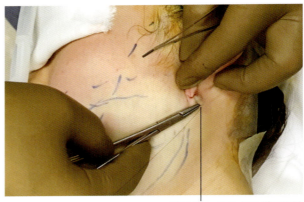

図21 ▶ 閉創

細めのナイロン糸などで閉創

6-2 手術法：buccal fat除去術

耳下腺管開口部の確認と切開線の設定

耳下腺管の開口部を同定し，それより1cmほど後方，尾側で粘膜切開部を設定する（図22）。1%エピネフリン含有キシロカイン®で局所麻酔を行い，10～15分程度待つと出血が少ない操作が行える。

粘膜切開

有鉤鑷子で固定しつつ，11番メスで頰筋が露出する程度に頰粘膜を切開する（図23）。深すぎる切開は頰動脈の損傷につながる可能性があるので注意する。

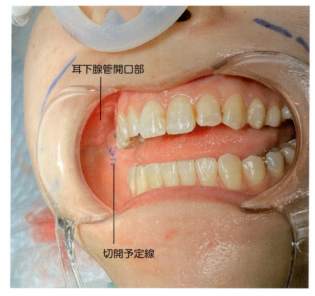

図22 ▶ 切開線の設定
耳下腺管の開口部を確認し，1cm程度後方を目安に切開線を設定する。やや尾側で咬合面に一致するあたりの切開が，臼歯部が器具に当たりにくく操作はしやすい。

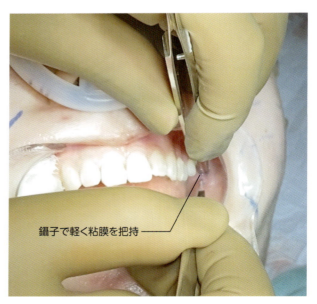

図23 ▶ 頰粘膜の切開
設定した切開線に沿って頰筋が見える程度の深さで頰粘膜に切開を加える。このとき，鑷子で軽く粘膜を把持しカウンタートラクションをかけると操作しやすい。

頰筋の剥離

切開部から先端が鈍の剥離剪刀を押し広げるように用いて，皮膚側へまっすぐ頰筋を剥離していく（図24）。

buccal space（頰隙，頰部隙）の確認

頰筋筋膜を貫くと，buccal spase（頰隙，頰部隙）に達し，ここにbuccal fatが存在する（図25）。**頰筋筋膜を貫くことで抵抗消失感を感じ**，その時点でbuccal fatを確認できることも多い。

剥離に使用した剥離剪刀が，抵抗なく容易に刺入できる。

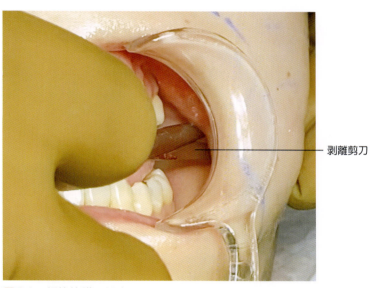

図24 ▶ 頰筋筋膜の開窓
先端を閉じた剥離剪刀を切開部に刺入し，先端を開くことによって頰筋筋膜を貫くところまで鈍的に皮膚側へと剥離する。出血の原因となるため，鋭的切断にならないように創内では先端を閉じないようにする。

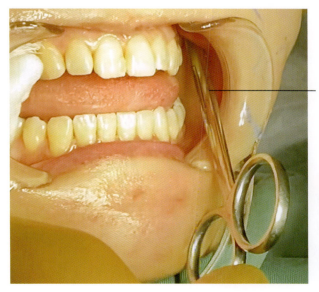

図25 ▶ buccal spaceへの到達
頰筋筋膜を貫くと，抵抗なく剥離剪刀の先端が挿入されるスペースにたどり着く。そこがbuccal fatのあるスペース（buccal space，頰隙，頰部隙）である。筋膜を適切に開放すると，その時点でbuccal fatが視認できることが多い。

buccal fatの引き出し

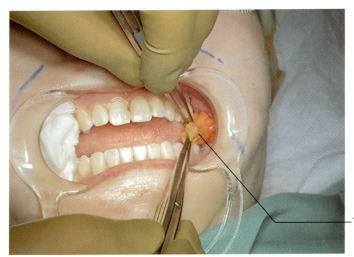

buccal fatを包む被膜や線維を優しく剥がしながらbuccal fatを口腔内に引き出す（図26）。

—丁寧にbuccal fatを引き出す

図26▶ buccal fatの口腔内への引き出し
被膜を破りつつ出血させないようにbuccal fatを丁寧に引き出す。

よくある質問 Q&A ③

Q：buccal fatが出てきません。どうしたらよいでしょうか？

A：buccal fatの量は個人差があるので見つけにくい人もいるかもしれませんが，まずは正しい層を探しているか，解剖を確認しましょう。
小切開でも鑷子で軽く開いて内部を確認できる程度の深さの手術です。手前から頬粘膜－頬筋（赤褐色に見えることが多い）－頬筋筋膜（白く光って見えることが多い）とあり，その奥にbuccal fatのあるスペース（buccal space）が広がっています。スペースが確認できても脂肪体が出てこない場合は，吸引を用いて奥から優しく牽引したり，手術台をギャッジアップしてみると見つけやすくなることもあります。

buccal fatの切除

出血させないよう，適宜バイポーラ等で凝固しつつ，buccal fatを切除する（図27）。
切除に伴い被膜がしっかり破れると，さらにその奥からbuccal fatが出てくることも多い。必要量追加切除する。

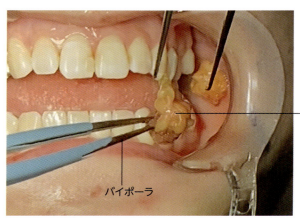

— buccal fat

図27▶ buccal fatの摘出①
バイポーラで凝固しつつbuccal fatを除去していく。手前の被膜や脂肪を除去すると奥の脂肪が取りやすくなることが多い。

バイポーラ

Point & Pitfall 2

buccal fatの切除方法

buccal fatをペアンで挟み，剪刀で切除する方法（図28）も一般的である．切除後は断端をバイポーラで凝固止血する．いきなりペアンを外すと，出血してくることもあるので，鑷子で把持してからゆっくり外すとよい．必要な場合は追加切除する．

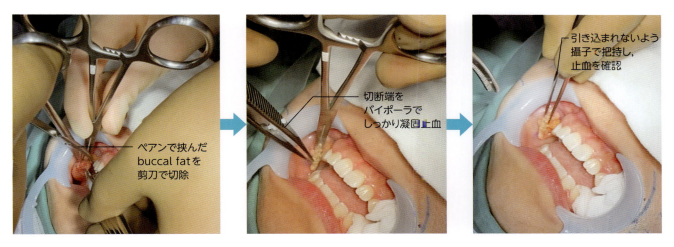

図28 ▶ buccal fatの摘出②
引き出したbuccal fatをペアンで挟み，剪刀で切除，断端を凝固する方法も一般的である．この場合，凝固する組織をペアン上に少し残して切除しないと止血が不十分になりやすい．中枢側を鑷子で把持してからペアンを外して止血を確認，必要なら再凝固する．

閉創

バイクリル®等，柔らかい吸収糸で縫合する（図29）．フェイスバンドなどで，頬部から側頭部の圧迫を行い終了する．

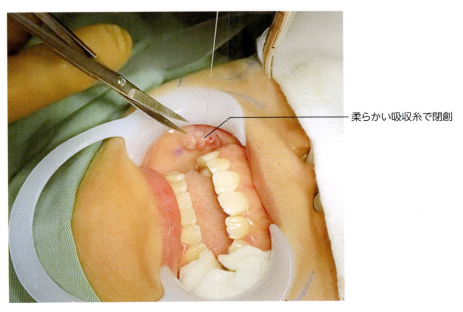

図29 ▶ 閉創

7 後療法

ホホ＋アゴ下の脂肪吸引

抗菌薬，消炎鎮痛薬の内服を行う。

術後は皮下吸引創の密着と止血目的に48時間程度のフェイスバンドによる圧迫を行う。術後2～3日目で受診を促しフェイスバンドを除去，異常な腫脹，血腫などのトラブルがないか確認をする。問題がないようなら同日より洗顔を許可し，基本的には圧迫不要としているが，無意識下でのトラブルを予防する目的で，就寝時のみ軽目の圧でフェイスバンドの装着を推奨している。

術後6～7日目抜糸のため受診させる。同日より水平方向（皮膚面と平行）のマッサージをなじませる程度に行ってもらう。傷跡の硬さを改善するものではないので，誤って硬さをつぶすようなマッサージはしないように指導する。組織のダメージが強くなり無菌性の脂肪織炎を生じる場合がある。

経過中，瘢痕拘縮による硬さや引きつれの症状を感じるが，3カ月弱で改善する患者が多い。他覚的に認識できる明らかな皮膚のヨレや引きつれなどがあれば，トラニラスト（リザベン®など）の内服やステロイドの局所投与を考慮する。症状が著しい場合はトリアムシノロン（ケナコルト－A®）の使用が効果的ではあるが，皮膚潰瘍などのトラブルにつながることもあり，コントロールしにくい部分があるので高濃度では使用しない。ステロイド含有軟膏（キンダベート®，ロコイド®など）や貼付剤（ドレニゾン®テープ，エクラー®プラスターなど）は毎日行う必要があり煩雑な面はあるが，安全性も高く有効である。長期使用による組織の菲薄化，酒皶様皮膚炎等の副作用には留意する。

皮膚に炎症が及ぶと色素沈着を生じる場合があるが，ハイドロキノン塗布などで保存的に経過を見ていく。

凹凸を生じた場合は皮膚と皮下の瘢痕組織を剥離し，脂肪組織の移植を行うなどの二次的手術が必要となる。**比較的難度が高い回復手術になるので凹凸を生じないように行うことが大切である。**

buccal fat除去術

抗菌薬，消炎鎮痛薬の内服を行う。

過度の咀嚼や，口腔内の過度の陰圧・陽圧を避け，術後48時間はフェイスバンドでの圧迫を行う。通常は術後の後出血，感染がなければその他の後療法は不要である。

症例1

ホホ＋アゴ下の脂肪吸引
20歳代，女性。「フェイスラインをスッキリ見せたい」との希望で受診。

術前評価	下頬部〜顎下部の組織をつまみ上げ，1cm以上の組織厚を確認。脂肪吸引にて減量可能と考えられた。
手術	静脈麻酔下に鎮痛鎮静後，両側耳垂基部，右顎下部の小切開より0.3％キシロカイン®に調整したチュメセント麻酔を行い皮下脂肪の吸引を行った。
術後1カ月	下頬部，オトガイ下面のボリューム減少が得られ，下顎辺縁形態も明瞭に視認されるようになった。 患者希望の「スッキリしたフェイスライン」と認識が一致し，高い満足度が得られた。

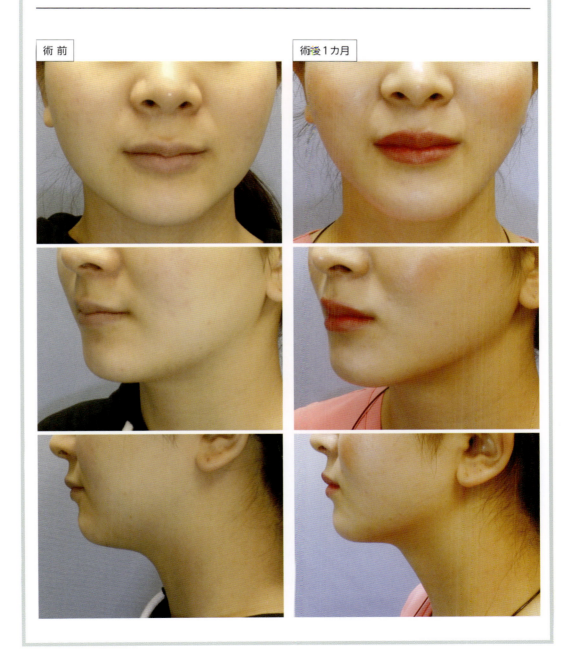

症例2

buccal fat除去術

20歳代，女性。「顔のボリューム感を減らしたいが，ダウンタイムが少ないものが希望」

術前評価	咬筋前方，皮下深部に可動性の良いmassを触れることが可能でbuccal fat除去術の適応とした。脂肪吸引との併用が効果的ではあるが，視認できる内出血や腫れが出やすいため適応とはせず。
手術	静脈麻酔下に鎮痛鎮静後，耳下腺管開口部尾側後方の下顎枝前縁切開よりbuccal fatの除去を行った。
術後3カ月	buccal fat除去単独手術ではあったが，頬骨体尾側のボリューム感が減少し比較的高めの患者満足度が得られた。

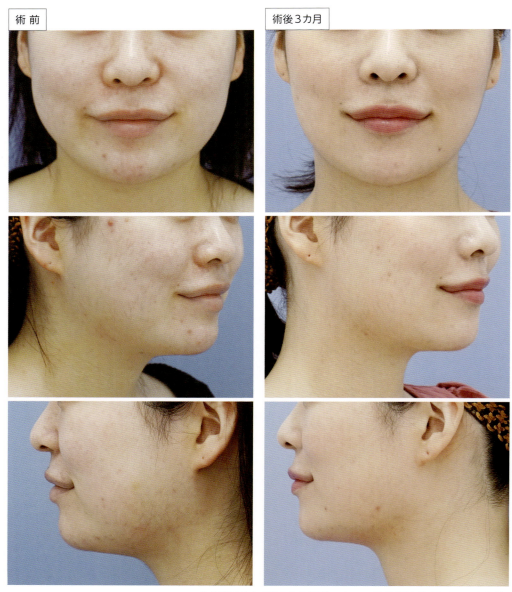

名倉俊輔先生（湘南美容外科クリニック秋葉原院 院長）より写真提供

13 | スレッドリフト

居川和広

1 手術を行うにあたり，注意すべきこと・心構え

　近年はradio frequency（RF）や高密度焦点式超音波治療（high intensity focused ultrasound；HIFU）といった非手術療法，ヒアルロン酸やボトックス，糸の治療，切開を伴うフェイスリフトまで選択肢は増え，それらを組み合わせることもできるため若返り治療は多様化した。糸の治療は2001年頃より浸透し，吸収糸・非吸収糸，fixation・floating，棘の形状，糸の太さ・素材，刺入の方法などが変化しつつ，現在も人気の治療として標準的に行われている。

　人にばれることを嫌う日本においては，腫れや痛み・引きつれが少なく，顔前面に跡が残らないfloatingタイプが好まれ，また効果よりも糸が溶けてなくなるのでのちに問題になることがないと期待する人が多いため，非吸収糸よりも吸収糸のほうが人気がある。糸の特徴を理解し，適応と使い方を選べば，過大な期待を持つ患者でない限りは一定の満足は得られる。

malar fat pad

　malar fat padは引き上げようとしてもうまくいかず，ヒアルロン酸の脂肪・骨上への注入，または脂肪の注入でvolumeを出し，ショッピングスレッドなどで小さな創傷治癒および線維化を促し形態維持・たるみ予防を期待したほうがよい。

糸で強く引き上げようとしても，引き上げた分はほとんどが戻ってしまう

　糸周囲の線維化・瘢痕化を通して，皮下組織の可動性に制限が生じ，しなやかさを失うかわりに，引き締まった見た目やたるみ予防効果が得られる。

　フェイスリフトの手術をしていると，レーザーや糸の効果をあらためて実感することがある。繰り返しRFを行っている患者では，皮膚の伸展性がなく皮下剥離もスムーズにいかないことがある。糸の場合は，複数年経過していても皮下剥離中に白く線維化した瘢痕様組織がたるみ予防に十分効果を発揮しうる様子が観察できる。これらの経験を通して，**糸の治療をする際に筆者は，引き上げるという発想ではなく，どの部位にどういった方向性の線維化を何本，どれくらいの太さ・長さで作成するのかをイメージして施術するのがよい**と考えている。

糸の治療ではたるみを若干スライドさせるが切除はしないので，強く引き上げすぎると皮膚のたわみ，凹凸が生じる。糸のみで理想的な結果を求めると医師も患者も期待外れの結果になることがあり，HIFUを照射したその日に糸のリフトを行ったり，同時に凹部にヒアルロン酸を注入したり，筋肉の過緊張部分にボトックスを注入したりして，複合治療を可能な限り勧めている。

2 手術進行

手術進行は図1の通りである。

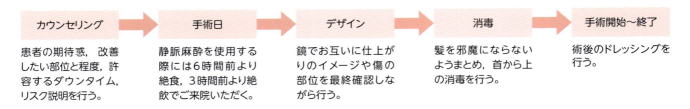

図1 ▶ 手術進行のフローチャート

3 手術適応

年齢

30〜60歳がおよその対象であるが，他の条件と総合的に判断する。

基礎疾患

糖尿病，高血圧，高脂血症は軽度であれば手術適応としている。全身性の疾患，臓器の疾患があれば適応は慎重に考慮する。

内服薬

抗血小板薬，抗凝固薬，ステロイドの高用量内服などをしている患者は，病状を把握し，手術の適応・リスクを十分検討した上で判断するが，原則として勧めない。

シワ・溝の状態，筋肉の緊張状態，骨萎縮の程度

各fat compartmentのボリュームを確認し，可能な限りヒアルロン酸や脂肪注入などでaugmentationの治療や各種レーザー治療，ボトックスの併用を提案する。**形を整えることを目的とし，引き上げることを目的とはしない**。皮膚余剰が多いケース，期待感の強いケースには勧めない。

4 気を付けるべき合併症

皮膚の引きつれ

糸を浅い層に刺入すると真皮に直接引っかかることや糸周囲の線維化で皮膚にディンプルが生じる。顕著な場合には早期に糸を抜去する。軽度の場合は患者の時間的・精神的余裕を考慮した上で，すぐに局所麻酔下で強くマッサージして引っかかりを解除するか，待てる場合はマッサージをしながら3カ月ほど経過をみて，自然に改善することを期待するが，治らない場合は徒手での解除やヒアルロン酸の注入を試みる。

糸断端の触知・突出

下床に固定をしないfloatingタイプでは，糸の移動が起こることがあり，表情を作った際に先端の位置がわかることがある。また，刺入層が浅いと同様に触れる。糸を引き抜くには，先端触知部に小切開を加え，抜去を試みるが見つけにくいこともある。

糸の露出

刺入部，刺出部にて糸のカットが長すぎた場合に，後日になり糸が露出することがある。糸を引き抜くことで対処する。

感染

刺入部，刺出部のみの場合は切開排膿のみで治癒することもあるが，原則は原因となる糸の抜去である。

よくある質問 Q&A ①

Q：感染の原因は，何が多いでしょうか？

A：毛髪の迷入が多いように思います。清潔操作はもちろん、毛が入らないよう細心の注意は必要です。耳垂裏は，垢がたまりやすい部分でもあるので清潔にしてから手術するよう心がけましょう。

---

5 問診・患者情報

最近は，ライフスタイル・職業・価値観などが多様化しているので，患者情報を正確に把握しながらカウンセリングを行う。普段の髪型，職業の内容や接客の有無，マスク着用の可否，社会復帰までの時間猶予，人にばれることへの抵抗感，どの程度の関係者までならばれてもいいのか，手術予算，期待する効果と持続期間，などを会話から情報を得つつ，内服薬，既往症，アレルギーなども確認し，手術のメリット・デメリットを伝える。

以前から変わらないことだが，もみあげあたりの皮膚を引っ張り，「こうなりたい」「一度で済ませたい」「ばれたくはない」「ずっと効果がある方法がいい」などと糸治療のみでは無理な要望を言われることが少なくない。

糸治療単独での効果の限界，複合的なアプローチが重要であること，場合によっては，注入系治療やレーザーといったダウンタイムの少ない，もしくは気になる部位をピンポイントで改善させる治療を勧めることがある。

> **よくある質問 Q&A 2**
> **Q**：「効果はどれくらい持つか」と質問された場合，何と回答したらよいでしょうか？
> **A**：糸が吸収されるまでの期間を「効果」と考えてお伝えするのもよいでしょうが，実際は，吸収後も瘢痕となり，たるみ予防に作用していると考えられるので，1年で吸収される素材であれば半年は引き上げの実感があり，たるみ予防は「2年程度」と説明するのがよいかと思います。

6 手術に必要な器具（図2）

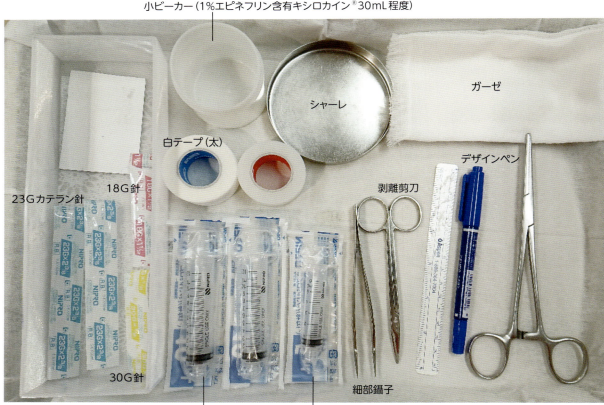

図2 ▶ 手術器具

- デザインペン
- ガーゼ
- シャーレ
- 小ビーカー（1%エピネフリン含有キシロカイン®30mL 程度）
- 5mLロックシリンジ
- 10mLロックシリンジ
- 30G針，18G針
- 23Gカテラン針
- 白テープ（太）
- 滅菌鼻チューブ

7 手術法

局所麻酔

笑気を吸いながら，30G針で1％エピネフリン含有キシロカイン®を1.5mLほど注入する（図3A）。痛みに弱い方は，プロポフォール，ケタラールで鎮静・鎮痛を行う。

23G針で糸留置予定部位に同じ局所麻酔を3～4mL注入する（図3B）。近年は，商品に鈍針が入っていることがほとんどであり，鈍針に糸がセットされた状態の商品も多い。

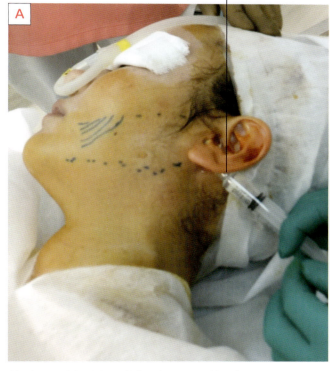

30G針で1.5mLの局所麻酔

刺入部は耳垂裏で隠れる部分とする。下顎枝に沿って走行する下顎後静脈内へ注入しないよう注意する。

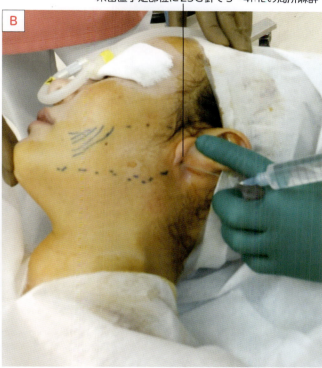

糸留置予定部位に23G針で3～4mLの局所麻酔

23Gカテラン針で糸留置予定部を麻酔する。顔面動静脈，耳下腺，咬筋に注意し，皮下脂肪組織に注入する。

図3 ▶ 局所麻酔

治療法

糸の治療はフェイスラインを中心に行う。糸の刺入部は，耳垂裏にすることが多い。下顎骨のラインに沿ってフェイスラインの改善を意図し，耳垂裏より斜め方向のリフトを行う。

顔中央部は，注入治療が最も効果的と考えており，ショッピングスレッドを行うこともあるが，基本的には骨上へのヒアルロン酸，溝への脂肪注入を併用する。

針の刺入

11番メスや18G針で小さな切開を加えた後に（図4A），皮膚に対して垂直に深さ3〜5mmあたりまで鈍針を刺入し（図4B），その後針を寝かせて皮膚と水平方向に進めていく（図4C）。

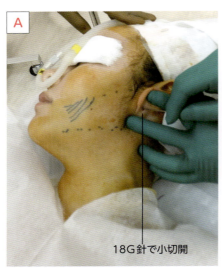

18G針で小切開

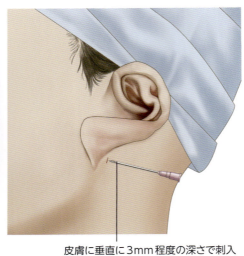

18Gで皮膚に垂直に3mmほどの深さで刺入する。軟骨に刺さないよう気を付ける。

皮膚に垂直に3mm程度の深さで刺入

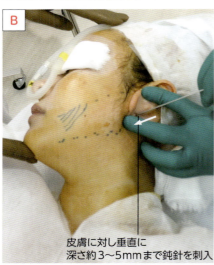

皮膚に対し垂直に深さ約3〜5mmまで鈍針を刺入

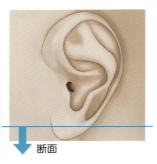

断面

下顎骨内側や咬筋内に入らないよう，針を刺入する角度と頬部を進める角度を適切に変化させる。

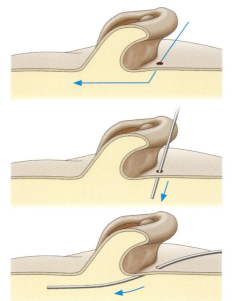

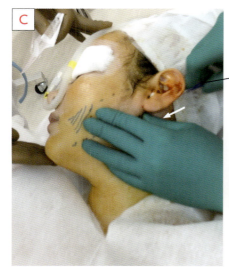

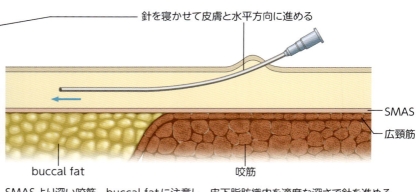

針を寝かせて皮膚と水平方向に進める

SMAS
広頸筋
buccal fat
咬筋

SMASより深い咬筋，buccal fatに注意し，皮下脂肪織内を適度な深さで針を進める。

図4 ▶ 針の刺入

針を左右に振りSMAS上の適切な層に入っているか確認しながら糸を留置したい部位より1cmほど遠方まで進める。浅すぎると針を左右に振った際に皮膚が引きつれるのがわかる。深すぎる場合には，針先端がどこにあるか皮膚表面からはわからない。

Point & Pitfall 1

鈍針の先を適切な方向，深さに誘導するよう左手で皮膚をつまんだり，スライドさせたり，引き上げたりするのが大切である。わずかに針の局在がわかる程度の深さがちょうどよい。

糸の刺入

内筒を抜き，外筒に糸を刺入する（図5A）。糸の断端を指で押さえ，外筒を引き抜く（図5B）。同じところを通らないよう，5mmずつ放射状に位置をずらす。耳垂裏は汚れていることがあるので，よく消毒し拭き取ってから刺入する。

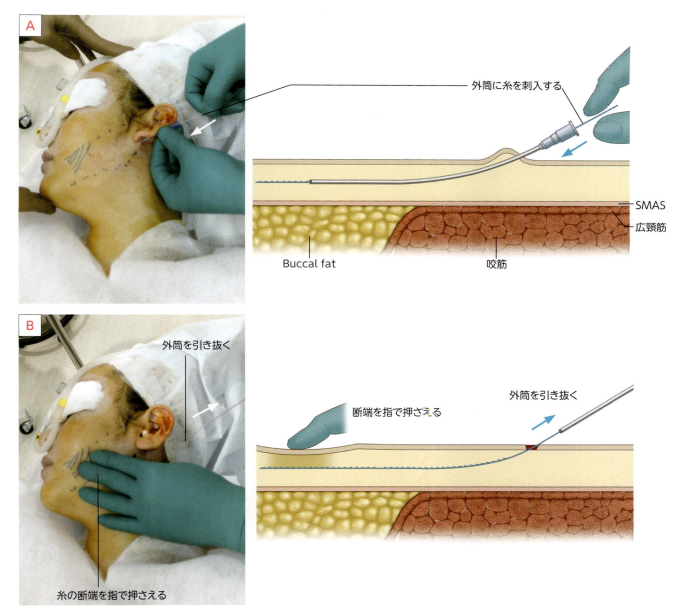

図5 ▶ 糸の刺入

Point & Pitfall 2

深い刺入の場合，耳下腺や咬筋に入ってしまうので深さに注意する。buccal fatに刺入しないよう，下床に骨がある領域を中心にして先端はmandibular ligamentを越えないようにする（図6）。

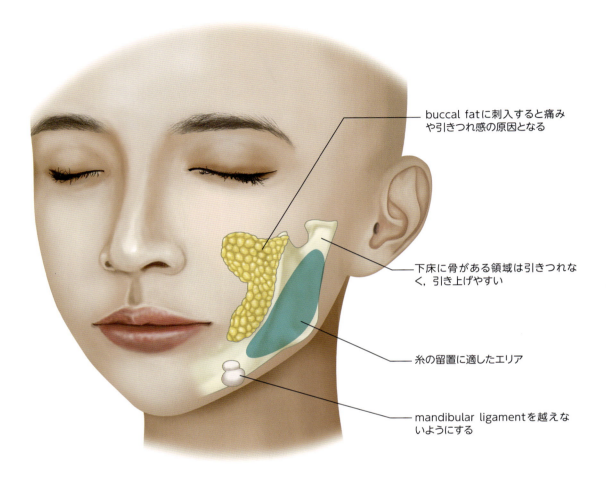

図6 ▶ 糸刺入時のpitfall
糸を入れる範囲，深さが重要である。下顎骨のある範囲が最も適したエリアである。

すべての糸を刺入した後に，1本ずつ1cmほど引いて適度にリフトする（図7A）．糸の断端をハサミで皮膚を少し押した状態で切離し（図7B），刺入部を軽く揉んで糸が露出したり，皮膚の引きつれがないようにする．

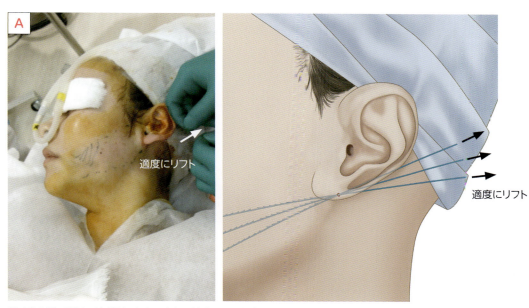

軽く糸を引っ張り，棘が引っかかるように適度にリフトする．

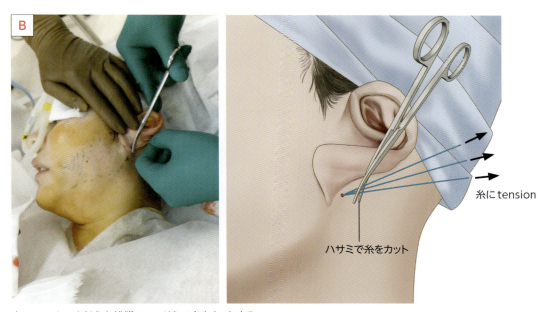

糸にtensionを加えた状態で，ハサミで糸をカットする．

図7 ▶ 糸のリフト

よくある質問 Q&A ③

Q：局所麻酔はなしでもよいでしょうか？

A：腫れを少なくする目的で，刺入点以外に局所麻酔をしないこともできます．鈍針なのでゆっくり刺入すれば，痛みは最小限に抑えられ内出血も少ないです．ただ，局所麻酔をしたほうが痛みと内出血はより少ないと思います．

8 後療法

必ず坐位で仕上がりをみて，左右差や皮膚の引きつれ，くぼみなどを確認し，あれば徒手マッサージで解消しておく（図8）。

　スレッドリフトの場合は，特別なフェイスバンドやドレッシングは必要ない。針穴にショートパッチや茶テープを貼るのみにしている。マッサージやRFなどの治療は2カ月後からとしている。

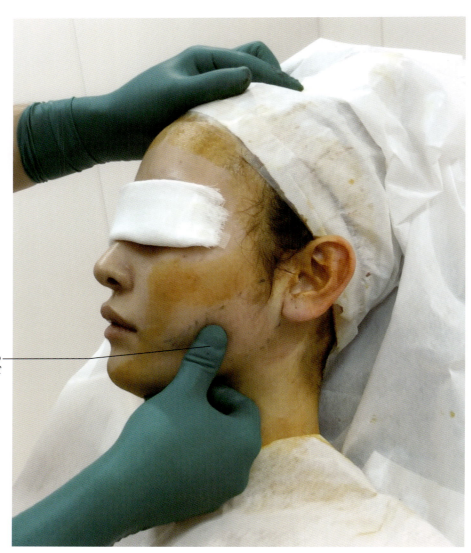

左右差や皮膚の引きつれ，くぼみなどがあれば徒手でマッサージを行う

図8 ▶ 術直後
必ず坐位として左右差，皮膚の引きつれ，くぼみを確認する。大きなものは徒手マッサージで軟部組織の引っかかりを外すことで調整する。

症例

54歳，女性。頬の下垂を治したいとのことで受診。

術前評価	malar fat pad, jowl fat padの下垂があるために頬は上下に長い印象である。
手術	もみあげ，耳垂基部よりfloating typeのスレッドリフトを7本ずつ合計14本刺入した。坐位で左右差，引きつれやくぼみがないことを確認し，露出している糸を切断した。
術後1カ月	頬の軟部組織が全体的に引き上げられたことで中顔面のボリューム感が増し，若々しい印象になった。mid-cheek grooveは浅くなりmalar moundの丸みの改善が認められる。

術前

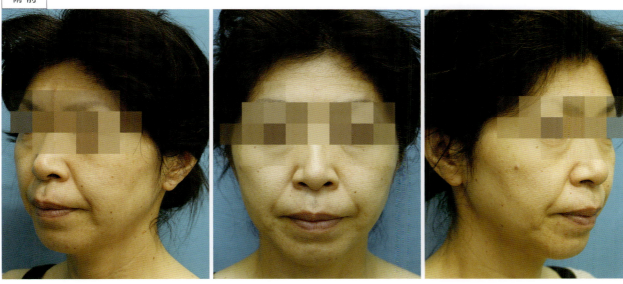

術後1カ月

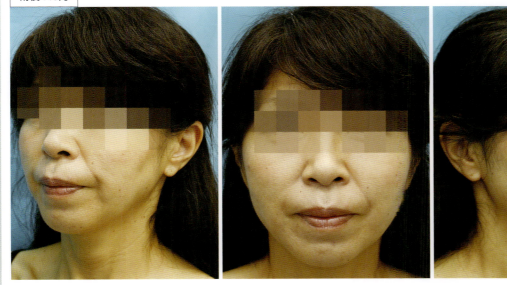

14 フェイスリフト

居川和広

1 手術を行うにあたり，注意すべきこと・心構え

フェイスリフトの効果を見きわめる

　老け顔の原因は，顔面骨の萎縮，軟部組織の萎縮・下垂，皮膚の弾力低下・余剰，筋肉の拘縮・緊張などが主である。それぞれの原因に対してアプローチが必要であり，1つの治療で若返るということはない。フェイスリフトでは，皮膚の余剰，軟部組織の下垂を一部改善できるが，それ以外の効果はないに等しい。さらに東洋人は皮膚が厚く，頬骨・エラの突出がありリフトの効果は出にくい。引っ張る，リフトするという意識でフェイスリフトをすると期待した結果にはならないことが多く，皮膚の緊張による偽の弾力改善は，日が経つにつれ後戻りし，最終的には効果がなかったと言われたり，目立つ瘢痕や耳介変形を残したりすることになる。

　顔の見た目を若く見せる手術において，フェイスリフトが最も有効な手段なのではなく，**volumeの足し算引き算をして形を整えることが最も重要**なのであり，引き上げることだけに頼らないほうがよく，位置をつり上げるために行う意識は持たないほうがよい。**liftという名称だが皮膚を引き上げる意識ではなく，余剰皮膚を適切な量取り除き，脂肪吸引や脂肪注入で形を整えるshapingを心がける。**

正確なアセスメント

　皮膚の弾性の低下による余剰は，明らかな余剰分は切除してもよいが，**最大伸展時の皮膚量を残しておかないと，結局はその弾性に見合った後戻りをする**（図1）。皮膚弾性の低下からくる皮膚の余剰は，あくまで適度な余剰なのであり，骨切りや急激なダイエット後，骨萎縮などの原因で余剰となった分が本来，適切に切除できる量であると筆者は考えている。このことを理解していないとフェイスリフトの効果を勘違いしてしまう。

　フェイスリフトは単独で効果を大きく発揮するものではないので，医師と患者の双方が顔面骨の萎縮，軟部組織の萎縮・下垂，皮膚の弾力低下・余剰，筋肉の拘縮・緊張などに対する治療の必要性を確認し，レーザーやボトックス，ヒアルロン酸，脂肪注入，脂肪吸引など複合的治療の計画を立てたほうがよい。

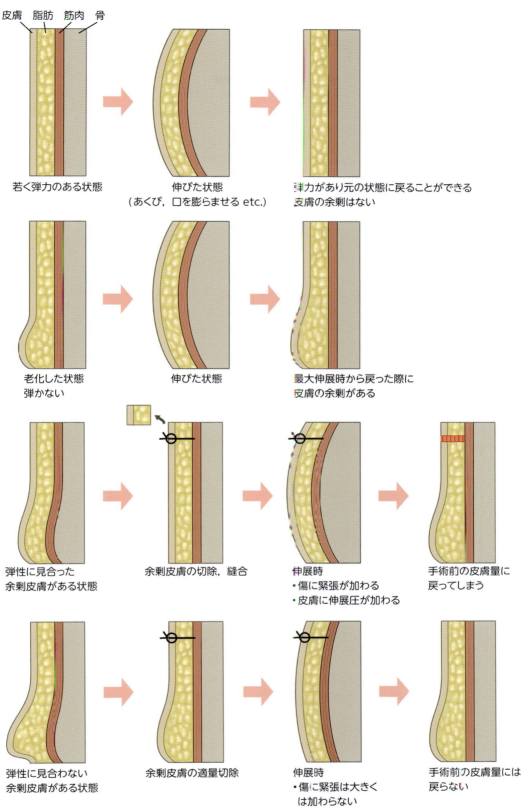

図1 ▶ 弾力性の違いによる余剰皮膚と後戻りとの関係

Point & Pitfall 1

顔面神経の走行，血管の走行，retaining ligamentの位置，広頸筋・表在性筋膜（superficial musculo-aponeurotic system；SMAS）・buccal fatの位置関係などの解剖学的知識が大変重要である。

2 手術進行

手術進行は図2の通りである。

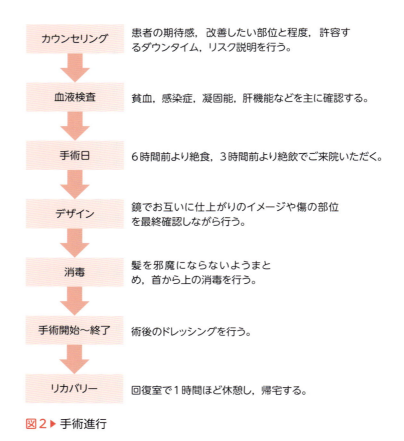

図2 ▶ 手術進行

3 手術適応

　皮膚の余剰がない場合は，良い結果にはなりにくい。極端なダイエットの後や骨切り後，顔面骨の萎縮が顕著であるケース，骨格が西洋人のように頬骨・エラの突出が少ないケースでは，フェイスリフトの効果が出やすい。皮膚の弾力に比して，皮膚の余剰が過剰であるケースで特に効果的であり，弾力のない皮膚を無理に切除縫合しても，後戻りは早い。**適切な皮膚切除量と皮膚剥離範囲を術前に把握することが重要である。**

　あくびをするように大きな口を開けてもらい，左右どちらかに顔を向け，下顎骨をずらし，首を後屈してもらった状態で，皮膚の余りを確認する。その状態でも皮膚に余りがあれば，フェイスリフトの適応があると考えてよい（図3）。

　各fat compartmentのボリュームを確認し，必要ならヒアルロン酸や脂肪注入などで同時治療を検討する。どのligamentを切離するのかも術前に計画を立てておく。形を整えることを目的とし，引き上げることを目的とはしない。

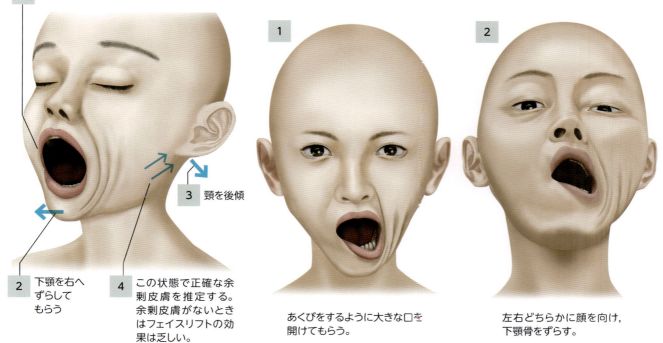

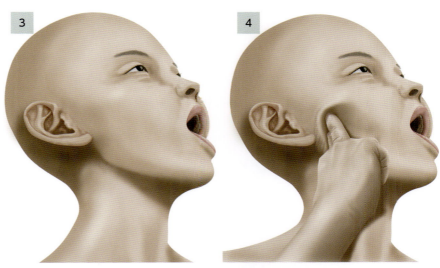

図3 ▶ 手術適応の確認

1 あくび（最大開口してもらう）
2 下顎を右へずらしてもらう
3 顎を後傾
4 この状態で正確な余剰皮膚を推定する。余剰皮膚がないときはフェイスリフトの効果は乏しい。

1 あくびをするように大きな口を開けてもらう。
2 左右どちらかに顔を向け，下顎骨をずらす。
3 首を後屈してもらった状態にする。
4 皮膚の余りを確認する。この状態で皮膚に余りがあれば，フェイスリフトの適応があると考えてよい。

年齢

　皮膚余剰が多いケース，骨切り後や急激なダイエットの後などの理由がなければ40歳代からの適応と考えている。元気な高齢者も多いので年齢だけで判断していないが70歳以上はあまり勧めていない。

基礎疾患

　糖尿病，高血圧，高脂血症は軽度であれば，手術適応としている。全身性の疾患，臓器の疾患があれば適応は慎重に考慮する。

喫煙

明らかに創傷治癒が遅く，皮弁の血流も悪いので禁煙を勧める。

内服薬

抗血小板薬，抗凝固薬，ステロイドの内服などをしている患者は，病状を把握し，手術の適応・リスクを十分検討した上で判断するが，原則として勧めない。

4 気を付けるべき合併症

血腫

最も起きやすい合併症であり，高血圧がある患者では要注意であり術中の血圧コントロールおよび丁寧な止血が重要である。特に耳介後面や浅側頭動静脈・顔面横動脈周囲は丁寧な操作を心がける。血腫が生じた場合は，速やかに開創し止血するほうがよい。

神経損傷

顔面神経が損傷しないよう細心の注意を払う。側頭枝・下顎縁枝は特に注意が必要である。耳下腺領域は，比較的安全であるがそれを越えると深すぎる剥離は禁物であり，層と走行部位の解剖学的な把握は大切である。稀に神経損傷が生じたとしても，部分的なものであり数カ月で改善することが多い。

耳介後面の大耳介神経は，損傷した際には縫合するとほぼ改善する。

感染

顔面は血流豊富であり，感染することはかなり稀であるが，血腫ができた際には適切に処理しないと感染を生じることがある。

耳変形

耳垂が前下方に伸ばされ移動する。耳珠が前方に引っ張られ，外耳孔が露出する。耳垂は特に牽引されて変形しやすい部位なので，リフトの際には皮膚・皮下組織にも緊張が生じないよう縫合しなければならず，この部位に牽引固定をしてはならない。耳珠も同様である。術中に必要に応じて耳垂形成をすることがある。

目立つ創縁

皮膚に緊張が加わるほど，皮膚切除してはならない。毛髪部では，毛根の愛護的操作が必要であり，同様に緊張をかけず皮膚切除量を控えめにする。

皮膚の壊死

皮膚に過度な緊張を加えたり，薄くしすぎると生じやすい。また，血腫を作ってしまったケースや，喫煙者や皮膚の血流障害が生じやすい方では要注意である。

よくある質問 Q&A 1

Q：左右差を指摘されることはありますか？

A：よくあります。骨格の左右差がよりわかりやすくなるので，術前にあらかじめご本人の左右差をお伝えしておいたほうがよいです。

5 問診・患者情報

患者情報については，スレッドリフトと同様である（p.203参照）。

フェイスリフト単独での効果の限界，複合的なアプローチが重要であること，場合によっては，ダウンタイムの少ないもしくは気になる部位をピンポイントで改善する注入系治療やレーザーを勧めることがある。

よくある質問 Q&A 2

Q：仕事はどれくらい休んだほうがよいですか？

A：1週間目の抜糸が終了するまで休むのが無難です。

6 手術に必要な器具（図4）

- 15番メス×2
- デザインペン
- マーカー（切開後のデザイン時に使用）
- メジャー
- 10mLロックシリンジ
- 20mLロックシリンジ×2
- 23Gカテラン針×2
- 27Gカテラン針
- 小ビーカー（切開部分：1%キシロカイン®15mL＋0.5%マーカイン15mL程度）
- プラスチックビーカー（剥離部分：生食90mL＋1%キシロカイン®60mL）
- キルナー
- メッツェン
- ヘガール×2
- バイポーラコード（青）
- バイポーラ
- イルミコード
- イルミ先筋鉤
- 4双鈷
- 3-0黒ナイロン×1（SMAS引き上げ）
- 4-0PDS®×2（SMAS縫合）
- 4-0絹糸＋丸針（ligament縫合）
- 5-0PDS®×2〜（中縫い）
- 6-0黒ナイロン×2〜（外縫い）
- 無影灯グリップ
- 白テープ（太）
- 小綿球×10（耳栓用）
- アドソル鑷子（有鉤，無鉤）
- 14Fr吸引チューブ（片方の鼻の近くにテープで固定する）

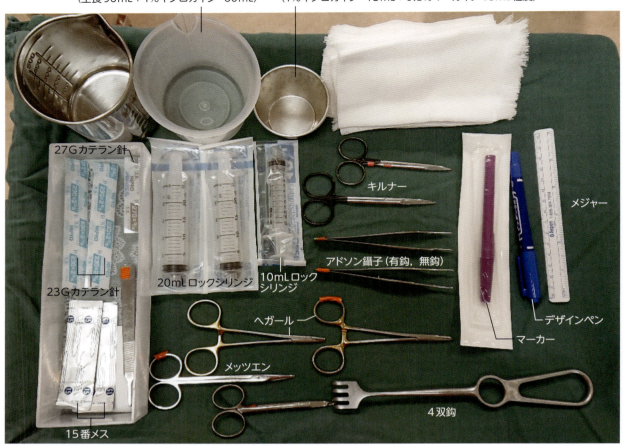
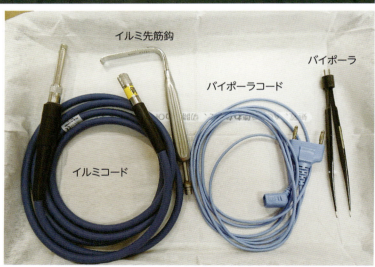

図4▶使用器具

7 手術法

デザイン

坐位で行う。耳輪脚から，前切痕～耳珠縁～珠間切痕～耳垂～耳垂後面～耳介側頭溝をデザインする（図5）。

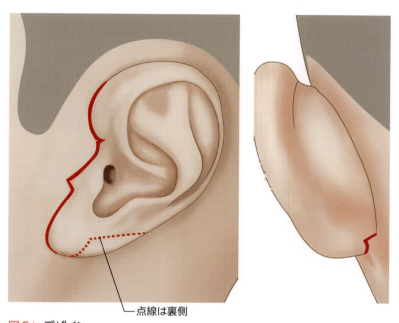

点線は裏側

図5 ▶ デザイン

剥離範囲

剥離範囲は，患者のたるみの程度・骨格を確かめながら指で耳垂に向かって実際にリフトしてみると皮膚のたわみ，皮膚の移動が生じる範囲がよくわかるので，その範囲をマーキングする。その際に，無理なく切除できる皮膚量を確認しておく。

あくびをするように大きな口を開けてもらい，左右どちらかに顔を向け，下顎骨をずらし，首を後屈してもらった状態で，皮膚の余りを確認する。耳垂部でおよそ1～2cmになることが多い。

麻酔

プロポフォールをショットで3～4mL静注後に約4mL/kg/hrで持続投与する。鎮静が得られた後にケタラール2mLを使用し、鎮痛が得られてから局所麻酔を注入する。耳前部～耳後部の皮切予定線に沿って1％エピネフリン含有キシロカイン®を片側約7mL注入する（図6A）。

23Gカテラン針と25mLシリンジで剥離範囲に0.4％に薄めたエピネフリン含有キシロカイン®を20～30mL注入する。その際に剥離する層を意識し、hydrodissectionを行う（図6B）。上記の半分量の局所麻酔を片側にも入れておくと、片側終了時に追加で半量の注入で十分な鎮痛、出血抑制効果を得られる。

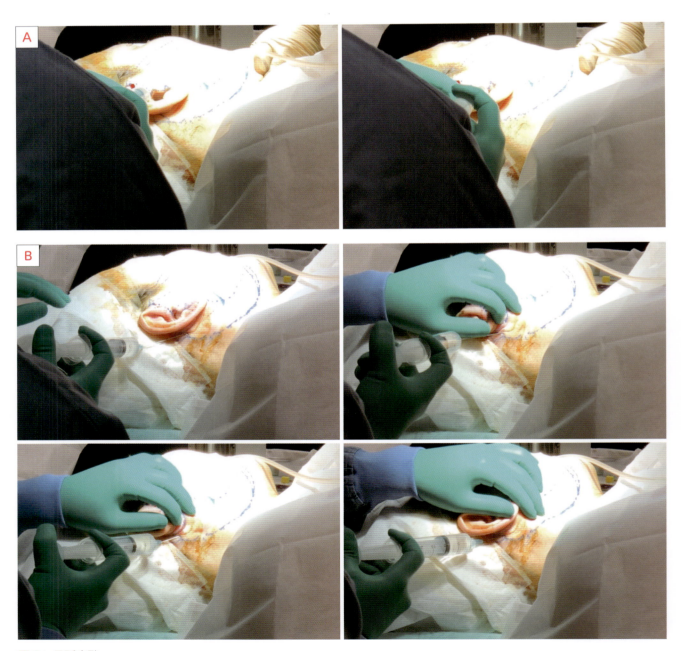

図6 ▶ 局所麻酔
皮切予定線には1％エピネフリン含有キシロカイン®を使用する（A）。剥離範囲には0.4％に薄めたエピネフリン含有キシロカイン®を使用し、麻酔とともにhydrodissectionを行う。耳前部の浅側頭静脈、下顎角近くの外頸静脈への誤注入に気をつける（B）。

切開，剥離

　15番メスにて耳前部から耳後部まで深さ2mm程度で切開を入れ（図7A），そのまま15番メスにて皮下を厚み2～3mmで2cmほど剥離する。耳介後面と頸部は同じ深さもしくは少しだけ厚みを増して，メッツェンで剥離をする（図7B）。

　切開部より1cm中央に離れたところで，耳輪脚～耳垂まで，深さは耳下腺筋膜上まで縦にSMASを切開し（図7C），SMAS下をメスもしくはメッツェンで剥離しpremasseteric spaceに入る（図8）。耳下腺筋膜上で剥離し，広頸筋下で剥離をしていけば剥離は容易で，顔面神経の損傷リスクは少ない。

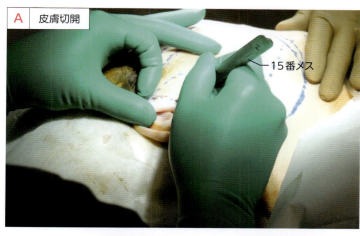
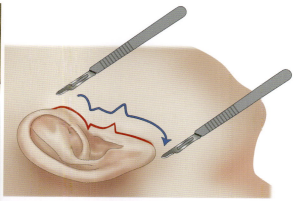

15番メスにて耳前部から耳後部まで深さ2mm程度で切開を入れる。

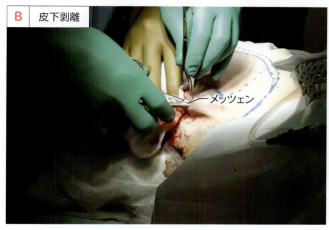
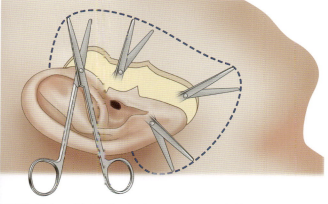

15番メスにて皮下を厚み2～3mmで2cmほど剥離する。耳介後面と頸部は同じ深さもしくは少しだけ厚みを増して，メッツェンで剥離をする。

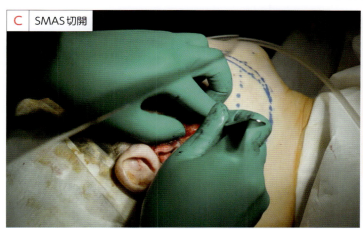

切開部より1cm中央に離れたところで，耳輪脚～耳垂まで，深さは耳下腺筋膜上まで縦にSMASを切開する。

図7▶ 皮膚切開，皮下剥離，SMAS切開の位置関係

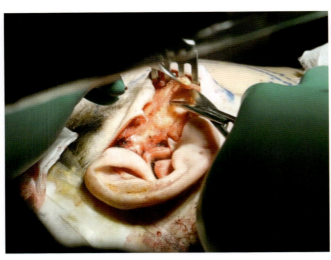
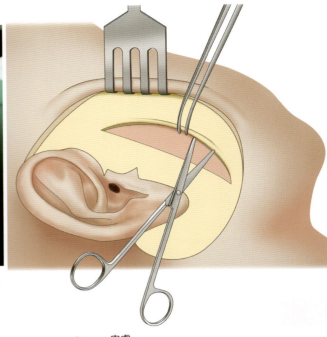

SMAS下をメスもしくはメッツェンで剥離しpremasseteric spaceに入る。

図8 ▶ SMAS下剥離からpremasseteric spaceへの展開

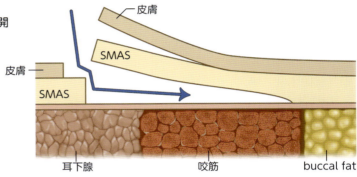

皮膚
SMAS
皮膚
SMAS
耳下腺　咬筋　buccal fat

Point & Pitfall 2

- 剥離過程においてzygomatic ligamentやparotid ligamentは、太く頑丈なものは必ず温存し、糸またはペンでマーキングしておく。
- SMASを引き上げ固定する際に皮弁側の靱帯は位置的に下床へ固定し、縫合固定に利用する。
- マーキングした範囲の中にあるretaining ligamentはすべて切離する。この切離が不十分だと皮膚に不自然な引きつれ・へこみを生じてしまい、リフト効果が早期に戻ることとなる。
- zygomatic ligamentを切離する際には、出血しやすいので血管を見つけたら丁寧に止血する。大頬骨筋付近は、神経もあるため慎重に剥離を進める。
- premasseteric spaceを越えて剥離する場合は、masseteric ligamentの切離も行う。
- 下顎骨の辺縁で頸部の皮下剥離とSMAS下剥離の層が異なる状態となるため、辺縁に沿って切開する。辺縁より1cm下方だと顔面神経下顎縁枝が見えることがあるので注意する。

止血

耳介後面はじわじわと出血が続く部位で、丁寧に繰り返し止血しなければ血腫になりやすい。zygomatic ligament周囲も出血しやすい部位である。

SMASの処理

まず耳垂基部でリフトのベクトル，移動距離をわかりやすくするため下顎ラインに合わせたベクトルで引き上げ（図9A），皮膚の緊張に無理のない範囲を確認し，術前のデザインとあまり差がないことを確認し耳垂基部に一致する部分まで皮膚に割を入れる（図9B）。右半顔を手術する際には，左に顔を向けているのでさらに下顎挙上をして皮膚が最も伸展する状態で割を入れる長さを決める。1〜2cmになることが多い。

A　SMASをリフトして仕上がりをイメージする。

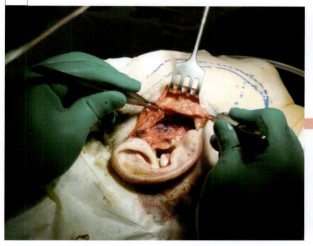 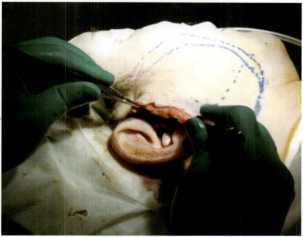

B　耳垂基部の位置まで皮膚を切開する。

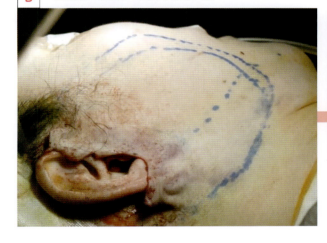 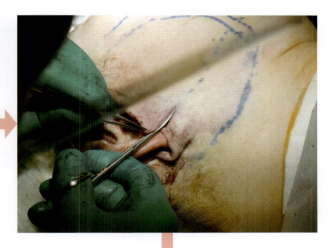

図9 ▶ SMASと皮膚の引き上げ

その後，SMASを皮膚と同様に下顎ラインに合わせたベクトルで引き上げ，耳前部の強固な固定源となる耳切痕，珠間切痕前面の組織と縫合固定する．耳珠と耳垂は，SMASの余裕を持たせ，緊張のかかる縫合はしない（図10A）．この際にSMASが薄いときは折りたたみ，余分な際には，断端を切除する．頬骨弓下の凹みが目立つ際には，SMASを切除せず折りたたみ，凹みへ充填することでaugmentationを行う．

　頸部のSMAS，広頸筋は耳垂下部後面の耳垂変形をきたさない部分に，plicationをするか広頸筋下に剥離を加え，余分なSMASを三角形に切除して縫合する（図10B）．

皮膚のトリミング

　耳垂基部が決まっているので，耳介前面は切開線との差を丁寧に確認しながら切除する（図11A）．

　耳介後面は，dog earが生じるため切開を追加するが，なるべく短くするために後方ではなく，上方に皮膚を上げて縫合する．縫合部に多少のたわみが生じても改善する（図11B）．

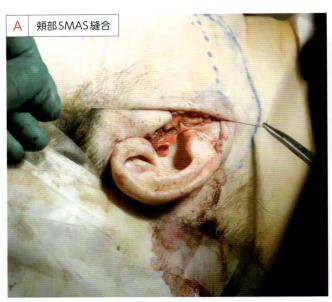
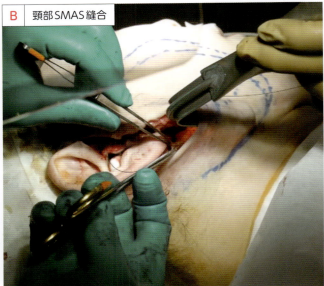

図10 ▶ 頬部，頸部SMASの固定

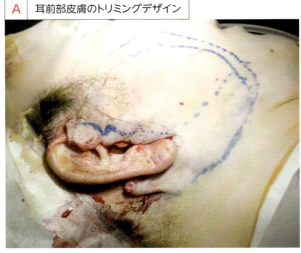

図11 ▶ 皮膚のトリミング

皮膚縫合

　皮膚に緊張がかからないようにSMAS処理をして，トリミングも控えているので真皮縫合は密に行う必要はなく，耳輪脚，前切痕，珠間切痕，耳垂基部，耳介側頭溝5〜6箇所ほどを5-0PDS®で行えば十分である（図12A）。

　皮膚は6-0ナイロン糸で連続縫合を密に行う。ペンローズドレーンを耳介後面より挿入する（図12B）。

　フェイスバンドは翌日まで装着する。

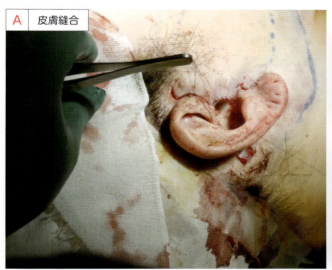 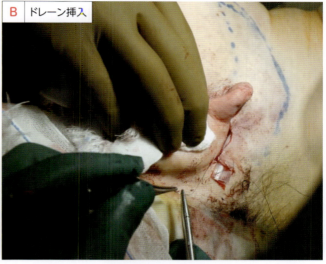

図12 ▶ 皮膚縫合

よくある質問　Q&A ③

Q：皮膚はどれくらい切り取りますか？
A：症例ごとに異なりますが，平均すると最大幅の部分で1.5cmくらいです。

8 後療法

　たるみがまた出てきたと言われることがしばしばある。老化が止まるわけではないのだから当然なのだが，フェイスリフトをしたらしばらくは何もしなくてもそのままの状態でいられるという期待を持っている患者がいるので，カウンセリングの際に正確に説明しなければならない。また，手術の効果をできるだけ長く保たせるためには，継続した治療が必要であることを理解してもらうことが重要である。

　フェイスリフトで余分な皮膚を除去し，皮膚・皮下組織が上方移動しているうちにRFやHIFUを照射し，効果の持続を図ることは有効であると思われる。

　ボトックスは，フェイスリフト後に限った話ではないが過剰な筋肉の動きを制御し，皮膚の伸び・たるみを予防するためには欠かせない。

症 例	
\multicolumn{2}{l	}{49歳，女性。頰の下垂，特に口角下のたるみと頰骨弓下部の凹みが気になり来院。}
術前評価	Jowl fat padの下垂が目立つ。軽度の眼瞼下垂もあり，全体的に老け感が強い。
手術	SMASフェイスリフト，眼瞼下垂手術，下眼瞼下制術を施行。SMASとともに耳垂部で皮膚を斜め上方向に13mm引き上げて固定した。
術後6カ月	下顔面の頰のボリュームは中顔面に移動し，凹凸の少ない若々しい顔つきとなっている。

術前

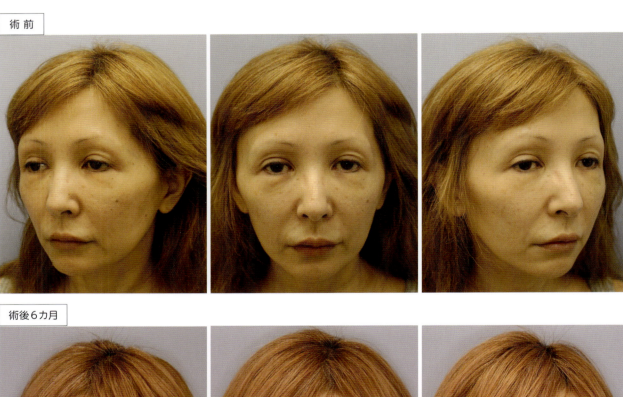

術後6カ月

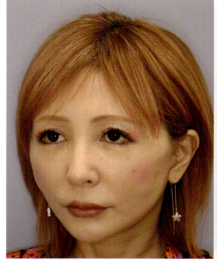
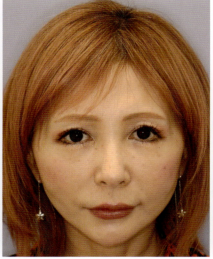
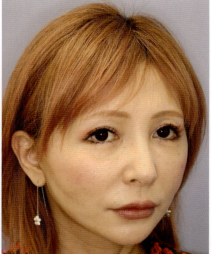

15 フィラー注入

相澤勝喜

1 手術を行うにあたり，注意すべきこと・心構え

ヒアルロン酸

　フィラー注入に使用するヒアルロン酸は，元来人体に存在する物質でコラーゲン線維を保持する働きがあり，肌組織の水分・湿潤性・柔軟性を保つ役割を持つ．注射用のヒアルロン酸製剤は透明なジェル形態で，皮膚に注入すると皮膚に膨らみを持たせ，シワを軽減させるが，最終的には水と二酸化炭素に分解し吸収される．

　効果の持続期間は薬剤や注入部位によって異なる．分解後は有害となるようなことはないため，個々の肌状態や年齢，好みに応じて注入量を決め，必要に応じて追加注入を行うことができる．ごくわずかに含まれる架橋剤によるアレルギー反応を稀に起こすことがあるが，ほぼ安心して使うことができる．架橋の程度や粒子サイズなどの違いにより様々な特徴に分類されるので製品の使い分けが必要となる．また，過剰に注入した場合にもヒアルロン酸分解酵素により，戻すことができる．

　フィラー注入は多くの外科手術と違い，ブラインドでの治療となる．応用の幅が広く，**近年ではシワへの直接注入だけでなく，組織のボリュームを増加したり，脆弱な組織の支持効果によるリフトアップや小顔という目的で注入することも少なくない**．近年は，真皮内微細注入の技術により，有用性がさらに高まっている．また，吸収性の素材で安全性が比較的高く，他の治療との相性が良いことも多く，手術にヒアルロン酸を加えたり，レーザー治療にヒアルロン酸を組み合わせたりとその応用の幅は今後も広がっていくものと考える．副作用を回避するために，より正確に解剖や加齢変化を理解した上で施行しなくてはならない．

　ヒアルロン酸製剤の選択は，メーカー，安全性，信頼性，製剤の特徴，使用部位，価格をもとに選択をする．**注入部位は可能な限り，上方，外側，深層から少量ずつ注入**という点を意識しておくとよい．

2 手術の進行について簡単な解説とフローチャート(図1)

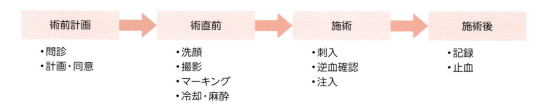

図1 ▶ フィラー注入のフローチャート
術前は問診・術後イメージを伝えて同意を得る必要がある。施術前にはメイクを洗顔にて落とし，痛み緩和のために冷却や麻酔クリームなどを使用する。施術はしっかりと逆血確認を行った上での注入を心がける。施術後は圧迫止血を行う。

問診

問診によって施術する製剤のアレルギー反応等の既往がないか，注入部位に感染がないか等を確認する。状態に応じて適切な注入剤を選択する。

計画・同意

効果の持続期間を提示する。副作用について説明する。

ヒアルロン酸では製剤によって持続期間が異なるが，数カ月～数年の範囲となる。また，注入層や注入部位によっても持続期間が異なる。また，膨らみすぎた場合に対しては分解酵素で修正することができる。

必要事項を書面にして理解してもらった上で承諾書などの書式に署名してもらう。

洗顔

洗顔を行い，メイクやほこり等を落としてもらう。

撮影

治療前後の比較のために撮影を行う。効果が有効かという判定だけでなく，副作用が発生したときに術前がどうであったかの確認にも必要となる。

マーキング

ヒアルロン酸注入前には必ず坐位にして鏡で注入範囲を確認し希望部位と合っているかどうかを明確にしてもらう。油性ペンでマーキングをした場合には直上からの刺入で外傷性タトゥーとなるため，近傍のマーキングとすることもある。

冷却・麻酔

針の刺入時の痛みや注入剤が真皮に入るときの痛みを軽減する。麻酔が効果を発現するまで時間を置く必要がある。麻酔薬に対して発赤や腫れなどを起こすことがあるのでかぶれなどの既往を確認しておく。

注入部位によっては神経ブロックを必要とする。

注入時には痛みを軽減してもらうために注入予定部位をアイスノン等で冷却しておく。手に何かを握らせておくのも効果がある。注入部位によって深さが異なるが**血管注入のリスクが高い部位は10秒の逆血確認**をすることを推奨する。

また，注入部位にニキビ等がある場合は避ける。

記録

治療後はどのような製剤をどの部位に使用し，どの深さにどのくらいの量を使用したかを記載する。

止血

刺入部は数時間から1〜2日程度で針跡は目立たなくなる。内出血が生じると2週間程度は消失まで時間がかかる。メイクは数時間程度控えてもらうのが無難である。

3 手術適応

ヒアルロン酸の主要な効果としては以下のようなものがある。

- 萎縮した骨格の形状の補正
- 支持靱帯の支持・補強
- 萎縮した脂肪の補填
- 筋緊張の緩和
- 皮膚の弾力の補強
- シワの改善

老化現象の代表的な例

骨や脂肪の減少，皮膚の弾力の低下により，図2A右の若い顔は，図2A左のような顔貌に近づいていく。これを再び図2A右の状態に近づけてあげることがヒアルロン酸の目的のひとつである。

加齢に伴い，眼窩が拡大し，上顎骨・下顎骨の萎縮が起こるので，その部位は骨膜上の注入によって補正することが効果的である。

また，支持靱帯 (retaining ligament) (図2B) は伸びて，たるみの原因となっていくため，支持靱帯を支える部位にヒアルロン酸を注入することで支持靱帯を補強しリフトアップ効果を持つ。

脂肪組織のコンパートメント（図3）

脂肪組織の減少によって痩せた印象となったり，先に減少した脂肪組織の領域にヒアルロン酸で補充をしてから，直接のシワの治療に入るとよい。

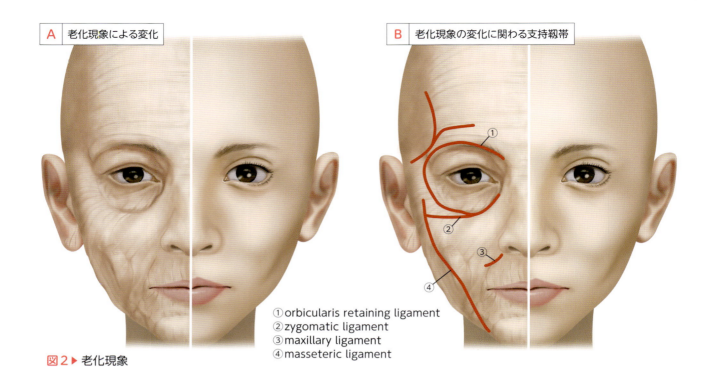

図2 ▶ 老化現象

A 老化現象による変化

B 老化現象の変化に関わる支持靱帯

① orbicularis retaining ligament
② zygomatic ligament
③ maxillary ligament
④ masseteric ligament

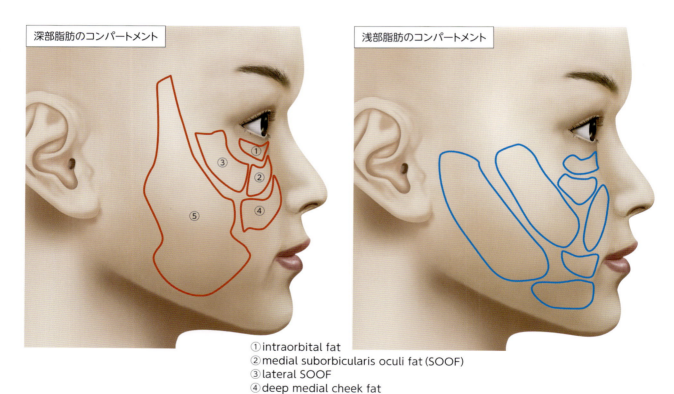

深部脂肪のコンパートメント

浅部脂肪のコンパートメント

① intraorbital fat
② medial suborbicularis oculi fat (SOOF)
③ lateral SOOF
④ deep medial cheek fat
⑤ buccal fat

図3 ▶ 脂肪組織のコンパートメント

基本的に深部，外側，上方から治療を行うというのがヒアルロン酸治療で効果的な順番となる。 その上で直接シワの治療を行っていくのが効果的である。

また，皮下浅層に注入を行うことによってコラーゲン産生が起こり，小ジワの改善，質感の改善にもつながる。とはいえ，日常診療でよく行われるのは額，下眼瞼，鼻根部，頬，口唇，鼻唇溝，口角，顎，首などであろう。

4 気を付けるべき合併症

針の傷跡

細い針では早期に消失するが，一時的に残ることがある。

外傷性タトゥー

油性ペンでマーキングを行いその上から針を刺入すると起こることがある。

内出血

ヒアルロン酸等のダウンタイムがないと思われている治療で，内出血が強く出た際には，事前に説明がないとトラブルになることがある。カウンセリング時に内出血の可能性をしっかりと説明し，同意を得ることが重要である。通常出血性の素因がなければ2～3週間以内に消退する。

遅延性アレルギー反応

ヒアルロン酸での治療に皮内テストは一般的には不要であるが，稀にアレルギー反応を起こす場合がある。過去にそのような反応がある方の注入は避けるべきである。また，ヒアルロン酸分解酵素に対するアレルギー反応を起こすこともあるので注意する。

血管内注入による皮膚壊死

血管内注入によって皮下領域の血流障害が起きると，皮膚の壊死が起こることがある。動脈閉塞の症状は皮膚色の変化と強い疼痛が比較的早期に現れる。静脈塞栓の場合は変化が遅く現れる。皮膚症状としては2～3日後に水疱や膿疱形成が起こり，その後潰瘍を形成する。

より重篤な合併症として深部の血管内塞栓により失明や脳梗塞がある。

チンダル現象

皮膚浅層へのヒアルロン酸注入によって青白く見えてしまう現象である。

感染

急性期感染は発赤・圧痛を伴うことが多く，ブドウ球菌や化膿性連鎖球菌が原因となることが多い。術前の洗顔，消毒はもちろん術直後のメイクにも気を付ける。

2週間以上経過しての遅発性の感染はバイオフィルムを伴うことが多いため，抗菌薬による治療の効果に乏しい場合がある。その場合はヒアルロン酸分解酵素が有効となることがある。

over filled syndrome

ヒアルロン酸等のフィラーを注入しすぎるとover filled syndromeと呼ばれる独特の顔貌となることがあるため，適量を適所に注入するように心がける。また，過度の要望に対してはNOと言えるようにならなければならない。

> **よくある質問　Q&A 1**
>
> **Q**：患者さんのニーズにどう向き合っていますか？
>
> **A**：当院のヒアルロン酸の相談時には「法令線が気になる」という人がほとんどですが，実際にカウンセリングを受けて法令線にヒアルロン酸を1本打って帰りましたという患者さんは，割合としてはとても少ないです．大多数の方は下眼瞼や頬前面など他部位へのヒアルロン酸注入や，ボトックス，HIFUなど他の治療を併用します．
>
> というのも，「法令線を治したい」という希望の本質には「法令線を目立たなくすることで全体的に若く，美しく見せたい」が隠れており，法令線を治療するだけでは全体的に若く，美しく見せたいのが満たされず，真に満足を得るのが難しいためです．
>
> 筆者は老化現象のメカニズムを簡単に説明したり，若々しくきれいな人でも法令線が自然にある写真を見せたり，頬や顎のヒアルロン酸によって，よりきれいになることをお伝えしています．限られた時間の中ですべてお話しすることは決して容易ではありませんが，ニーズに対するゴールの形を患者さんと共有することが初回カウンセリングのひとつの目標です．目標を達成してきれいになるとリピートして頂けるようになり，次の目標はより容易に見つかるようになると思います．

5 手術に必要な器具

図4に使用器具を示す．注入部位にマーキングするペンは外傷性タトゥーのリスクがあるので，しっかり拭き取ってマーキングが残っている上に直接注入をしないようにする．カメラは一眼レフを使用するのが望ましい．

針は通常の鋭針でもよいが，先端が丸く側孔になっているマイクロカニューレを使用すると出血が少なくなる．

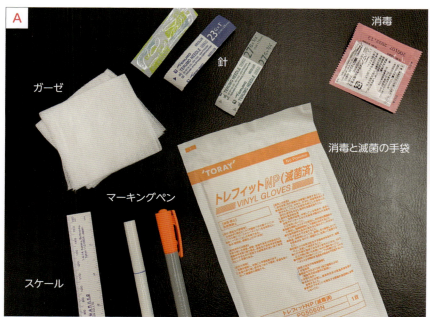

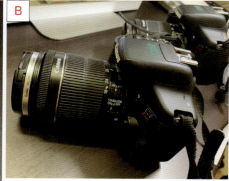

当院で使用している一眼レフカメラ
[EOS Kiss X8i (Canon)]

フィラー注入時に使用する器具．針は一例として出したが，ヒアルロン酸付属のものでもよい．

図4 ▶ 使用器具

6 注入部位別手技

額への注入（図5）

リスク血管に眼窩上動脈，滑車上動脈が存在する。眼窩上神経ブロック，滑車上神経ブロックを事前に行うことで痛みを軽減しておく。

額の注入の場合は，目的として「シワを消したいという要望」と「丸い額を作りたい」という要望に大きく分かれる。「シワを消したい」という要望に対してはボトックスを併用する場合が多いが，シワのある部位の皮下浅層へのヒアルロン酸注入も有効である。膨らみを出して「丸い額を作りたい」という要望に対してはしっかりと丸みを出すのにヒアルロン酸ではかなり本数を必要としてしまうので何度かに分けて行うのがよい。このときは骨膜上注入にすると滑らかなラインが出やすい。

額の凹みが出やすい部分は額の中間からやや尾側であり，眉毛上部は眼窩上動脈，滑車上動脈が深部を走行するため無理に眉毛上部に注入を行わない。額を盛り上げようと一生懸命額ばかりに注入している症例をみることがあるが，個人的にはあまり美しく見えないので，生え際やその少し上から注入して滑らかなラインを作ることを意識する。

筆者が行っている注入法

額を上下に三等分して考え，中間部位に凹みが出やすいので，そこを中心に骨膜上に注入を行う。その後に上3分の1に骨膜上注入を行う。額の注入には血管内注入のリスクが高いためカニューレを使用する場合が多い。また，額のような広範囲の注入では，正中や瞳孔中心線をマーキングしておき，各エリアにどのくらいヒアルロン酸を注入したかを考えながら行うことで，均等に注入することを心がける。

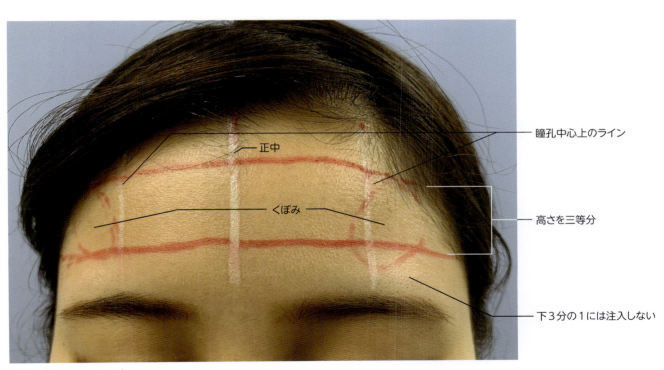

図5 ▶ 額のマーキング
額の注入前には正中のラインを引き，高さを三等分して考える。くぼみにもマーキングを行う。額下部3分の1には注入を行わない。

法令線への注入（図6）

顔面動脈に気を付ける。眼角動脈注入には失明のリスクが伴い，上鼻翼動脈注入では鼻の壊死が起こるリスクがあるため注意をする。

比較的皮膚が厚い場合，中程度の濃度のヒアルロン酸が適している。はっきりしたシワができている場合には真皮の浅～中層に注入する。なだらかな陥凹には皮下組織に注入する。法令線基部に注入する場合には骨膜上に注入する。

筆者が行っている注入法（図7）

鼻翼基部の高さで上下に分けて考え，下方エリアにはカニューレで皮下に注入する。シワが強い場合は皮下浅層にも注入する。鼻翼基部より上のエリアには鋭針で骨膜上に注入する。

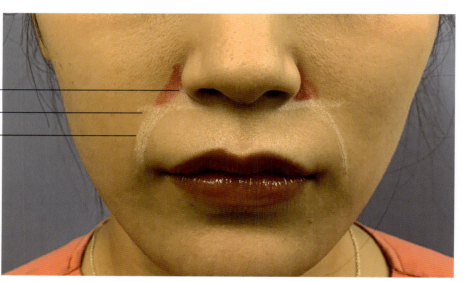

図6▶ 法令線のマーキング
まず凹みのある法令線自体をマーキング，次に鼻翼基部の高さでマーキングをし，それより上のエリアにはより注意して注入をする。

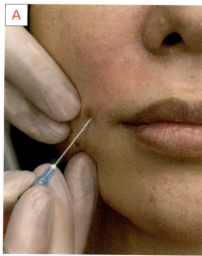

マイクロカニューレのゲージより少し太めの針で刺入部に入り口を作る。

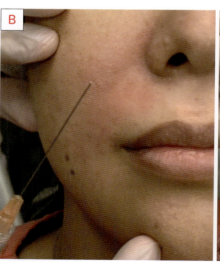
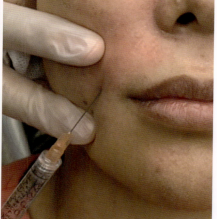

入り口からマイクロカニューレを入れる。マイクロカニューレが入り口に入った後に皮膚を対側に引っ張りながら進めるとマイクロカニューレを進めやすい。

図7▶ 法令線への注入

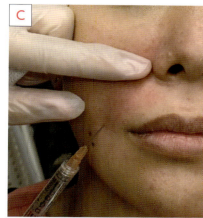
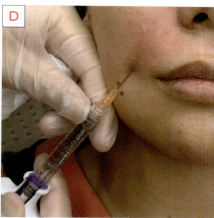
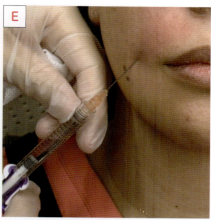

C 指でマイクロカニューレの先端の位置と深さを確認する。

D しっかりと逆血がないかを確認する。マイクロカニューレを使用するときは先端が動かないように固定し，針に比べてカニューレが長い分，逆血が確認できるまでの時間が長くなるため確認がしにくいことを念頭に置く。マイクロカニューレを使用しているからといって，血管内注入はないと考えることがないように逆血確認を怠ってはならない。

E ゆっくりと引きながら注入を行う。血管内注入には痛みが伴うので注入時に痛みの確認を行う。

図7▶ 法令線への注入

下眼瞼への注入（図8）

リスク血管として眼角動静脈が存在するため注意する。

骨膜上に注入し補正するのがメインとなる。シワが強い場合には皮下浅層に少量注入するとよいが，皮下浅層への注入には凹凸が出やすいためテクニックを必要とする。

また，チンダル現象を起こしやすいのもこの部位のため，親水性の高いヒアルロン酸を皮下浅層に多く入れないように注意する。基本的に眼窩下縁より頭側への注入は行ってはならない。

皮膚が薄い部位である。低濃度ヒアルロン酸を用いる。

筆者が行っている注入法

眼窩下縁をマーキング，上方視を行ってもらい眼窩脂肪下縁をマーキングする。tear trough内側はリスクが高いエリアなので注意をしながらマーキングエリアより少し下を意識して骨膜上に注入し，中心，外側にも骨膜上に注入する。補正不足である場合にはカニューレにて皮下浅層，皮内に極少量注入する。

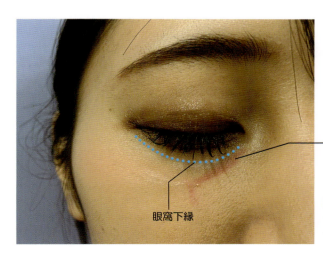

tear trough（赤いマーキング）の内側はリスクエリア

眼窩下縁

図8▶ 目の下のマーキング
tear troughに沿ってマーキング，瞳孔中心線より内側は注意する。骨膜上注入を行う際の指標として眼窩下縁をマーキングする。

鼻根部への注入（図9）

リスク血管として鼻背動脈がある。鼻背動脈を逆行して眼角動脈にヒアルロン酸が入ると失明のリスクがある。

鼻根部の隆起目的で注入する場合が多いので高濃度のヒアルロン酸を用いる。皮膚深部から骨膜上に注入することで凹凸を避ける。血管内注入に注意する。

必ず正中を意識した上での注入を心がける。

筆者が行っている注入法（図10）

正中にマーキングし，鋭針にて細かく分けながら分散して上から骨膜上に注入を行う。

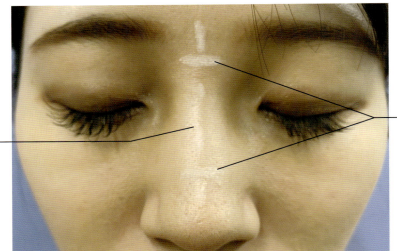

図9▶ 鼻根部のマーキング
正中をマーキング，入れる範囲の上と下のマーキングを行う。

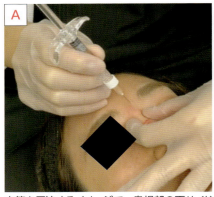

A 血管を圧迫するイメージで，鼻根部の両サイドを押さえて正中を狙って刺入する。

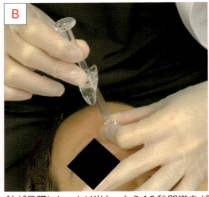

B 針が骨膜にしっかり当たったら10秒間逆血がないか確認を行う。

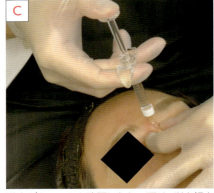

C 逆血がないことを確認したら，両サイドを押さえたままゆっくりヒアルロン酸を注入する。

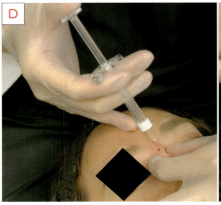

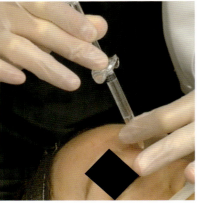

D 鼻根部は硬めのヒアルロン酸を使用するのが理想的なため，1回の注入量を少なくする。細かく何箇所かに分けて注入するときれいな仕上がりになりやすい。

図10▶ 鼻根部への注入

mid-cheek groove（ゴルゴ線）への注入（図11）

　mid-cheek grooveは上顎骨の後退とzygomatic ligamentのゆるみによって眼輪筋下脂肪の下縁に生じ，一般的には「ゴルゴ線」という名称で広く通用している．このとき脂肪の減少によってコンパートメントが明確化してしまう．

　上顎骨の骨萎縮により減少した部分を骨膜上注入により補正してあげるのが治療の第一である．深部の注入によりzygomatic ligamentが補強されるため，法令線も薄くなる．その上で皮下深層に注入して凹みを改善する．浅い層への注入は量が多くなると靱帯への負荷となり，余計老けた印象となるため注入量に気を付ける．

　皮膚はやや厚く，陥凹に対して注入することが多い．深い部位には中濃度ヒアルロン酸を用いる．

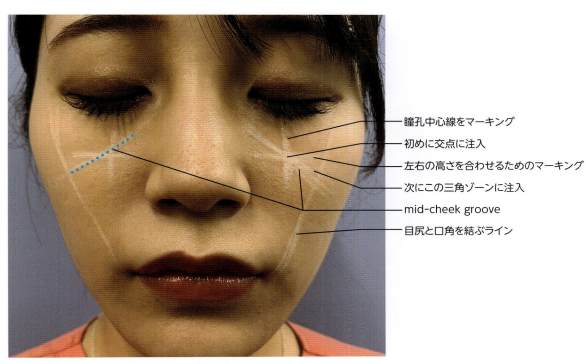

図11 ▶ mid-cheek grooveのマーキング
瞳孔中心線をマーキングし，注入したい高さで左右がそろうように線を引く．
目尻と口角を結ぶラインも基準としてマーキングしておく．

筆者が行っている注入法（図12）

　まず，mid-cheek grooveをマーキングし，瞳孔中心線をマーキングする．横から見たときにその交点を最も盛り上げたい場合は，その位置に骨膜上注入する．注入量を増やしたい場合には，目尻と口角を結んだラインと先ほどのラインに挟まれたゾーンに骨膜上注入を行うことが多い．補正不足を感じた場合のみ少量カニューレにてmid-cheek groove皮下に少量注入を行う．皮下の注入はあくまで少量にとどめる．

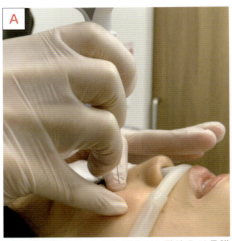
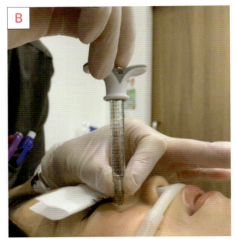
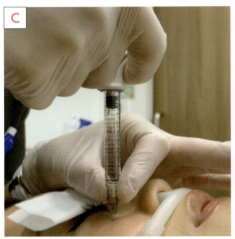
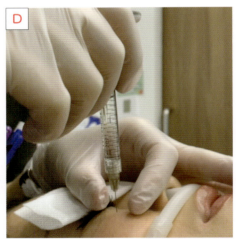

A: mid-cheek grooveのヒアルロン酸注入は骨膜上に行うことが多い。これはヒアルロン酸の重みでmalar padが垂れ下がることを防ぐ目的もある。

B: 逆血がないかしっかりと確認を行う。

C: ゆっくりと注入する。

D: ヒアルロン酸の理想的な1回の注入量は0.3mLまでであり、2箇所に分けて注入を行う。

図12 ▶ ゴルゴ線への注入

口唇への注入

リスク血管として上唇動脈，下唇動脈が存在するため注意をする。

まず，初めに赤唇のボリュームを出す必要があるかどうか，輪郭をはっきりさせる必要があるかどうか，その両方かを見きわめる。

皮膚がきわめて薄い部位のため，低濃度ヒアルロン酸を用いる。

筆者が行っている注入法

まず輪郭を鋭針にて縁取りをするように注入する。次にカニューレにてボリュームを出すように赤唇部に注入する。上唇は3エリアに，下唇は2エリアに分けるようなイメージで注入することが多い。

口角への注入（図13）

法令線と同じような考えで注入するが，口角の頭側深部では口腔内に貫通しないように注意する。

筆者が行っている注入法（図14）

カニューレを使用してマリオネット線の皮下にシワが補正されるように注入する。頭側は皮下浅層にする。その後，mandibular ligamentに鋭針で骨膜上に注入する。

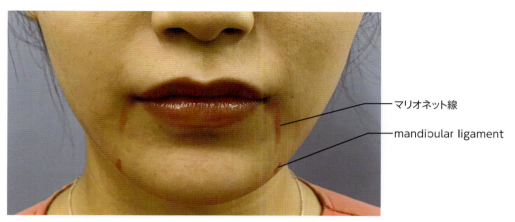

図13▶ 口角のマーキング
口角下の凹みの部位にマーキングを行う。

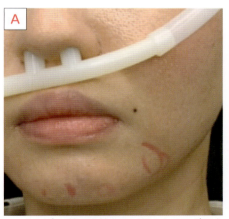

マーキング。若い女性なので頬のたるみが目立たなくなるようなデザインにしている。

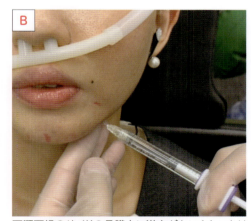

下顎下縁のサイドの骨膜上に逆血がないかしっかり確認をして少量注入。

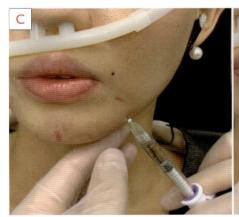

その後，くぼみを狙って皮下に注入を行った。

図14▶ マリオネット線への注入

顎への注入（図15）

下顎の隆起により輪郭を整える場合に用いることが多い。皮膚が厚いため高濃度ヒアルロン酸を用いる。

筆者が行っている注入法（図16）

左右差の確認の意味も含め正中にマーキングを行う。顎を下から押したときに凹みになる部分にマーキングし，皮下浅層にカニューレにて注入する。次に下顎の突出点の骨膜上に注入する。ツンとした顎を希望する場合は，骨膜上で注入した後に少し浅くしてボーラス注入，また少し浅くしてボーラス注入と鏡餅のような形をイメージして注入する。自然な形で突出させたい場合は，周囲の骨膜上に注入する。

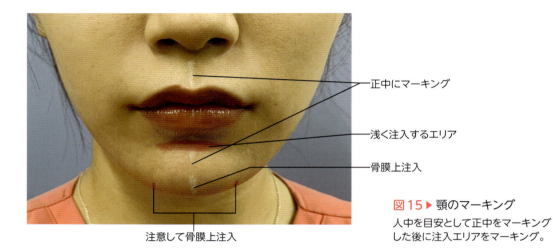

図15▶顎のマーキング
人中を目安として正中をマーキングした後に注入エリアをマーキング。

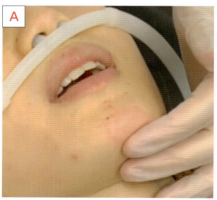

A 下顎の下縁を指で確認する。

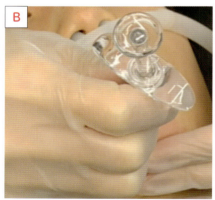

B 下縁に触れながら針を刺入する。

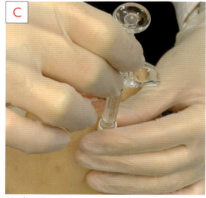

C 針が骨膜に当たったことを確認した後，逆血がないか確認を行う。

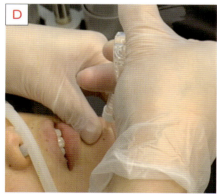

D 逆血がないことを確認した後，ゆっくり注入する。ツンとした顎にしたい場合は骨膜上に注入した後に針を少し浅くして注入するとよい。

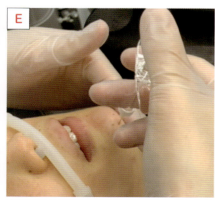

E 本例は丸みのある自然な形の顎にしたいと希望のため，両サイドに角を減らすように少量注入を行った。

図16▶顎への注入

こめかみへの注入（図17）

浅側頭動脈，中側頭動脈，頬骨眼窩動脈がリスク血管となる。骨膜上に注入するのがメインとなるが注入量が多くなる。皮下に注入する場合は凹凸が出ないように注意する。側頭筋内にリスク血管が走行しているので注入しないように注意を行う。

筆者が行っている注入法

眉毛上部の骨梁をマーキングし，その後方上から見える血管がない部位の骨膜上に注意して注入する。凹みのエリアをマーキングし，カニューレを使い皮下浅層に注入する。

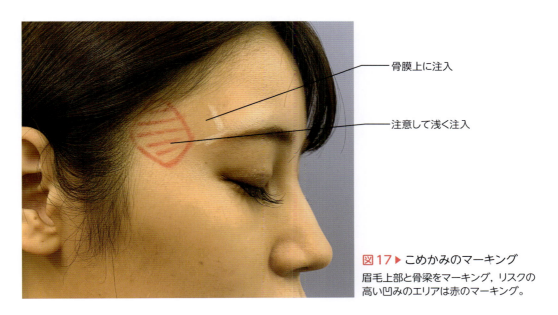

図17▶ こめかみのマーキング
眉毛上部と骨梁をマーキング，リスクの高い凹みのエリアは赤のマーキング。

頬への注入（図18）

リスク血管が比較的少なく，皮下深層に注入しない限り，基本的に安全性は高い。頬の前面にヒアルロン酸を多く注入すると，たるみの原因となってしまうことがあるので基本的には後面を中心に入れる。膨らませすぎないように注意する。

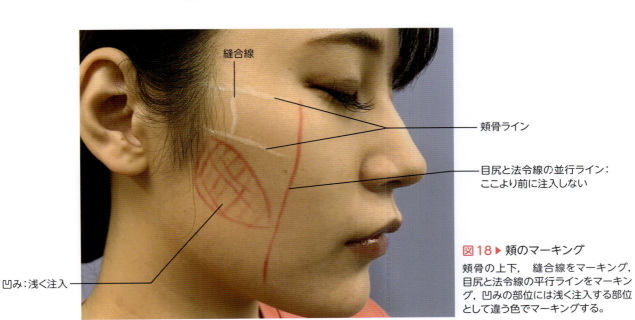

図18▶ 頬のマーキング
頬骨の上下，縫合線をマーキング，目尻と法令線の平行ラインをマーキング，凹みの部位には浅く注入する部位として違う色でマーキングする。

筆者が行っている注入法

頬骨の上下縁をマーキングし，縫合線の前後骨膜上に注入する。目尻から法令線に平行に下ろしたラインより後方の凹みがある部位の皮下浅層にカニューレを使用して注入し，凹みへの注入はやや凹みが残る程度の注入にとどめる。

よくある質問 Q&A 2

Q：知っておくべき注入層への考え方があれば教えてください。

A：顔の部位別に皮膚の厚さ，皮下組織の厚さを認識し深い部位からsupraperiosteal，subcutaneous layer，mid to deep dermis，superficial dermisの4層を認識し，注入の際に使い分けることで早く上達できます（図19）。

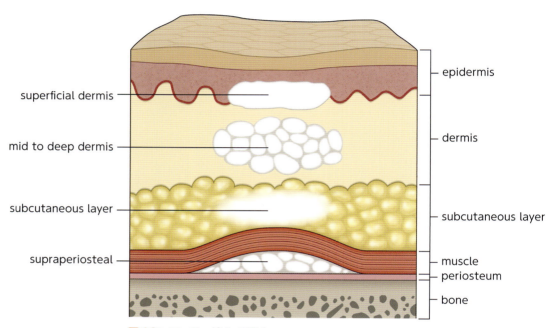

図19 ▶ フィラー注入の深さ
フィラー注入時に意識すべきsuperficial dermis，mid to deep dermis，subcutaneous layer，supraperiostealの層。

よくある質問 Q&A 3

Q：血管塞栓についての注意点を教えてください。

A：リスクのある部位に注入するときには必ず逆血を確認しましょう。

　10秒以上かけて内筒をじんわりと軽く引きましょう。

　　➡針の中にヒアルロン酸が満たされているとすぐには逆血が来ません。

　　動脈圧より弱い圧力での注入をイメージしてゆっくり注入しましょう。

　カニューレでも塞栓は起こります！！

　　➡太いカニューレを使いましょう。

　　カニューレを進めていくときに抵抗があったら無理をせず，痛みの確認をしましょう。

ヒアルロン酸分解酵素の当院のマニュアルとしては，ヒアルロン酸分解酵素を1mLあたり250単位として，虚血症状を疑うエリアに500単位／1エリア投与し，マッサージをしてなじませる。対象エリアの皮膚のcapillary refillingを目安として，虚血症状の改善がみられるまで1時間ごとに3回繰り返す。その後も必要な場合は，6時間後に4回目以降の注入を行う。

また，ヒアルロン酸分解酵素投与前のマッサージや血管拡張剤の投与は塞栓したヒアルロン酸を末梢へ飛ばして二次性の塞栓を起こしたり，周囲血管の拡張により虚血エリアへの血液供給が行われなくなるスティール現象が生じる可能性があるので行わない。

図20にエリアごとの注入の目安を示す。

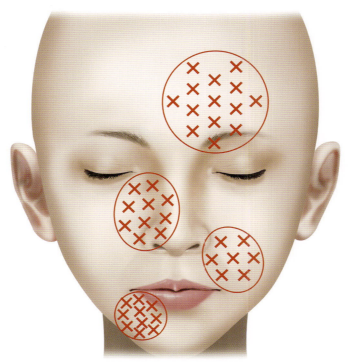

図20 ▶ ヒアルロン酸分解酵素注入エリア
丸の箇所は塞栓が起きたときの代表的な注入エリア。

7 後療法

ヒアルロン酸は製剤によるが数ヵ月～数年程度で吸収されてしまうため，定期的なメンテナンスが必要となる。

参考文献
- 岩城佳津美：フェイシャル・フィラー 注入の極意と部位別テクニック．克誠堂，2017．
- 大慈弥裕之，他編：ヒアルロン酸注入治療安全マニュアル―必須の知識と事故対策―．克誠堂，2018．

索引

数字

11番メス　47

欧文

A

alloplastic implants　117

B

Baggy eyelid　73
buccal fat　177
buccal space　195

C

capsulopalpebral fascia（CPF）
　40, 52, 92
cephalic trim　132
columella strut　133
condensed rich fat（CRF）　87, 96

E

emulsify　82
expanded
　polytetrafluoroethylene；ePTFE
　117

F

fat compartment　202
foot plate　174

H

herniation　75
hollow eye　73, 90
hydrodissection　143

I

infracartilaginous incision　124,
　131
intercartilaginous incision　124,
　131
interdomal suture　133
I型プロテーゼ　118

L

L型プロテーゼ　118

M

mandibular ligament　208
marginal incision　124
margin reflex distance；MRD　58

micro drop injection　83, 96
mid-cheek groove　237
mid to deep dermis　242

N

nasofrontal angle　119

O

orbicularis retaining ligament
　（ORL）　83, 99
over filled syndrome　231

P

polly beak変形　135
protrusion　75

R

retaining ligament　229
ROOF　31

S

scroll area　124
sellion　119
silicone　117
SMAS　206, 221, 223
snap back test　85, 102, 105
subcutaneous layer　242
sunken eye　26, 69
superficial dermis　242
supraperiosteal　242

T

tardy法　133
tear trough　73, 235
transdomal suture　133

V

vector　77, 86
volumization　96

W

white line　68

Z

zygomatic ligament　222

和文

あ

アートメイク　31
アバター鼻　120

アレルギー　231

い

糸の結紮　7, 17
糸の露出　9
陰影下垂　73, 76

う

内田法　49

お

オープンアプローチ　131

か

カウンタートラクション　91
カニューレ　65
ガーゼツッペル　112
ガーゼ保護　100
下眼瞼形成術　73, 105
下眼瞼の解剖　40, 73
外側法　152
外側眼瞼靱帯　50
外反　102
　——リスク　85
顔の中心　130
角膜損傷　9
角膜保護板　67
皮切　24
患者教育　137
乾燥性角膜炎　60
眼窩縁　108, 111
眼窩隔膜　26
眼窩脂肪　2, 26, 66, 74, 93, 108
　——量　75
眼角動静脈　235
眼球保護板　16
眼瞼縁　64
眼瞼下垂手術　30
眼輪筋　34, 52, 65, 107, 108, 111
　——下脂肪　31
　——下剥離　25
　——皮弁　47

き

気道閉塞　181
喫煙習慣　85

逆血確認 229
球結膜下出血 43
吸収糸 143
挙筋 57
挙筋腱膜 66
　　——前転 58
　　——の動き 4
　　——の前転 60
挙筋前縁 68
挙筋法 5, 13
頬骨 86
　　——眼窩動脈 241

く
クーリング 18, 71
クマ 84, 99
クローズドアプローチ 131
グレイライン 51
凹み目 12, 26, 69, 73, 80

け
経鼻柱 140
　　——切開 131
血管閉塞性疾患 85
血腫 70, 81, 216
結膜 107, 109
　　——浮腫 43
瞼縁弛緩 85
瞼結膜 43
瞼板 57, 66
瞼板縁 52
瞼板法 5, 13
　　——2点留め 5
瞼裂高 58

こ
コンタクトレンズ使用 62
コンデンスリッチ脂肪 87
ゴルゴ線 237
咬筋 206
広頸筋 206
広頸筋下脂肪 184
後葉 74
口輪筋 172

骨膜 125

さ
三角目 30

し
シリコーン 117
シワ 233
支持靱帯 229
脂肪 179
脂肪移動術 79
脂肪吸引 184
脂肪生着 82
脂肪注入 96
脂肪の移動 100
脂肪剥離 112
脂肪を乳化 82
締め付け縫合 156
視野が狭くなる 57
耳介軟骨 134, 146
耳珠軟骨 134, 144
耳変形 216
自家組織 117
重瞼線の消失 7
腫脹 101
出血斑 102
小切開法 20
睫毛内反 43
上眼瞼挙筋機能 58
上眼瞼の構造 2
上眼瞼皮膚弛緩 30
神経損傷 216
人工素材 117
人中 164

せ
赤唇 169, 238
切開法 4, 20
線状陥凹 37
浅側頭動脈 241
全切開法 20
前葉 74

た
ダウンタイム 11, 20

大鼻翼軟骨 132
　　——の形状 138
脱脂術 90
脱脂・注入術 79
男性の場合 6

ち
チュメセント液 87
チンダル現象 231
中側頭動脈 241
中葉 74

つ
通糸 15
疲れ目 84

て
ティアトラフ 73
テーピング 148

と
トラップドア変形 171
ドーム間縫合 133
ドーム経由縫合 133
ドライアイ 60
兎眼 60
頭側切除 132
糖尿病 85
瞳孔中心線 64
鈍針 65

な
ナノファット 87, 96
内眼角 42
内側法 152
内反 103
軟骨移植 144
軟骨下縁切開 124
軟骨下切開 131
軟骨間切開 124, 131
軟骨強度 134
軟骨膜 125

の
ノッチ変形 155

は
鼻筋 119

鼻の形状　137

瘢痕　37, 102, 135, 166

ひ

ヒアルロン酸　79, 119, 227

　　——の注入　61

　　——分解酵素　243

ピンチノーズ　134, 136

肥厚性瘢痕　42

皮膚割線　21

皮膚弛緩　85

皮膚トーヌス　81, 90

皮膚の厚さ　138

皮膚の弾性　212

鼻腔底隆起　167

鼻孔　151

鼻孔縁　136

鼻骨下端　125

鼻根部　129

鼻尖・鼻翼の形態　154

鼻尖部　129

鼻中隔軟骨　173

鼻柱支柱移植　133

鼻柱動脈　140

鼻背動脈　236

鼻翼縁境界切開　131

鼻翼下垂　153

鼻翼形態　151

鼻翼軟骨　143

眉毛下皮膚切除法　30

眉毛挙上　21

一重のまま目を大きくしたい　59

ふ

フィラー注入　227

フェイスバンド　198, 225

フェイスライン　177

フェイスリフト　201, 212

フラクショナルレーザー　162

ブリッジ　3

ブジーシミュレーション　10

プルアウト固定　108

老け顔　212

複視　81, 102

二重のり　6, 11

二重瞼　20

へ

ヘリング現象　61

ベル現象　60

閉口不全　166

ほ

ボツリヌストキシン　60

ボトックス　233

ポケット作成　125

ポリテトラフルオロエチレン　117

法令線　234

ま

マリオネット線　239

埋没法　4

眉下リフト　22, 30

み

ミュラー筋　57, 62, 66

三日月法　49

め

目力　62

目元のシワ　84

目元のたるみ　84

も

蒙古襞　44

ゆ

癒着　42

よ

余剰皮膚　22, 100

り

リドレープ法　49

隆鼻術　119

輪郭形成　73

編著者

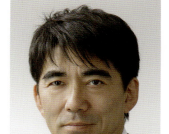

飯田秀夫 *Hideo Iida*
Global Medical Supply 代表

略歴

1992年　東京医科歯科大学医学部卒業
　　　　以降，同大学医学部附属病院，国立がんセンター，他総合病院にて皮膚科，頭頸部外科，形成外科，美容外科を研鑽
2007年　東京医科歯科大学 形成・美容外科 臨床教授
2009年　リッツ美容外科東京院
2013年　リッツ美容外科東京院 院長
2014年　湘南美容クリニック
2018年　湘南美容クリニック統括技術指導医・辻堂アカデミア院 院長
2023年　Global Medical Supplyを設立。
　　　　さまざまなクリニックで美容医療診療および技術指導をおこなう。

日本形成外科学会専門医
日本美容外科学会 (JSAPS) 正会員
国際美容外科学会 (International Society of Aesthetic Plastic Surgery) Active Member
医学博士 (東京医科歯科大学)

顔の美容外科手術 2版

定価（本体14,000円＋税）
2021年 2月22日 第1版
2021年 4月 1日 第1版 2刷
2022年 8月 8日 第1版 3刷
2025年 2月15日 第2版

編著者　飯田秀夫
発行者　梅澤俊彦
発行所　日本医事新報社　www.jmedj.co.jp
　　　　〒101-8718　東京都千代田区神田駿河台2-9
　　　　電話（販売）03-3292-1555　（編集）03-3292-1557
　　　　振替口座　00100-3-25171
印　刷　ラン印刷社

© Hideo Iida 2025　Printed in Japan
ISBN978-4-7849-5862-7 C3047 ¥14000E

本書の複製権・翻訳権・上映権・譲渡権・公衆送信権（送信可能化権を含む）は（株）日本医事新報社が保有します。

JCOPY〈（社）出版者著作権管理機構 委託出版物〉
本書の無断複写は著作権法上での例外を除き禁じられています。複写される場合は，そのつど事前に，（社）出版者著作権管理機構（電話 03-5244-5088，FAX 03-5244-5089，e-mail:info@jcopy.or.jp）の許諾を得てください。

電子版のご利用方法

巻末袋とじに記載された**シリアルナンバー**を下記手順にしたがい登録することで、本書の電子版を利用することができます。

❶ 日本医事新報社Webサイトより会員登録（無料）をお願いいたします。

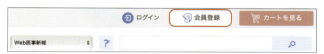

会員登録の手順は弊社Webサイトの
Web医事新報かんたん登録ガイドを
ご覧ください。

https://www.jmedj.co.jp/files/news/20191001_guide.pdf

（既に会員登録をしている方は❷にお進みください）

❷ ログインして「マイページ」に移動してください。

❸「未登録タイトル（SN登録）」をクリック。

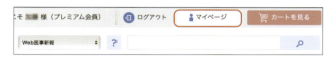

❹ 該当する書籍名を検索窓に入力し検索。

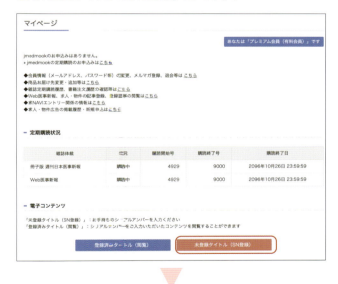

❺ 該当書籍名の右横にある「SN登録・確認」ボタンをクリック。

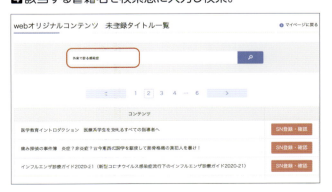

❻ 袋とじに記載されたシリアルナンバーを入力の上、送信。

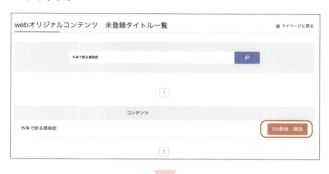

❼「閉じる」ボタンをクリック。

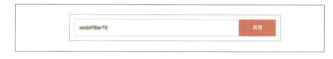

❽ 登録作業が完了し、❹の検索画面に戻ります。

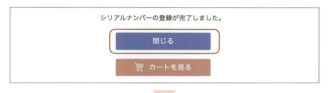

【該当書籍の閲覧画面への遷移方法】
① 上記画面右上の「マイページに戻る」をクリック
　➡❸の画面で「登録済みタイトル（閲覧）」を選択
　➡検索画面で書名検索➡該当書籍右横「閲覧する」
　ボタンをクリック
　または
②「**書籍連動電子版一覧・検索**」＊ページに移動して、
　書名検索で該当書籍を検索➡書影下の
　「電子版を読む」ボタンをクリック

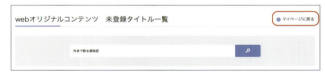

https://www.jmedj.co.jp/premium/page6606/

＊「電子コンテンツ」Topページの「電子版付きの書籍を購入・利用される方はコチラ」からも遷移できます。

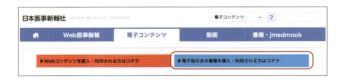